A. Hillert, A. Albrecht

Burn-out – Stress – Depression

Andreas Hillert, Arnd Albrecht

Burn-out – Stress – Depression

Interdisziplinäre Strategien für Ärzte, Therapeuten und Coaches

1. Auflage

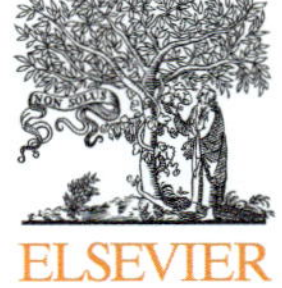

Elsevier GmbH, Hackerbrücke 6, 80335 München, Deutschland
Wir freuen uns über Ihr Feedback und Ihre Anregungen an books.cs.muc@elsevier.com

ISBN 978-3-437-24035-5
eISBN 978-3-437-05817-2

Wichtiger Hinweis für den Benutzer
Ärzte/Praktiker und Forscher müssen sich bei der Bewertung und Anwendung aller hier beschriebenen Informationen, Methoden, Wirkstoffe oder Experimente stets auf ihre eigenen Erfahrungen und Kenntnisse verlassen. Bedingt durch den schnellen Wissenszuwachs insbesondere in den medizinischen Wissenschaften sollte eine unabhängige Überprüfung von Diagnosen und Arzneimitteldosierungen erfolgen. Im größtmöglichen Umfang des Gesetzes wird von Elsevier, den Autoren, Redakteuren oder Beitragenden keinerlei Haftung in Bezug auf jegliche Verletzung und/oder Schäden an Personen oder Eigentum, im Rahmen von Produkthaftung, Fahrlässigkeit oder anderweitig, übernommen. Dies gilt gleichermaßen für jegliche Anwendung oder Bedienung der in diesem Werk aufgeführten Methoden, Produkte, Anweisungen oder Konzepte.

Für die Vollständigkeit und Auswahl der aufgeführten Medikamente übernimmt der Verlag keine Gewähr.
Geschützte Warennamen (Warenzeichen) werden in der Regel besonders kenntlich gemacht (®). Aus dem Fehlen eines solchen Hinweises kann jedoch nicht automatisch geschlossen werden, dass es sich um einen freien Warennamen handelt.

Bibliografische Information der Deutschen Nationalbibliothek
Die Deutsche Nationalbibliothek verzeichnet diese Publikation in der Deutschen Nationalbibliografie; detaillierte bibliografische Daten sind im Internet über https://www.dnb.de abrufbar.

20 21 22 23 24 5 4 3 2 1

Um den Textfluss nicht zu stören, wurde bei Patienten und Berufsbezeichnungen die grammatikalisch maskuline Form gewählt. Selbstverständlich sind in diesen Fällen immer alle Geschlechter gemeint.

Planung: Dr. Bernhard Gall, München
Projektmanagement: Martina Gärtner, München
Redaktion: Dr. Nikola Schmidt, Berlin
Satz: Thomson Digital, Noida/Indien;
Druck und Bindung: Drukarnia Dimograf Sp. z o. o., Bielsko-Biała/Polen;
Grafiken: Arnd Albrecht, München; Umsetzung: Susanne Adler, Lübeck
Umschlaggestaltung: SpieszDesign, Neu-Ulm; Foto: Colourbox.com

Aktuelle Informationen finden Sie im Internet unter **www.elsevier.de.**

Vorwort

Die Wissenschaft arbeitet daran, alle Wunder dieser Welt zu erklären. Auch das Phänomen seelischer Erkrankungen steht, wenn man der einschlägigen wissenschaftlichen Literatur und den Therapieleitlinien folgt, kurz vor der finalen Aufklärung. Stress – Burn-out – Depression, diese in der Praxis von Hausärzten, Therapeuten und Coachs häufige Problemkonstellation, wird dann einfach und ergebnissicher lösbar sein. Wenn Sie ein Buch erwarten, dass Ihnen diesbezügliche Patentrezepte stringent und serviceorientiert schon jetzt vermittelt, dann sind Sie hier leider falsch. Wenn Sie glauben und / oder hoffen, dass sich ein derart komplexes, die individuelle Genetik und Biografie sowie den sozialen Kontext spiegelndes, absehbar dynamisches Thema jemals auf einen Nenner bringen lassen wird, dann hoffen wir, dass Sie Recht haben. Die Autoren haben unseren Erachtens leider gute Argumente und sind der Ansicht, dass ein Verstehen der hier diskutierten Phänomene stets nur annäherungsweise möglich ist bzw. sein wird. Wir hoffen, dass dies angesichts der in diesem Buch einbezogenen Dimensionen und Konstellationen, in denen sich seelische Belastungen und Probleme ausdrücken, nachvollziehbar wird. Dass Menschen Diversitäten und Ungewissheiten schlecht aushalten können, ist absehbar. Leider ist nicht zu erwarten, dass sich die Phänomene selbst davon beeindrucken lassen und sich aus Mitgefühl auf Leitlinienniveau herunterschrumpfen werden.

Wenn Sie damit leben können, dass es auf die epochalen Herausforderungen unserer Zeit, zu denen auch die Thematik dieses Buches gehört, nur komplexe Antworten gibt, die eben deshalb anregend und spannend sind, dann freuen wir uns, wenn Sie uns ein Stück des Weges bzw. über die Seiten des Buches hinweg begleiten. Es geht, wie der Titel sagt, darum, das Phänomen Stress – Burn-out – Depression interdisziplinär zu beleuchten. Andreas Hillert vertritt dabei die ärztlich-psychotherapeutische, Arnd Albrecht die Arbeitgeber-Coaching-Perspektive. Trotz diverser Versuche ist es uns leider nicht gelungen, einen Allgemeinmediziner zur Mitarbeit zu gewinnen. Die Absagen wurden stets damit begründet, als niedergelassener Allgemeinmediziner keine Zeit für Buchprojekte zu haben. Angesichts der uns geschilderten Tagesabläufe war dies uneingeschränkt plausibel. Gleichzeitig wurde uns von den Kollegen eingehend berichtet, wie diesbezüglich betroffene Patienten in der Hausarztpraxis auftreten und behandelt werden. Die beiden Autoren hoffen, ausgehend davon die hausärztliche Perspektive einigermaßen repräsentativ eingefangen zu haben. Und um es bereits hier gesagt zu haben: In diesem Buch geht es nicht um den Anspruch auf absolute Wahrheiten, sondern darum, Standpunkte und damit stets relative Wahrheiten aufzuzeigen. Annäherungen dazwischen werden thematisiert und diskutiert. Die Konsequenzen daraus, hoffentlich um einige Anregungen reicher, können nur Sie selbst ziehen. Möglicherweise liegt ein Schlüssel zur – soweit möglichen – Lösung unseres Problemthemas tatsächlich darin, die unterschiedlichen Perspektiven und deren Vertreter einander näherzubringen. Vielleicht können andere bzw. konkurrierende Perspektiven eingenommen werden, Kooperationen ausgelotet werden und dabei das eigene Repertoire an Handlungsmöglichkeiten Erweiterung finden. Wir freuen uns, wenn dadurch eine interdisziplinäre Diskussion angeregt würde.

Prien am Chiemsee und München, Mai 2020
Andreas Hillert und Arnd Albrecht

Danksagung

Ein Buch, das von zwei in unterschiedlichen Berufen arbeitenden Kollegen geschrieben wurde, das sich auf die drei Berufsfelder Medizin, Psychotherapie und Coaching bezieht? Ein Buch, in dem zudem weitere Berufsgruppen, von universitären Experten medizinisch-therapeutischer Disziplinen bis zum Arbeitgeber in der Industrie und vor allem von Stress, Burnout und Depression betroffene Patienten und Klienten nicht nur zu Wort kommen, sondern auch diskutieren?

So ein Buch konnte nur zustande kommen, weil die Autoren von viele Menschen Anregungen erhielten und vielfältig unterstützt wurden. Zunächst geht unser Dank an den Elsevier-Verlag, namentlich an Herrn Dr. Bernhard Gall und Frau Martina Gärtner, die den keineswegs für Buchproduktionen üblichen Ansatz angeregt und gefördert haben, Susanne Adler für die Umsetzung der prägnanten „Icons", sowie und insbesondere an unsere engagierte, einfühlsame, die Struktur des Buches maßgeblich schärfende Lektorin Frau Dr. Nikola Schmidt.

Arnd Albrecht, Business Coach, Leiter des Munich Business Coaching Institutes (MBCI) und Professor für Human Resource Management an der Munich Business School, ist sich dessen bewusst, dass es dieses Buch ohne Anregung und Unterstützung von Prof. Dr. Evelyn Albrecht-Goepfert, Senior DBVC Coach und langjähriges Vorstands- und Fachausschussmitglied renommierter deutscher Coachingverbände RTC, DBVC, ICF, EMCC und QRC, nicht gegeben hätte. Ihr scharfer und kritischer Blick hinsichtlich des Interdisziplinarität und des Berufstandes Coach – zumal durch den von ihr seit 2011 eingeführten Begriff „Business Coach" – waren prägend.

Andreas Hillert, Chefarzt an der (psychosomatischen) Schön Klinik Roseneck in Prien am Chiemsee, ist seinen ärztlichen und therapeutischen Kollegen und vielen seiner Patienten zu Dank verpflichtet, insbesondere auch dafür, ihn über die Grenzen seiner professionellen Brille aufgeklärt zu haben. Frau Professor Barbara Schneider, Köln, hat bei den Ausführungen zum Thema Suizidalität substanziell unterstützt. Darüber hinaus, grundsätzlich und speziell, dankt er Christina Lemnitz, Pianistin und Coach, sowie Sophia Hillert, derzeit Studentin der Psychologie und Operngesang, für den sein Leben und dieses Buch stimulierenden Esprit.

Wir hätten gerne einen Hausarzt als Mitautor an Bord gehabt, jemanden der befugt und berufen ist, diese Perspektive persönlich zu vertreten. Es hat leider nicht sollen sein. Die von uns angesprochenen Hausärzte / Allgemeinmediziner hatten alle zu viel zu tun. Engagierte Lehrstuhlinhaber waren für die nächsten Jahre „mit Projekten voll". In ihren Praxen tätige Kollegen – mit einer Ausnahme – gaben zwar gerne Einblicke in ihren anstrengenden, oft erfüllenden, mitunter nur undogmatisch realisierbaren Alltag. Dabei legten sie jedoch Wert darauf, nur für sich selbst zu sprechen und nicht namentlich genannt zu werden. Einzig die Kollegin Frau Dr. Ulla Thomas Bad Endorf, war bereit, unser Manuskript zu sichten, zu kommentieren und ihre Hinweise und Rückmeldungen drucken zu lassen. Herzlichen Dank! Es gibt zudem das Referat „Psychische Störungen in der hausärztlichen Versorgung" in der Deutsche Gesellschaft für Psychiatrie und Psychotherapie, Psychosomatik und Nervenheilkunde. Nach anfänglichem Interesse war es den dortigen Hausarzt-Kollegen leider nicht möglich, das Manuskript eingehender zu lesen. Ein Vorwort zu schreiben wurde abgelehnt, um sich von der Persona unseres psychiatrischen Leitlinien kritisch gegenüberstehenden Hausarztes *(„Ich erlebe die Arbeit meiner Kolleginnen und Kollegen … als weitaus kompetenter")* zu distanzieren. Dennoch oder gerade deswegen sei diesen und allen Kollegen und Kolleginnen für ihre im- und expliziten Beiträge herzlich gedankt. Sie haben unser Buch auf Kurs gebracht, auf einen Kurs, dessen Sinn und Zweck es nicht ist, ideale Luftschlösser leitliniengerechter Therapie und unfehlbar souveräner Experten zu bauen, sondern durch die Gegenüberstellung unterschiedlicher, gleichermaßen professioneller Perspektiven auf das Thema „Stress, Burn-out und Depression" ein realitätsnahes und lebendiges Bild zu zeichnen, das – so hoffen wir – dazu anregt, Standpunkte zu reflektieren, Schnittstellen zu überwinden, gesundheitspolitisch patientengerechter zu denken und das Spektrum eigener Möglichkeiten zu erweitern.

Und wir bedanken uns bei Ihnen, die sich auf ein Buch, das nicht nur auf dem Titel interdisziplinär auftreten möchte, sondern dies zu leben versucht, einlassen. Im Wissen darum, dass unsere Personas nur Annäherungen an die komplexe Realität sein können und engagierten wie kompetenten Individuen – namentlich Ihnen – nicht gerecht werden können, freuen wir uns auf die Diskussion!

Prien am Chiemsee und München, Mai 2020
Andreas Hillert und Arnd Albrecht

Autoren

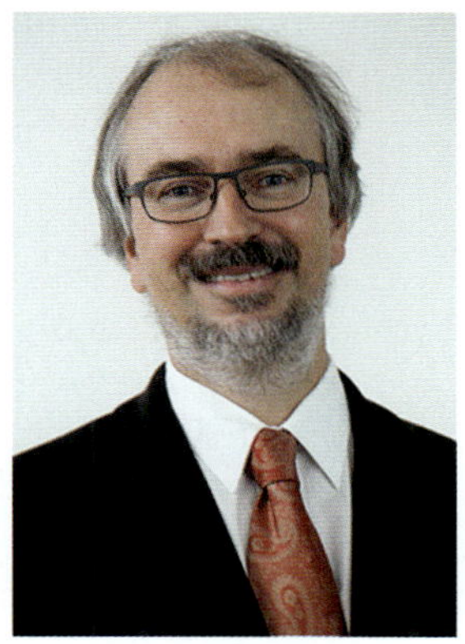

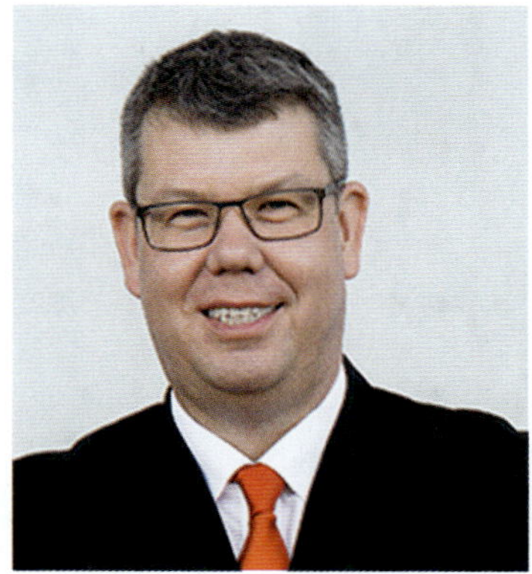

Prof. Dr. phil. Dr. med. Andreas Hillert ist Facharzt für Psychosomatische Medizin, Psychiatrie und Psychotherapie. Er ist Chefarzt an der Schön Klinik Roseneck, Prien am Chiemsee und apl. Professor für klassische Archäologie an der katholischen Universität Eichstätt

Prof. Dr. Arnd Albrecht ist Professor für Human Resource Management der Munich Business School und Leiter des Munich Business Coaching Institute

Inhaltsverzeichnis

KAPITEL

1 Prolog

Viele Patienten, die eine Hausarztpraxis aufsuchen, leiden unter Stress. Egal, ob psychische oder körperliche Symptome im Vordergrund stehen und die Konsultation veranlassen, letztlich geht es um eine „stressbedinge Problematik". Der hinzugezogene medizinische Kollege steht damit unmittelbar vor dem Problem, ob er depressive Symptome, „Burnout", Ängste, Schlafstörungen, Rückenschmerzen oder „funktionelle Darmbeschwerden" behandeln und / oder die dahinter mehr oder weniger offenkundigen beruflichen und sozialen Belastungskonstellationen ansprechen soll. Wäre zunächst einmal eine Krankschreibung wichtig? Wie viel Stress ist Patienten zumutbar? Wo fängt Krankheit an, wo hört Gesundheit auf?

1.1 Alle reden über Stress ...

Alle reden über Stress, besonders über solchen, der durch und in der Arbeit entsteht, und über die Folgen, die chronischer Stress haben kann: gedrückte Stimmung, Frustrationen, Burn-out-Erleben bis hin zu einer manifesten Depression, mitbedingt durch eine ungesunde, hyperkalorische, bewegungsarme und passive Lebensweise, hohen Blutdruck, Adipositas sowie Diabetes.

Dass (neben Umwelt- und Naturschutz und zuletzt der mehrdimensional als existenziell erlebten Corona-Thematik) Stress und Stressfolgen zu den zentralen Problemen unserer immer unkalkulierbareren und vor allem schneller werdenden (Arbeits-) Gesellschaft geworden sind, dürfte unbestreitbar sein. Dass wir kollektiv dabei sind, Sicherheiten einzubüßen und Gefahr laufen, für uns sinnvolle Ziele aus den Augen zu verlieren, gehört gegenwärtig zum Erleben vieler Menschen, sobald sie sich die Zeit nehmen oder durch die Umstände genötigt werden, sich und ihre Lebenssituation zu reflektieren. Diese epochale Konstellation wurde auch abkürzungstechnisch auf den Punkt gebracht: Unsere **VUKA-Welt** ist demnach von **V**olatilität (Schwankungen) und Unsicherheit bzw. **U**ngewissheit geprägt. Die zunehmende **K**omplexität der Welt macht eine Beurteilung von komplexen Phänomenen – namentlich auch vom Stressphänomen – schwierig, weil vermeintlich einfache Ursachenbeziehungen zunehmend unklar und mehrdeutig werden (**A**mbiguität), wie COVID-19 zeigt. Sie entwickelt sich ohne erkennbare Richtung und mit einer Geschwindigkeit, die es uns schwer bis unmöglich macht, uns im gleichen Takt und mit angemessener Dynamik anzupassen oder ihr idealerweise ein Stück weit voraus zu sein. Nur Letzteres würde das Gefühl vermitteln, die jeweilige Situation kontrollieren zu können. Diesem (illusorischen) Anspruch eilen, rasen, hetzen wir hinterher, um vorne zu sein, gelegentlich in guter Hoffnung, das Rennen doch noch gewinnen zu können bis zu den nächsten Quartalszahlen, dem nächsten Mitarbeitergespräch, dem Jahresabschluss, dem Projektmeeting oder Kundengespräch. Zurück bleibt dann nicht selten ein frustrierter, desillusionierter und hilfloser Mensch angesichts der als unüberbrückbar erlebten eigenen Defizite. Jede menschliche Welt ist eine Scheinwelt. Wenn diese jedoch zusammenbricht, geht das mit fundamentalen Erschütterungen einher. Bereits die Vorahnung, dass dies passieren könnte, erzeugt Stress.

Womit wir wieder am Anfang wären: Alle reden über Stress.

1.2 Rollen und Verantwortlichkeiten

Menschen, die zu einem Coach, Berater oder Psychotherapeuten gehen, erleben sich unter Druck, weil sie mit einem oder mehreren unlösbaren Problemen – oftmals im Beruf – konfrontiert sind. Entweder fehlen angemessene Strategien und Fertigkeiten, diese zu lösen oder die Betroffenen sind ambivalent-paralysiert angesichts diverser, gleichermaßen attraktiver bzw. unangenehmer Möglichkeiten: Was und wie kann ich das Problem (besser) lösen? Wie kann ich mit weniger Stress die Situationen meistern? Wie kann ich meinen Stress abbauen? Wenn ich meine Arbeit als wertlos und nicht mehr als sinnstiftend erlebe, welche Alternativen gibt es für mich und wie realistisch sind sie?
Die Gründe, professionelle Hilfe in Anspruch zu nehmen, sind vielschichtig. Oftmals sind die Aspekte, die als „eigentliche Probleme" erlebt werden, nur die Spitze eines gewaltigen Eisbergs. Das wäre die eine Seite der Medaille.

Die andere Seite ist, dass es paradoxerweise gerade Ärzte, Therapeuten, Berater und alle in Sozialberufen tätigen Menschen ähnlich geht wie ihren Patienten bzw. Klienten!

Nach aktuellen Umfragen fühlt sich etwa ein Drittel aller niedergelassenen und in Kliniken tätigen Ärzte psychisch belastet oder ausgebrannt. In anderen, im engeren und weiteren Sozialbereich tätigen Berufsgruppen sieht es ähnlich aus (wobei zu diskutieren bleibt, wie aussagekräftig diese Studien aus methodischen Gründen sind; ➤ Kap. 7). Wie schaffen es Personen aus erheblich stressbelasteten Berufsgruppen, ihre Patienten und Klientel professionell zu behandeln bzw. zu beraten? Dass sie letztlich alle mit ihren Patienten und Klienten „im selben Boot" sitzen, ist offensichtlich.

Der Stress in Medizin und Sozialberufen kommt aus unterschiedlichen Richtungen: Je mehr Patienten und Klienten man hat, umso „stressiger" wird es. Wenn nicht genügend Patienten bzw. Klienten kommen, dann natürlich auch. Zudem haben Patienten und Klienten teils offen ausgesprochene, teil implizite – nichtsdestoweniger dezidierte – Erwartungen. Wenn ein „Experte" diese Erwartungen nicht erfüllt, macht ihm das ebenso Stress, denn seine Reputation und sein Einkommen hängen von der „Kundenzufriedenheit" ab. Was einem Patienten / Klienten kurzfristig angenehm ist, kann längerfristig kontraproduktiv bis fatal sein. Kurzfristige Wunscherfüllung kann sich perspektivisch als Bumerang erweisen, der dann schmerzhaft auf den Behandler zurückfällt. Wo liegen hier die individuellen Schmerzgrenzen und Verantwortlichkeiten?

Glücklich sind Angehörige von Berufsgruppen, die sich bei Bedarf krankschreiben lassen können, ohne sich dadurch zusätzliche Probleme einzuhandeln. Hausärzte und Freiberufler gehören in der Regel nicht dazu.

Das Stresskarussell dreht sich also und alle sind sich einig, dass man es zumindest langsamer drehen lassen, wenn nicht ab und zu anhalten sollte:

„Machen Sie sich weniger Stress!"

Das unserer Gesellschaft immanente Stress- und Burn-out-Potenzial, hat paradoxes Potenzial:

- Alle sitzen im selben Boot. Wenn es stürmisch wird, sucht jeder vorzugsweise ebendort nach vermeintlich Schuldigen. Dies entlastet das Individuum, erschwert aber eine lösungsorientierte Kommunikation.
- Belastete beraten andere Belastete. Analog: Blinde beschreiben anderen Blinden Farben eines Gemäldes.
- Egofixierte suchen ihr Glück im Glücklich-sein, um dem Stress zu entkommen.
- Komplexe Phänomene werden, weil man bereits erheblich überlastet ist, auf „klare Aussagen"

heruntergebrochen. Damit werden sie auf eine Ebene gebracht, auf der sie zwar „verstanden" und diskutiert, aber nicht gelöst werden können. Natürlich fällt es schwer, sich am eigenen Schopf aus Stress-Sumpf-Konstellationen herauszuziehen. Das wirft die Frage auf: Auf welchem Fundament stehen wir als Vertreter unserer Berufsgruppen eigentlich?

Nachdem es objektive und damit richtige Standpunkte nicht geben kann, bleibt nur, sich die diversen, praktisch relevanten Positionen anzusehen, also den **„interdisziplinären Ansatz"** wörtlich und ernst zu nehmen. Eben das soll im Folgenden versucht werden.

1.3 Interdisziplinäre Stresskompetenz

Vor dem skizzierten, komplexen und gleichwohl nach einfachen Lösungen verlangenden Hintergrund hatte Herr Dr. Bernhard Gall vom Elsevier-Verlag die Idee, ein interdisziplinäres, sich gleichermaßen an niedergelassene Ärzte, Allgemeinmediziner, Therapeuten, Berater und Coachs richtendes Buch zum Thema „Stress und Burn-out" zu schreiben. Die Idee war ebenso naheliegend wie für die Autoren eine Herausforderung. Gewünscht war letztlich die Quadratur des Kreises: Personengruppen, die selbst gut zu tun haben und oftmals in ein enges organisatorisches Korsett und einen engen Zeittakt („Fünf-Minuten-Medizin") eingebunden sind, sollen Anregungen erhalten, unter ähnlichen Konstellationen leidende Patienten „richtig abzuholen" und sie substanziell in der Bewältigung ihrer Stressbelastungen zu unterstützen.

Selbstverständlich sollten diese Anregungen konkret, einfach und praxistauglich sein und gleichzeitig originell, also jenseits der allbekannten und entsprechend banalen „guten" Empfehlung „Machen Sie sich weniger Stress …" liegen.

Substanzielle Inhalte zum Thema Stress, Stressfolgen, Burn-out etc. zu vermitteln, wäre angesichts der reichlich vorhandenen wissenschaftlichen Literatur ein Spaziergang. Zudem verfügen die Autoren über eigene umfangreiche praktische Erfahrungen im fraglichen Bereich: Andreas Hillert beschäftigt sich als Chefarzt in der Schön Klinik Roseneck langjährig mit der „Interaktion von beruflichen Belastungen und psychischen Problemen" seiner Patienten. Arnd Albrecht bereitet an der Munich Business School angehende Betriebswirte bzw. Manager darauf vor, in einer immer dynamischeren Berufswelt den Kopf über Wasser zu halten. Gleichzeitig bildet er Business Coaches am Munich Business Coaching Institute (MBCI) aus, die ihrerseits wiederum gestresste Manager bzw. Kollegen (und sich selbst!) so aufstellen sollen, dass sie in ihrem komplexen, mitunter unlösbar stressigen Alltag „den Kopf über Wasser" halten können.

Die Akzeptanz dessen,

- dass es Probleme gibt, die sich einfachen, stringenten Lösungen entziehen,
- dass die Nichtakzeptanz eben solcher Konstellationen maßgeblich den Stress erhöht
- und dass Stress in einer Konstellation bzw. Epoche, in der nicht Säbelzahntiger oder andere unmittelbar lebensbedrohliche Umstände, sondern die Diskrepanz zwischen Erwartungen bzw. (mehr oder weniger) berechtigten Ansprüchen und einer diese nicht erfüllenden Realität die Wurzel des Stressproblems sind,

ist letztlich die einzig denkbare Basis, auf der den im Titel dieses Buches kondensierten Themen angemessen begegnet werden kann. Aber gerade das ist anscheinend das Letzte, was „Betroffene", Patienten, Klienten und ihre Ärzte, Therapeuten, Coachs und Buchverlage (derzeit noch) erwarten. Im Gegenteil, es soll immer effizienter, lösungsorientierter, smarter werden. Nach dem Motto, wenn alle bisherigen Versuche, das Stressproblem durch weitere Effizienzsteigerung auf allen Ebenen zu lösen gescheitert sind, dann brauchen wir noch mehr des Gleichen, also noch mehr Stringenz und Effizienz. Gibt es tatsächlich noch Menschen, die glauben, dass es so längerfristig funktionieren kann?

Wie groß müssen die Angst und gefühlte Hilflosigkeit sein, die uns daran hindern, dem Dauerthema Stress auf andere Weise zu begegnen als mit dem notorischen Wunsch nach einfachen, schnell wirkenden Lösungen?

Die entscheidenden Fragen müssten lauten: Welche zeitlichen und inhaltlichen Möglichkeiten (und wie viel Energie) haben Kollegen der angesprochenen Professionen, sich eingehender mit der Thematik zu beschäftigen, beispielsweise auch dann, wenn man keine Psychotherapie-Ziffern abrechnen kann und das Setting einer Praxis nicht dafür eingerichtet ist, mehr als (sehr) kurze Interventionen zu tätigen? Wie viele Scheine brauchen Sie im Quartal, damit Ihre Praxis rentabel ist? Wie viel Zeit können Sie sich angesichts dessen für einen Patienten nehmen, der über berufliche Belastungen berichtet? Wird von Ihnen mehr erwartet, als dass Sie unter Stress leidende Klienten krankschreiben und Worte des Mitgefühls aussprechen: „Sie sollten sich einmal eine Auszeit nehmen ….“? Dass Krankschreibungen zur Vermeidung von Konflikten am Arbeitsplatz kurzfristig als angenehm erlebt werden, längerfristig aber durchaus zur weiteren Eskalation führen können, ist naheliegend, jedoch nur schwer und ohne Frust kommunizierbar, besonders nicht in fünf Minuten.

Auch im Bereich Beratung und Coaching wünschen selbstzahlende, entsprechend anspruchsvolle Klienten selbstverständlich möglichst einfache Lösungen und vor allem schnelle Erfolge. Indem sie ihren Druck „abgeben“, machen sie ihrerseits – Ihnen – Druck. Beratern und Coachs geht es so gesehen nicht besser als Ärzten und Therapeuten.

Können und wollen Sie es sich – auf welcher Ebene auch immer – leisten, Erwartungen von Patienten oder Klienten nicht zu erfüllen, mit dem Risiko, dass sich diese dann Kollegen suchen, die bereitwilliger auf ihre Wünsche und (kurzfristigen) Bedürfnisse eingehen? Welchen Effekt haben gegebenenfalls frustrierte und unzufriedene Patienten und Klienten auf Ihre Reputation? Andererseits ist es mitunter vermutlich unbefriedigend, als Arzt oder Therapeut quasi als Alibi dafür herhalten zu müssen, wenn Menschen sich angesichts beruflicher Probleme „eine Auszeit nehmen wollen“ (zumal, wenn man sich selbst nichts Entsprechendes leisten kann). Muss man solchen Frust aushalten oder bleibt sowieso keine Zeit, sich darüber Gedanken zu machen, weil der nächste Patient / Klient bereits vor der Tür steht?

Sind Ärzte, Therapeuten, Coachs und andere soziale Berufe gut ausgebildete, selbstlose Samariter und / oder professionelle Gewinnoptimierer?

Dieser und einige andere Aspekte, die in diesem Buch – programmatisch – offen angesprochen werden, werden in medizinischen und anderen Lehrbüchern in aller Regel nicht erwähnt. Sie scheinen den jeweiligen Autoren (und den Lesern?) irgendwie „peinlich“ zu sein. Hat es damit zu tun, dass sich Ärzte, Therapeuten und Coachs gefühlt in einer idealen Welt jenseits von Zeit und Raum verorten, wo „edle Helfer in Not geratene Menschen“ retten? Das „Geschäftliche“ wurde und wird in diesen Berufen üblicherweise als Last empfunden. Schließlich gibt es gute Gründe, warum man nicht BWL oder Buchhaltung gelernt hat, und – soweit möglich bzw. rechnerisch sinnvoll – an „Abrechnungsstellen“ delegiert. Dass „Geschäftliches“ jenseits der Abrechnung erbrachter Leistungen ein immanenter Aspekt jedwelcher professioneller Tätigkeit ist, wird dabei gerne vergessen. Wobei hier nicht die nur bis zu einem gewissen Grad angemessene Gewinnmaximierung, die derzeit durch Gesundheitsmanager und andere Ökonomen in der Krankenhauslandschaft „realisiert“ wird, gemeint ist. Vielmehr geht es darum, dass Ökonomie und entsprechende Interessen die Interaktion aller Beteiligten im ärztlich-therapeutischen Bereich mitbestimmen. Anscheinend ist das ein für alle Beteiligten (von Gesundheitsmanagern und Investoren abgesehen) unangenehmer, gerne „verdrängter Aspekt. Da dieser Faktor in allen „Stress“ betreffenden Interaktionen erhebliches Gewicht hat, können wir ihn nicht „unter den Tisch fallen lassen“. Die Autoren bitten vorsorglich um Pardon!

> Patentrezepte für alle die hier skizzierten Fragen gibt es absehbar nicht.

Aber es gibt unterschiedliche Perspektiven und damit definitiv mehr Möglichkeiten, perspektivisch sinnvoll mit Stresskonstellationen umzugehen, als jeder von uns kraft Amtes, professioneller und persönlicher Kompetenz aktuell realisiert.

In diesem Buch werden die Perspektiven von Patienten / Klienten, Arbeitgeber, Gesundheitswissenschaftler, Arzt, Psychotherapeut und Business Coach einander gegenübergestellt (➤ Abb. 1.1). Das hat den Vorteil, dass die jeweiligen Standpunkte, Ansprüche, Methoden, Möglichkeiten und Grenzen im Rahmen der jeweiligen Rahmenbedingungen deutlich werden. Anhand dessen lassen sich bzw. können Sie eigene Perspektiven, Standpunkte und Ansprüche reflektieren und das Repertoire an

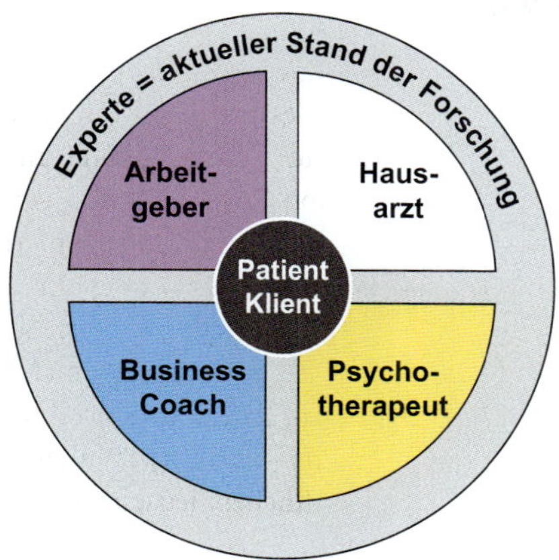

Abb. 1.1 Der Patient / Klient und die unterschiedlichen professionellen Akteure

Strategien im Umgang mit entsprechenden Problemkonstellationen erweitern. Ziel ist es, dass Sie für den Patienten / Klienten und / oder für Sie selbst unbefriedigende Konstellationen immer öfter anders handhaben können.

Die Autoren sind zuversichtlich, sich gemeinsam mit Ihnen auf den Weg zu weiteren gemeinsamen Überlegungen und Entdeckungen zu machen! Konkret wollen wir die im Inhaltsverzeichnis aufgelisteten Themen rund um „Stress und Burn-out" aus unterschiedlichen Perspektiven heraus bearbeiten und diskutieren. Statt langer Kapitel und vielseitigen Darlegungen haben wir versucht, die Vielfalt möglicher Problem- und Belastungskonstellationen auf eher kurze, alltags- bzw. praxistaugliche Einheiten bzw. die Perspektiven der involvierten Protagonisten zu kondensieren. Dabei haben wir uns erlaubt, nicht ganz auf Humor und einen Duktus, der mitunter ironisch-sarkastisch anmuten mag, zu verzichten. Von den Problemen Ihrer Patienten / Klienten bzw. Ihren eigenen Belastungen und ihrer Bedeutung hypnotisierte Leser mögen uns dies verzeihen. Letztlich geht es darum, sich zum Wohle der Patienten / Klienten und seinem eigenen Wohl Perspektiven, Strategien und praktische Möglichkeiten anzueignen, um uns alle so gut wie möglich durch eine mehr als bewegte Zeit bringen zu können.

In der Hoffnung, dass uns dies zumindest ein Stück weit gelingt, wünschen die Autoren eine anregende Lektüre und vor allem ausreichend Mut und Zeit, um die Fragen und Aufgaben, die Ihnen im Laufe des Buches bzw. in den verschiedenen Themenblöcken begegnen werden, sportlich und damit mit wohldosiertem Stress angehen zu können.

MERKE

Nur über Stress zu reden, führt zu immer mehr Stress.
Wenig Stress zu haben, für sich genommen, macht weder glücklich noch gesund.
Stress reduziert sich, wenn wir unsere Aufmerksamkeit und Energie auf für uns wichtige, als sinnvoll erachtete Ziele richten.

KAPITEL

2 Erste Hilfe für Ärzte, Therapeuten und Coachs

Wie erfülle ich die Erwartungen von stressbelasteten Patienten und Klienten?

Menschen, die Probleme haben, sind geradezu süchtig nach guten Tipps und Ratschlägen. Je komplexer das Problem, umso größer der Wunsch nach schneller, einfacher und effizienter Hilfe. Der Vorteil von Vorschlägen von Freunden und Familienmitgliedern ist die damit einhergehende soziale Unterstützung. Das Problem sind die Inhalte: Wenn einfache Tipps tatsächlich helfen würden, dann wären die Betreffenden in den meisten Fällen längst selbst darauf gekommen.

Die im Prolog skizzierte komplexe Konstellation hat es in sich: In einer kollektiv unter Stress stehenden, sich beschleunigenden, globalisierenden, digitalisierenden und dabei Bodenhaftung verlierenden Epoche (➤ Abb. 2.1), sollen und wollen selbst stressbelastete Experten stressbelasteten Patienten / Klienten dabei unterstützen, Stress zu reduzieren, um gesund zu werden bzw. zu bleiben. Und das soll für den Patienten / Klienten möglichst schnell, mühelos und effektiv geschehen.

Wenn man all dies und alle Abhängigkeiten und Bedingtheiten ausblendet, dann reduziert sich das ärztlich / therapeutische bzw. Coaching-Gespräch auf die Beantwortung der Frage: **Was kann ich und was soll ich tun, um meinen Stress zu reduzieren und Burn-out zu verhindern?**

Die im Folgenden aufgelisteten Antworten sind inhaltlich stimmig. Ihre Wirksamkeit kann als wissenschaftlich nachgewiesen gelten. Dementsprechend sind sie, in mitunter unterschiedlicher Reihenfolge und Gewichtung, etablierte Bestandteile aller Anti-Stress- bzw. Anti-Burn-out-Ratgeber, die u. a. von den Krankenkassen vertrieben und in diversen Büchern nachzulesen sind. Offenbar sind sie schmerzfrei konsensfähig und damit problemlos kommunizierbar. Also, wie antworten Sie einem Patienten / Klienten, der ex- oder implizit die oben formulierte Frage stellt? Sie raten ihm zu:

- Einem Trainings- und Onboarding-Programm für neue Mitarbeiter
- Der Klärung der eigenen Ansprüche und Ziele: realistische versus unrealistische
- Dem gelegentlichen Wechsel des Arbeitsbereichs
- Der Begrenzung der Arbeitsstunden: „Auszeit heißt Auszeit."
- Klaren Urlaubsregelungen und zur Bewahrung von Flexibilität: Wer eine Auszeit braucht, soll sie bekommen!
- Der Pflege von Kollegialität
- Dem Austausch mit Kollegen, um eigene Belastungen in Grenzen zu halten
- Workshops, um die Routine durch Weiterbildung zu unterbrechen
- Der Erhöhung der Zahl der Mitarbeiter
- Körperlicher Fitness durch Training

Die aufgelisteten guten Ratschläge entsprechen inhaltlich exakt dem, was der „Entdecker" des Burn-out-Phänomens **Herbert Freudenberger** in seinem ersten Aufsatz zum Thema 1974 publiziert hat und was seitdem nicht nur im „wissenschaftlichen" Schrifttum, sondern auch im vertrauten Gespräch

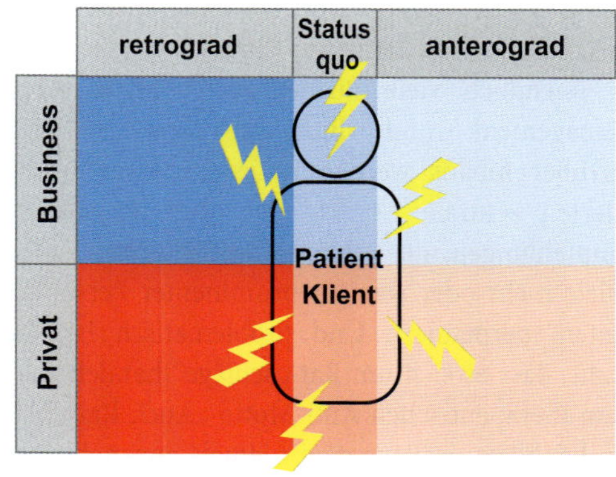

Abb. 2.1 Stressquellen aus Vergangenheit, Gegenwart und antizipierten Konstellationen

„normaler Bürger", unter Bekannten und überall in der westlichen Welt kommuniziert wird (Freudenberger 1974).

BEISPIEL

Um als einfühlsamer, kompetenter Arzt, Therapeut oder Coach wahrgenommen zu werden, sollten Sie dementsprechend Ihren Patienten / Klienten darlegen:
„Sie müssen lernen, sich besser abzugrenzen."
„Sie müssen lernen, auch einmal ‚Nein' zu sagen."
„Sie müssen nicht immer 150 % sein, reduzieren Sie Ihre Ansprüche an sich."
„Sie müssen mehr auf sich achten!"
„Sie müssen Ihre eigenen Werte und Ziele entdecken und diese zum Leitbild Ihres Handelns machen!"
„Sie haben im Leben so viel gearbeitet und gegeben, da ist es nur fair, wenn Sie auch einmal an sich denken."
„Ihrer Gesundheit zuliebe: Sie sollten ab jetzt und für immer jeden Stress meiden!"

Sie können dann, soweit Sie diese Sätze freundlich-empathisch und dem Patienten / Klienten zugewandt kommuniziert haben, fast sicher sein, dass Sie in Ihrer Rolle als Experte und Helfer überzeugen.

Eine **gute Beziehung zum Patienten / Klienten,** wenn sich dieser von Ihnen emotional angenommen, verstanden und kompetent behandelt bzw. beraten fühlt, macht – nachgewiesenermaßen – zumindest die „halbe Miete" jedweder erfolgreichen Therapie / Beratung / Coaching aus.

Das Problem an diesen und ähnlichen guten Ratschlägen ist nicht, dass sie heute fast jeder sowieso schon kennt („Sie haben Recht! Dass ich mir nicht so viel Stress machen soll, hat meine Frau mir auch schon gesagt, Herr Doktor, Frau Therapeutin, Herr Coach …"). Man kennt sie, einerseits deshalb, weil es unendlich viele Bücher zum Thema Stressmanagement und Burn-out-Prophylaxe gibt. Darüber hinaus werden in jeder besseren Illustrierten zentrale Aspekte der oben aufgelisteten Empfehlungen, oft anhand eindrücklicher Fallbeispiele mehr oder weniger prominenter Persönlichkeiten, perpetuiert. Und problematisch ist auch nicht, dass es sich um Rat-„schläge" handelt (nach dem therapeutischen Anti-Motto „Auch Ratschläge sind Schläge, Schläge sind niemals angenehm und deshalb zu vermeiden"). Zur Erinnerung: Sobald ein Arzt, Therapeut, Berater, Coach sich der oben aufgelisteten Ratschläge einem Patienten / Klienten gegenüber bedient, fühlt sich der Betreffende **verstanden und emotional angenommen.** Kurzfristig können sich alle entspannt zurücklehnen.

Nur, und das ist die fundamentale Schwachstelle aller „vernünftigen" Ratschläge, **längerfristig** wird damit kaum jemanden tatsächlich geholfen. Was insofern von Vorteil ist, als dass Patienten / Klienten wiederkommen …

MERKE

Tatsache ist:

Die Umsetzung guter Einsichten („Ich sollte, ich müsste nur … . Damit es mir besser geht …, müsste ich mehr an mich denken, Nein sagen, achtsam sein, … .") im Alltag, sei es in den Betrieben, sei es in den Praxen, gelingt oftmals nicht bzw. zumindest selten hinreichend gut.

Warum ist das so? Die Antwort ist einfach, unbarmherzig und immanent psychologisch:

MERKE

Jeder hat gute Gründe, sich zu überlasten. Sonst würde er es nicht tun.

Mit dieser schlichten kategorischen Wahrheit muss sich jeder, der seinen „Stress" tragfähig reduzieren bzw. sein Verhalten gesundheitsförderlich verändern möchte, auseinandersetzen. Ansonsten bleibt es bei guten Vorsätzen und langfristig (soweit nicht Rente, Pension oder andere äußere Umstände die Situation „retten") absehbarem Frust. Wer seinen Patienten / Klienten den „zusätzlichen Stress", eben den, der anfällt, wenn man eigene Muster reflektiert und verändert, ersparen möchte, mag ein guter Mensch und ein höchst erfolgreich-charismatischer Praxisinhaber sein. Ein „Heiler" im weitergehenden bzw. im eigentlichen Sinne des Wortes ist er nicht.

Nachdem Sie nun mit den üblicherweise von allen Beteiligten erwarteten guten Tipps, um Patienten / Klienten „abzuholen", versorgt sind, kommen wir zur Sache. Ziel und Inhalt dieses Buches ist es, die Hintergründe des komplexen Stress-, Burn-out- und Depressionsphänomens, so wie sie sich aus unterschiedlichen Perspektiven darstellen, zu referieren und daraus für die Hausarztpraxis und die anderen Kontexte praktikable Strategien abzuleiten.

KAPITEL

3 Akteure im Gesundheitssystem: unterschiedliche Perspektiven

Perspektiven – im Sinne dieses Buches – sind einerseits keine theoretischen Konstrukte, sondern subjektiv erlebte „Wahrheiten". Andererseits gibt es selbstverständlich weder „den" Patienten/Klienten, noch „den" Arzt, „die" Therapeutin, „den" Coach, „den" Arbeitswissenschaftler etc.

3.1 Perspektiven: professionell und persönlich

Die Vertreter der in unserer Thematik relevanten Perspektiven sind real existierende Menschen und haben als solche (zumindest) zwei Seiten:

- **Die „professionelle Seite":** Diese ist z. B. im ärztlich-therapeutischen Bereich in Lehrbüchern, Prüfungsordnungen und Therapieleitlinien „kodifiziert". Sie beinhaltet das Wissen und die Einstellungen, die in der Ausbildung vermittelt und in Prüfungen abgefragt werden und nach außen hin als „professioneller Standard" gelten.
- **Die „persönliche Seite":** Das ist die genetisch und biografisch einzigartige Persönlichkeit, die interaktiv mit den jeweiligen sozialen und beruflichen Situationen interagiert. Wünsche, Bedürfnisse und über professionelle Aspekte hinausgehende Interessen lassen sich hier verorten.

Dass sich beide Seiten zwar in einer Person vereinen, aber in unterschiedlichem Grad **mehrdimensional durchdringen,** ist nicht Thema dieses Buches, darf aber nicht unerwähnt bleiben. Beispiele hierzu gehören sicher zu Ihrem Erfahrungshorizont. „Rein wissenschaftliche" bzw. „rein professionelle" Standpunkte gibt es im realen Leben nur rhetorisch bzw. theoretisch. Selbst vermeintlich rein sachliche Fragen, etwa warum bestimmte Themen erforscht bzw. ein bestimmtes Fachbuch geschrieben wird („Das Thema bedarf weiterer Forschung!"), haben stets auch persönliche (karriere-technische bis wirtschaftliche) Dimensionen (was selbstverständlich auch für dieses Buch gilt). Das Thema „chronischer Stress“ ist zudem, wie bereits eingehend reflektiert, alles andere als ein seltenes Mineral oder ein exotisches Insekt, das sich neutral-wissenschaftlich unter dem Mikroskop beobachten ließe. Es ist ein Phänomen, das – mehr oder weniger – jeden „Professionellen“ ebenso betreffen kann wie seine Klienten / Patienten.

Ziel und Inhalt dieses Buches ist es, diese Perspektiven, von denen keine per se die richtige ist, so realitätsnah wie möglich aufzuzeigen. Für Sie als Leser ergibt sich daraus die Möglichkeit, sich quasi experimentell in die verschiedenen Sichtweisen einzudenken und den betreffenden Personen bzw. Professionen „über die Schulter“ zu schauen:

- Wie gehen die jeweils anderen Professionen mit unter chronischem Stress leidenden Patienten / Klienten um?
- Welche Möglichkeiten und Grenzen bedingen die von unterschiedlichen Professionen und den Betroffenen selbst eingenommenen Perspektiven?
- Welche Möglichkeiten ergeben sich daraus für mich und mein ärztliches, therapeutisches bzw. Coaching-Handeln?
- Wie sehen Ihre eigene professionelle und Ihre persönliche Perspektive auf das Thema „Stress in der Arbeit“ aus?
- Welche eigenen Erfahrungen, Werte und praktischen Notwendigkeiten beeinflussen Ihren Umgang mit sich beruflich überlastet fühlenden Klienten / Patienten – jenseits dessen, was sich aus Lehrbüchern lernen lässt und als „wissenschaftlich gesichert“ gelten kann?

Mitunter finden sich Experten (etwa Herbert Freudenberger, der „Entdecker“ des Burn-out-Phänomens) in der Rolle des Betroffenen / Patienten wieder. Noch häufiger vermischen sich Aspekte der unterschiedlichen Perspektiven. Solange dies unberücksichtigt bleibt, bleiben Versuche, das subjektive Phänomen Burn-out objektiv zu definieren, Paradoxien respektive Spiegelbilder ihrer Autoren (Hillert et al. 2020).

3.2 Die Perspektiven als Personas

Um elegant von der Theorie in die Praxis zu gelangen, wollen wir im Folgenden so etwas wie „typisierte Repräsentanten“ der bereits erwähnten (➤ Kap. 1), in unserem Kontext relevanten Gruppen (sog. Personas) vorstellen. Diese können selbstverständlich nicht mehr als vage Annäherungen sein. Ausgangspunkt waren, neben der „professionellen / wissenschaftlichen Literatur“, intensive Gespräche mit Patienten / Klienten und zudem mit Vertretern aller betreffenden Professionen (s. Danksagungen). Wir haben den „Personas“ gleichwohl andeutungsweise ein persönliches Gesicht gegeben, um nachvollziehbar zu machen, dass die von diesen eigenommenen bzw. vertretenden Perspektiven mehr als theoretische Konstrukte, sondern erlebte „Wahrheiten“ sind (➤ Abb. 3.1). Ungeachtet dessen muss nochmals betont werden, dass diese „Personas“ eher intuitiv denn auf Basis empirisch erhobener Befunde konstruierte Integrale aus unterschiedlichen „realen“ Personen sind. Nachdem es hier darum geht, möglichst **reale Perspektiven** zu zeichnen, konnten diese „Personas“ auch keine selbstlosen, sich unbegrenzt im Dienste von Patienten / Klienten aufopfernden, alles akademische Wissen inhalierenden und allen Herausforderungen gewachsenen etc. Idealtypen sein.

Wenn Sie sich durch die Ihre Perspektive vertretenden „Personas“ in irgendeiner Weise kritisiert fühlen: Sie sind nicht gemeint! Ähnlichkeiten mit real existierenden, konkreten Menschen wären im Sinne des Ansatzes zwar kein Zufall, sind aber keinesfalls – im Sinne der Darstellung konkreter Personen – beabsichtigt.

MERKE

Personas sind „Stereotypen“, respektive Versuche, sich der aus unterschiedlichen Perspektiven bestehenden Realität anzunähern.

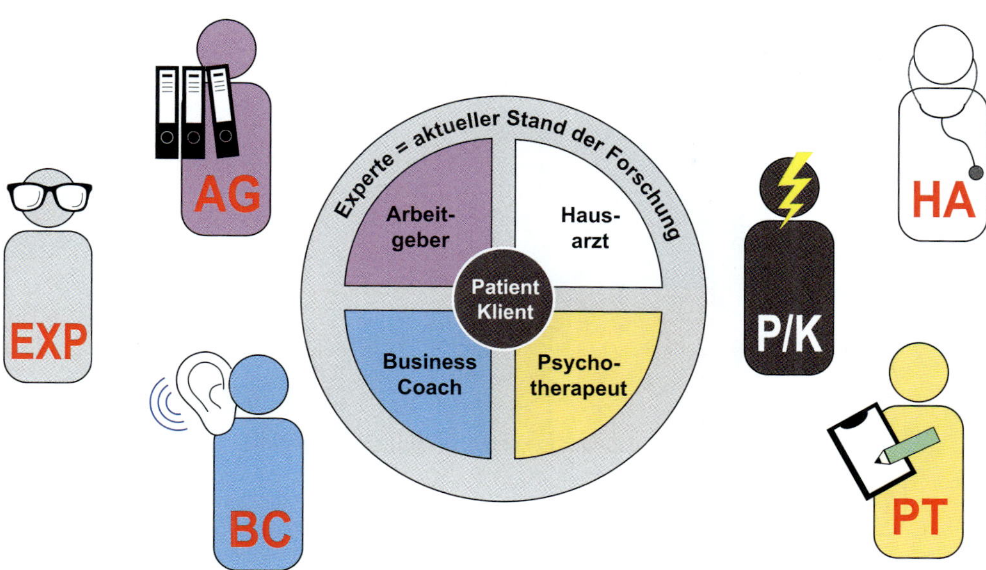

Abb. 3.1 Verschiedene Perspektiven mit jeweils verschiedenem Fokus hinsichtlich der gleichen Fragestellung des Patienten/Klienten. AG = Arbeitgeber, HA = Hausarzt, P/K = Patient/Klient, PT = Psychotherapeut, BC = Business Coach, EXP = Experte/Stand der Wissenschaft.

Und was die Geschlechterfrage anbelangt:

Bei aller ihnen innewohnenden Abstraktion können Personas nicht geschlechtsneutral sein. Wenn im Folgenden von dem Patienten oder der Psychotherapeutin etc. die Rede ist, sind stets alle möglichen Geschlechter gemeint! Idealerweise lesen Sie die „Personas" als Matrix, in die Sie Ihre eigenen Erfahrungen bzw. Ihr eigenes professionelles Profil einbringen können, dürfen und – wenn der Text lebendig werden soll – auch müssen. Pardon: Sie als Leser müssen natürlich überhaupt nicht!

3.3 „Personas": Stressbetroffene, Behandler und Vertreter des Systems

Die „Personas" werden uns durch das Buch begleiten. Ihre Aufgabe ist es, das Thema der unterschiedlichen, stets relativen Perspektiven auf das Stress-, Burn-out- und Depressionsthema anschaulich zu machen (➤ Abb. 3.2). Die sich daraus ergebenden Handlungsmöglichkeiten bzw. Konsequenzen können so gesondert dargestellt und einander gegenübergestellt werden.

3.3.1 Persona: Der Patient/Klient

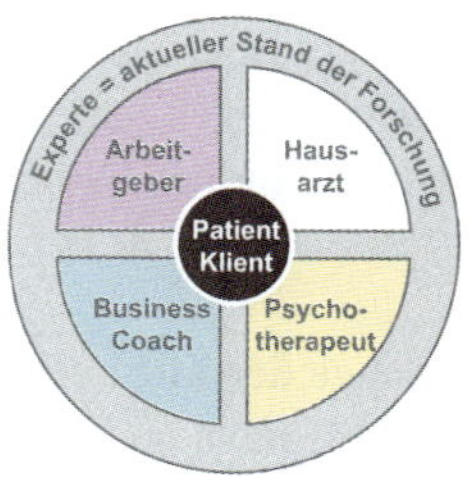

Beruflich Der Patient/Klient ist in dem Beruf, den er erlernt und langjährig ausgeübt hat, stark unter Druck, nicht zuletzt durch eine stetig bis eruptiv zunehmende Arbeitsmenge bei gleichzeitig erhöhtem Erfolgsdruck. Der resultierende „Stress" wird dadurch potenziert, dass er dank Monitoring und Benchmarking zum „gläsernen Mitarbeiter" wurde. Es entstand im Zuge der Optimierung aller Arbeitsabläufe quasi nebenbei für alle (ehemaligen) Kollegen in der Abteilung eine vielleicht nicht so gemeinte, aber de facto offenkundige Konkurrenzsituation. Einerseits soll das Team gemeinsam stark sein. Andererseits, seitdem die „schwächsten Glieder" unmittelbar identifizierbar und nicht wenige davon „gegangen" wurden (die meisten „in gegenseitigem Einvernehmen, wir bedauern und

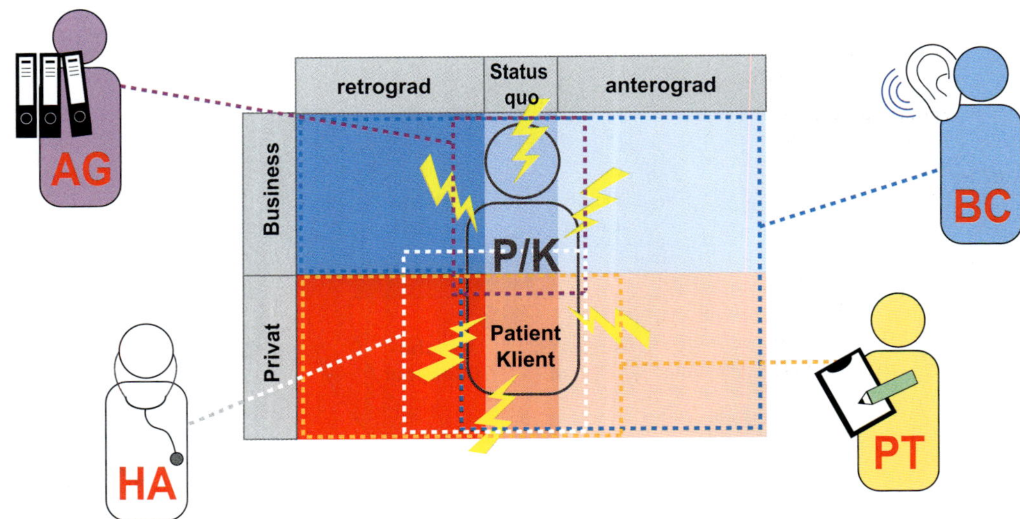

Abb. 3.2 Verschiedene Perspektiven der Personas mit unterschiedlichem Fokus auf den Patienten / Klienten; BC = Business Coach, PT = Psychotherapeut, HA = Hausarzt, AG = Arbeitgeber

wünschen alles Gute"), war das Team nicht mehr das, was es vorher war. Selbst Leistungsträger durften sich nun durchgehend qualitätskontrolliert unter Beobachtung fühlen. Sich ständig auf dem neuesten Wissensstand bezüglich aller möglichen, im Beruf potenziell wichtigen Aspekte zu halten, war auch zuvor selbstverständlich. Nun war es agil-obligatorisch.

Persönlich Solange der Klient / Patient sich jung, fit und leistungsstark fühlt und den Kopf mühelos über Wasser halten kann, sind Leben und Beruf eine sportliche Herausforderung. Flow-Gefühle kommen auf. Spaß zu haben, auch im Beruf, ist erklärtermaßen eines bzw. das zentrale Anliegen und Ziel junger Generationen (Hillert S 2018): Was kostet die Welt? Angesichts der globalen Konkurrenz gibt es angeblich nichts, was sich nicht verbessern ließe – was dann individuell mit den Bedürfnissen nach Freizeit und Wellness abgeglichen wird. Das sportlich-ehrgeizige bzw. entspannte Grundgefühl ändert sich, wenn er realisiert, dass die Kollegen – ebenso wie er selbst – darum kämpfen, auf der sicheren Seite zu sein. In dem Moment, in dem sich das unangenehm bedrohliche Gefühl aufdrängt, mit dem Kopf unter Wasser geraten zu können, wird es existenziell. Abhängig auch davon, ob es Netz und doppelten Boden gibt, wird der Schlaf schlechter, der Antrieb reduziert sich und der Spaß, nicht nur aber vorzugsweise auch, im Beruf geht verloren. „Netz und doppelter Boden" sind ein wichtiger Bestandteil dessen, was heute unter dem Begriff „Resilienz" Karriere macht. Bestandteile davon sind, ganz profan, eine geerbte Wohnung, ein liebevoller, gut verdienender Partner, Ansprüche und Aussichten auf eine Rente etc. Auf dieser Grundlage kann dann das, was ehemals unter „Stressbewältigungskompetenz" einer idealerweise „reifen, in sich ruhenden Persönlichkeit" zusammengefasst wurde optimal gegen die Widerwärtigkeiten des realen Lebens schützen (Kunzler et al. 2018; Fellgiebl 2018; Lehr et al. 2018). Halten – zumindest gefühlt – Netz und doppelter Boden nicht, dann ist die Stimmung des Klienten / Patienten absehbar mehr oder weniger gedrückt. Je nach Konstellation (zur Gratifikationskrise, ➤ Kap. 14) und Persönlichkeit kann sich der Betroffene als „Mobbing-Opfer" (dann läge die Schuld bei den anderen) oder auch als „Loser" fühlen (dann läge die Schuld vorzugsweise bei ihm). Der Schwung ist raus, auch an den Wochenenden. Es passiert wenig, die Erholungsqualität wird immer geringer. Am Montag fühlt er sich so kraftlos, als hätte es das Wochenende gar nicht gegeben. All dies mündet in einen Teufelskreis Die Performance im Beruf wird immer schlechter, die Befindlichkeit, Selbstvertrauen, Spielräume, alles rutscht in den

Keller. Selbstverständlich unterstützen Partner und Freunde, soweit noch vorhanden, durch gutes Zureden: „Anderen geht es auch so. Es wird sicher wieder besser ..." Spätestens dann, wenn solche Hoffnungen wiederholt frustriert wurden und sich der Betroffene derart unwohl fühlt, dass sich Angehörige und / oder Freunde (soweit vorhanden und relevant) Sorgen machen, werden ihn diese dazu drängen: „Tu endlich irgendetwas! Wenn du es nicht mehr packst, dann such dir professionelle Hilfe. Geh zu ..."

Übrigens: Auch die Angehörige von Patienten / Klienten hätten es verdient gehabt, als eigene „Personas" aufzutreten! Womit die Angelegenheit noch realitätsnäher und vielschichtiger, aber auch unübersichtlicher geworden wäre. Patienten / Klienten Fallbeispiele finden Sie in ➤ Kap. 9.

3.3.2 Persona: Die psychologische Psychotherapeutin

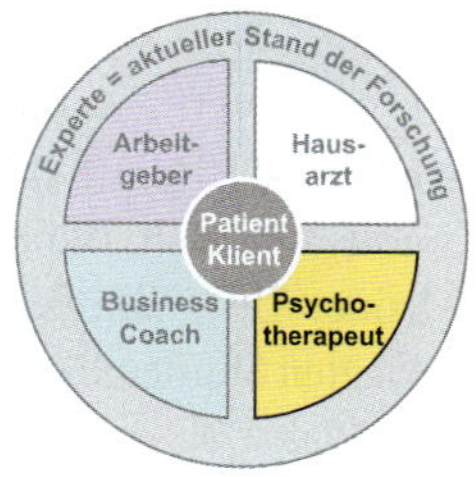

Beruflich Die psychologische Psychotherapeutin studierte nach dem Abitur (üblicherweise mit Bestnoten) Psychologie und war nach dem Abschluss (früher „Dipl. Psych." heute „Master") mehrere Jahre in Kliniken und in Ausbildungspraxen tätig, wo sie die Ausbildung zur psychologischen Psychotherapeutin absolvierte. Diese beinhalteten umfangreiche theoretische und praktische Seminare. Über ihre – regelmäßig von erfahrenen Kollegen supervidierten – Behandlungsfälle schrieb sie ausführliche Fallberichte. Schließlich bestand sie eine Zwischen- und dann die Abschlussprüfung. Auf Grundlage letzterer erhielt sie die Approbation, die offizielle Genehmigung, eigenverantwortlich therapeutisch tätig sein zu dürfen. Alternativ, um Psychotherapeutin zu werden, hätte die Kollegin auch Medizin studieren können, um sich dann entweder über eine Zusatzausbildung z. B. zum Allgemeinmediziner („Zusatzbezeichnung: Psychotherapie"), den Facharzt für Psychiatrie und Psychotherapie oder den Facharzt für Psychosomatische Medizin entsprechend weiterqualifizieren zu können. In allen genannten Fällen ist die Psychotherapeutin berechtigt, die „Psychotherapieziffern" (der GOÄ) abzurechnen. Um mit gesetzlichen Krankenkassen abzurechnen, ist eine Kassenzulassung nötig. Diese ist in entlegeneren „Therapeuten-Mangelgebieten" unschwer zu bekommen. In attraktiven Ballungszentren muss der „Sitz" hingegen oft recht teuer von Kollegen, die ihren Sitz aufgeben, erworben werden.

Die „aktuelle" Gebührenordnung für Ärzte (GOÄ) datiert vom 12. November 1982. Die seit Jahrzehnten als „dringend" apostrophierte Neufassung kam angesichts immanenter Interessenkonflikte (Ausweitung um neue medizinische Verfahren versus Kostenreduktion) bislang nicht zum Abschluss. Viele heute angewendete Behandlungsmethoden gab es 1982 nicht, weshalb diese von den sie erbringenden Ärzten und Therapeuten nach GOÄ als „Äquivalenzleistungen", also mit vorhandenen – als „ähnlich" erachteten – Abrechnungsziffern abgerechnet werden.
Was ist „ähnlich"? Von Kassen kann und wird dies gelegentlich als Abrechnungsbetrug ausgelegt (Hess und Klakow-Franck 2015; dazu Best 2015). Mit der Strukturreform der psychotherapeutischen Versorgung wurde seit dem 1.4.2017 die Behandlung von allgemein-versicherten Patienten deutlich attraktiver. Zwar sind von der Kasse zugelassene Therapeuten nun verpflichtet, wöchentlich Sprechstunden abzuhalten, um Notfälle kurzfristig einen Termin anbieten zu können. Kurzzeittherapien, wobei die betreffenden Patienten zuvor einen klärenden Termin in der Sprechstunde haben müssen, mit bis zu 24 Sitzungen zu 25 Minuten bzw. 12 Sitzungen zu 50 Minuten sind nun aber antragsfrei möglich, wobei der dafür erstattete Betrag sehr nahe an den mit dem Steigerungsfaktor von 2,3 abrechenbaren GOÄ-Sätzen liegt. Langzeittherapien müssen auch bei Kassenpatienten beantragt werden. Gruppentherapien (angesichts des damit verbundenen u. a. organisatorischen Aufwands nicht sehr attraktiv und damit im ambulanten Setting bislang eher selten angeboten) und Sitzungen zur Rückfallprophylaxe sind möglich (Kassenärztliche Bundesvereinigung 2018).

Während die Psychotherapieausbildung von Ärzten traditionell tiefenpsychologisch ausgerichtet war (also ausgehend von Konzepten der von Sigmund Freud begründeten Psychoanalyse), machen psychologische Psychotherapeuten in Deutschland von jeher mehrheitlich eine kognitiv-verhaltenstherapeutische Ausbildung (Grundsatz: lernpsychologische Gesetzmäßigkeiten werden gezielt zur Behandlung der im hier und jetzt auftretenden, krankheitswertigen Symptomatik eingesetzt). Bei Ärzten gehörte eine Promotion, also zumindest eine umschriebene wissenschaftliche Tätigkeit, quasi zum guten Ton (Herr / Frau Doktor), wobei sich Allgemeinmediziner in aller Regel als Praktiker verstehen. Psychologische Psychotherapeuten haben mehrheitlich nicht promoviert, womit sie im Selbstverständnis als Praktiker den ärztlichen Kollegen ähnlich sind.

Bis vor kurzem war die psychotherapeutische **Behandlung von Privatpatienten** erheblich lukrativer als die von Kassenpatienten (s. o.). Dass für Privatpatienten nach spätestens fünf sog. probatorischen Sitzungen, üblicherweise in wöchentlichem Abstand, umfangreiche Anträge geschrieben werden müssen (wobei jede Kasse eigene Formulare hat), um die Therapie (die maximale Länge für Verhaltenstherapie liegt bei 80 Sitzungen à 50 Minuten, bei tiefenpsychologischen Verfahren bei höchstens 120 Sitzungen und bei analytischer Psychotherapie bei 300 Sitzungen) von der Kasse genehmigt zu bekommen, wurde in Kauf genommen.

Je nach „Therapeutendichte" in der jeweiligen Region liegen die **Wartezeiten auf einen ambulanten Therapieplatz** für Privatpatienten derzeit zumindest bei mehreren Monaten, für Kassenpatienten sind (bzw. waren) sie noch länger. Aktuell bemühen sich einige Kassen mit Therapeutenverbänden Vereinbarungen zu treffen, um deren Versicherten möglichst umgehend beginnende ambulante Therapien anbieten zu können.

Persönlich Psychologische Psychotherapeuten sind intelligent, können Leistung bringen aber auch an sich (bzw. ihre Familie) denken. Sie sind bei alledem gut und gerne ein Stück weit non-konform (bei Personas bzw. Stereotypen sind solche krassen Verallgemeinerungen nicht nur erlaubt, sondern notwendig), zumindest in dem Sinne, dass für sie Geldverdienen nicht das Wichtigste im Leben ist (was in den jüngeren Generationen Y und Z generationenkonform wäre). Unsere Psychotherapeutin-Persona hatte sich schon immer für Psychologie interessiert, arbeitete stringent (s. o.) und fand nach ihrer Approbation umgehend eine Anstellung an einer großen Klinik, bevor sie sich nach einigen Jahren, um sich nicht ihren Stundenplan von außen diktieren und andere an ihrer Arbeit mitverdienen zu lassen zu müssen, in eigener Praxis niederließ. Sie beherrscht das psychotherapeutische Standardrepertoire der kognitiven Verhaltenstherapie souverän. Abgesehen von einigen Jobs (als Kellnerin während ihres Studiums) hat sie keine Erfahrungen in der Arbeitswelt jenseits ihres eigenen Berufsfeldes gemacht.

3.3.3 Persona: Der Hausarzt

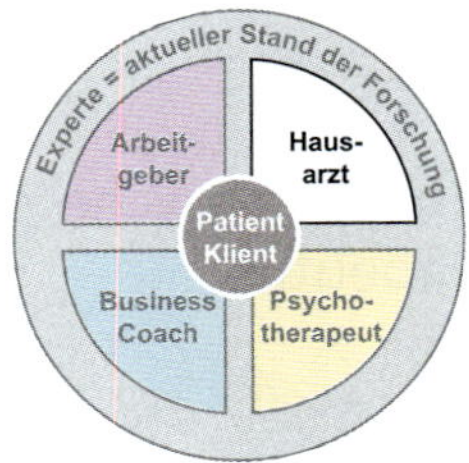

Beruflich Nach Abitur (entweder mit einem Notenschnitt im 1,0-Bereich, einem erfolgreich abgelegten Mediziner-Test, jahrelanger Wartezeit oder einen eingeklagten Studienplatz) und Medizinstudium war er fünf Jahre als Arzt in verschiedenen Kliniken – davon ein Jahr in der Chirurgie und zwei Jahre in der Inneren Medizin – und dann in Praxen tätig, um sich nach bestandener Facharztprüfung als Allgemeinmediziner niederzulassen.

BEISPIEL

Anmerkungen der Hausärztin Dr. Ulla Thomas, Bad Endorf

„Die Entscheidung Allgemeinmediziner zu werden, fällt meist am Ende der Facharztausbildung. Die Gründe sind: flexible Arbeitszeiten, direkte Patientenkontakte, selbstständiges und selbstbestimmtes Arbeiten. Das Schlagwort, wonach ein Hausarzt fünf Minuten Zeit hat, also die „Fünf-Minuten-Medizin" stimmt erfreulicherweise so nicht ganz."

Die Arbeitswelt jenseits der Medizin, falls er nicht in Schüler- und Studententagen außerhalb des Medizinbereichs (Klassiker dort: Nachtwachen) gejobbt hat, kennt er durch seine Eltern (soweit diese nicht auch Ärzte waren) und ansonsten durch das, was ihm Freunde (soweit diese nicht auch im medizinischen Berufen arbeiten), Medien und Patienten berichten. Der Hausarzt, soweit er nicht die elterliche Praxis übernommen hat, hat sich in eine Praxis „eingekauft", d. h. einen Kassensitz, der es ihm ermöglicht, neben Privatpatienten (hier werden die Leistungen direkt mit diesen abgerechnet, die sich diese dann von den Kassen erstatten lassen) auch (und je nach Region: mehrheitlich) in gesetzlichen Krankenkassen versicherte Patienten zu behandeln (um dann jedes Quartal, abhängig von der Anzahl behandelter Patienten-„Scheine" – sein Geld zu bekommen). 500 – 700 Scheine sind üblicherweise das Minimum. Zudem sind bzw. waren bislang idealerweise möglichst viele Privatpatienten wichtig, um finanziell den Rücken frei zu haben.

BEISPIEL

Anmerkungen der Hausärztin Dr. Ulla Thomas, Bad Endorf

„Die durchschnittliche Scheinzahl im Q 2/2019 lag um die 800 Patienten/Quartal im Bereich der KV Bayern. Der Fallwert betrug hier 74,00 € pro Patient und Quartal, also durchschnittlich 57.000 – 59.000 € Einnahmen pro Quartal. Davon sind die ca. 40 – 50 % Praxiskosten (wobei vor allem das Personal zu Buche schlägt) abzuziehen. Üblicherweise hat eine Praxis im ländlichen Bereich nicht mehr als 10 % Privatpatienten.
Übrigens: Eure Hausarzt-Persona, der männliche, sich tapfer durch den Alltag kämpfende Kollege, den gibt es sicherlich (noch). Aber auch in den Hausarztpraxen wird die Medizin zunehmend weiblich. Gemeinschaftspraxen, die die Möglichkeit geben, die eigene Work-Life-Balance besser auszutarieren, sind auf dem Vormarsch (Arbeitszeit, bei einem „vollen Kassensitz", sind mindestens 25 Stunden/Woche)."

Persönlich Hausärzte leben und arbeiteten gewissermaßen an der Front.

BEISPIEL

Anmerkungen der Hausärztin Dr. Ulla Thomas, Bad Endorf

„Eine hausärztliche Praxis ist Anlaufstelle für primäre Patientenversorgung. Häufig kommen Patienten mit Symptomen die sie selbst nicht einordnen können. Die meisten Menschen kommen nicht in die Hausarztpraxis, weil sie glauben, eine Depression zu haben, sondern weil sie sich in einem Zustand des Unwohlseins befinden. Erste Aufgabe des Hausarztes ist also die Differenzialdiagnose, die über verschieden diagnostische Schritte zur Erkenntnis über die Ursache des gesundheitlichen Zustands führen soll. Dieses Vorgehen ist einem Psychiater natürlich fremd. Der Facharzt wird praktisch mit einem schon gelösten diagnostischen Problem konfrontiert. Der Patient kommt mit einem Überweisungsschein, auf dem eine psychiatrische Diagnose steht."

3

Einerseits läuft die Praxis gut. Andererseits hat der Arzt Verpflichtungen: zum einen private, z. B. Haus, Auto, Garten, Familie, Urlaub und diverse Versicherungen (u. a. für seine Haftung und eigenen Krankheitsausfall). Auch die Ausbildung der Kinder muss bezahlt werden. Zum anderen muss das Personal bezahlt und in die Praxis investiert werden, z. B. in ein neues Ultraschallgerät. Wenn die Praxiseinrichtung nicht elegant-adäquat ist, schreckt dies Privatpatienten ab (was natürlich nur dann relevant ist, wenn es vor Ort Privatpatienten und ärztliche Konkurrenz gibt). Nicht wenige Hausärzte interessieren sich sehr für die psychotherapeutischen Aspekte ihrer Tätigkeit. Eine diesbezügliche Fortbildung (über die psychosomatische Grundversorgung hinaus) ist in Planung. Angesichts des damit verbundenen Aufwands an Zeit und Geld sowie mit Blick auf die Frage, welche Auswirkungen dies auf die Praxisstruktur hat, stagnieren entsprechende Vorhaben oftmals: Wer eine gutorganisierte Praxis mit teuren Geräten und Personal hat, für den sind „Psychotherapieziffern" nicht lukrativ genug, um kostendeckend arbeiten zu können.

3.3.4 Persona: Der Business Coach

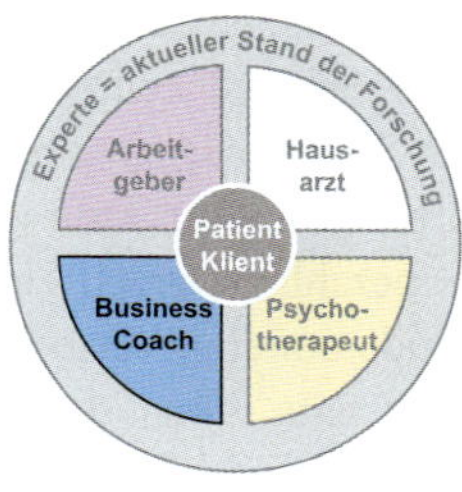

Beruflich Als Business Coach tätige Personen haben längerfristig in dem von ihnen ursprünglich erlernten / studierten Beruf gearbeitet (Betriebswirtschaft, Pädagogik, Psychologie, technische Berufe, kaufmännische Berufe etc.) und dabei eingehende Erfahrungen gemacht. Ausbildung bzw. Erfahrungen als Führungskraft in der Industrie, im Projektmanagement, in (vorzugsweise) internationalen Teams und global operierenden Unternehmen sind für die Karriere eines Business Coachs mehrdimensional wichtig. Er lernt und erfährt unmittelbar, wie die hier arbeitenden Kollegen „ticken". Nebenbei baut er ein Netzwerk auf, das für spätere Aufträge – als selbstständiger Business Coach – lebenswichtig ist. Nicht wenige in Leitungsfunktionen tätige Manager absolvieren eine Coaching-Ausbildung, um ihr Repertoire im Umgang mit Mitarbeiter-bezogenen Themen (Motivation, Konflikt- und Krisenmanagement, Einstellungsgespräche etc.) zu erweitern (Schreyögg 2003). Einige machen die Ausbildung gleich mit der Perspektive, sich aus ihrem ursprünglichen Berufsfeld herauszuarbeiten, um selbstständig als Coach tätig zu werden. Dass systemisches Coaching und Business Coaching, wenn es lege artis durchgeführt wird, für die Klienten hilfreich bzw. erfolgreich sein kann, wurde in wissenschaftlichen Studien dokumentiert (Bönning und Kegel 2015). Gleichwohl ist die Berufsbezeichnung **„Coach"** bis heute nicht geschützt. Entsprechend breit ist das Spektrum an Coaching-Ausbildungen, die von einigen Wochenendseminaren bis hin zu mehrjährigen, intensiven Programmen reichen, in denen sowohl Theorie als auch Praxis erprobt und die Qualität durch umfangreiche schriftliche und mündliche Abschlussprüfungen standardisiert überprüft bzw. überwacht wird (Arbeiten wie die von Passmore und Filley-Travis 2011 oder Theeboom et al. 2013 sind rar). Von renommierten Verbänden akkreditierte Ausbildungen beinhalten neben der Theorie intensive praktische Trainings. Zudem werden die immanenten ethischen Aspekte der Tätigkeit eingehend reflektiert. Zentral ist hier die Verantwortung dem Klienten gegenüber, auch dann, wenn dessen Arbeitgeber der Auftraggeber ist und das Coaching bezahlt. Derzeit bemühen sich Coaching-Verbände um eine Vereinheitlichung der Ausbildung, einerseits um die Qualität der Kandidaten auf vergleichbar hohes Niveau zu bringen, andererseits um die Seriosität des Berufes nach außen besser darstellen zu können.

Coachs sind definitionsgemäß **keine Therapeuten** (RTC 2015). Die Berechtigung zur Ausübung der Heilkunde (die abgesehen von Ärzten und approbierten Psychotherapeuten eine Zulassung nach dem Heilpraktikergesetz erfordern würde) haben sie nicht. Ihre Klientel muss entsprechend „gesund" sein. Soweit ein Coach nicht approbierter Psychotherapeut ist und seine Tätigkeit (die er dann natürlich nicht Coaching nennt und der Klient ein kranker Patient zu sein hat) darüber abrechnen kann (die inhaltlichen Grenzen zwischen Therapie und Coaching sind de facto fließend, ➤ Kap. 10 und Hillert 2017), muss der Klient selbst für das Coaching bezahlen. Es sei denn, der Coach wird vom Arbeitgeber des jeweiligen Klienten bezahlt, u. a. im Rahmen von Ausstellungsverfahren. Je nach Reputation des Coachs sind Sätze zwischen unter 100 € und mehreren hundert Euro pro Stunde üblich. Ein Coaching-Auftrag bezieht sich üblicherweise auf eine konkrete Problemkonstellation des Klienten, die es mit Unterstützung des Coachs zu lösen gilt. Da immer mehr Firmen den Nutzen sehen, ihre Mitarbeiter vor gesundheitlichen Risiken zu schützen und / oder die individuelle Entwicklung ihrer Arbeitnehmer zu fördern, versuchen sie eine Coaching-Kultur mithilfe interner und / oder externer (Business-)Coachs aufzubauen, die nicht nur für die Top-Führungskräfte sondern für die gesamte Belegschaft von Nutzen sein soll (Möller 2019). Entsprechende Strategien an die jeweilige Belegschaft und die Firmenkultur anzupassen ist essenziell, wenn Coaching als Führungsinstrument etabliert werden soll (Albrecht 2018).

Persönlich Das Spektrum der Berufe, aus denen Coachs ursprünglich stammen, ist groß. Entsprechend heterogen ist der „Stallgeruch" der als Business Coach Tätigen (was den Umgang mit Klienten aus den jeweiligen „eigenen" Bereichen erheblich erleichtern kann). Ein Beispiel: Als Betriebswirt arbeitete unser Coach langjährig in mittelständischen Betrieben. Nachdem er mehrere Betriebe umstrukturiert und Abläufe notorisch optimiert hatte, wurde ihm immer deutlicher, welche Flurschäden – sowohl in betrieblichen Abläufen als auch auf betroffene Mitarbeiter – ständiger Optimierungsdruck haben kann. Die meisten der progressiv-intendierten Optimierungs- bzw. Umstrukturierungsprojekte verfehlen (bekanntermaßen) die avisierten wirtschaftlichen Ziele deutlich. Sie gehen oft mit erheblichen Verunsicherungen („so, wie Sie es bislang gemacht haben, war alles schlecht …") und entsprechenden psychischen Belastungen der Mitarbeiter einher. Es wird in Kauf genommen, dass überforderte bzw. nicht zu Veränderungen bereite Mitarbeiter eigeninitiativ die Firma verlassen. Die Realität sieht meist anders aus. Wenn es ihnen nicht mehr gefällt, gehen die hochengagierten, hochqualifizierten und gut vernetzten Kollegen als erste. Was dann wiederum tendenziell verheerende Auswirkungen auf die Situation und das Befinden der verbleibenden, sich weniger flexibel auf optimierte Arbeitsabläufe einstellenden Mitarbeiter hat. So oder ähnlich waren die persönlichen Erfahrungen, die den Betriebswirt motivierten, die Ausbildung zum Business Coach zu machen. Er absolvierte diese Ausbildung berufsbegleitend und machte sich, nachdem es in seiner letzten Firma atmosphärisch immer ungemütlicher geworden war, selbstständig. Dank zahlreicher Kontakte mit Vorständen diverser Firmen, die er seit vielen Jahren intensiv pflegt und durch freundschaftlich-burschikose Kommunikation am Leben zu halten weiß, ist er seitdem auf seinem Gebiet – im Unterschied zu vielen Coaching-Kollegen – auch finanziell erfolgreich tätig. Er ist geschieden und lebt mit seiner Partnerin in einer eleganten Wohnung am Rande einer Großstadt, spielt Golf und liebt Sportwagen einer bekannten, in Stuttgart ansässigen Nobelmarke.

3.3.5 Persona: Der Arbeitgeber

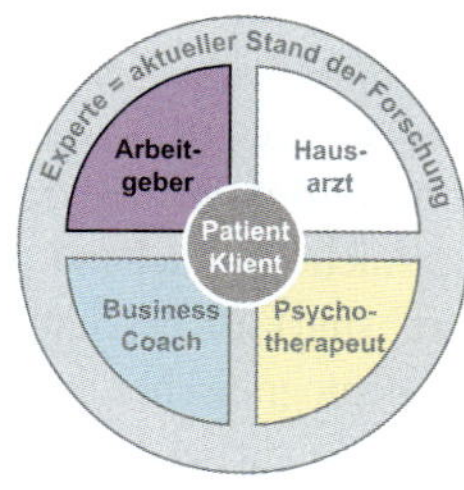

Beruflich In der Rolle von Arbeitgebern sind nicht nur Firmengründer und Firmeninhaber, sondern auch leitende Angestellte unterschiedlicher beruflicher Herkunft, Betriebswirte, Volkswirte, Ingenieure etc. tätig. Letztere arbeiten im gehobenen Management, unter anderem in mittelständischen Unternehmen oder Konzernen. Die Grundhaltung ist unternehmerisch-offensiv. Es gilt, sich dem Wettbewerb mit der Konkurrenz zu stellen, innovativ zu sein (bzw. zu bleiben) und – außerhalb des gemeinnützigen Bereichs – soweit möglich stetig den Umsatz zu steigen, um „zukunftssicher" zu sein bzw. zu bleiben. Dazu müssen die Mitarbeiter psychisch und physisch gesund bleiben und motiviert „performen" (bzw. eben dazu motiviert werden). Im Idealfall ist all dies in harmonischem Einklang, die Firma läuft wie ein geschmiertes Uhrwerk, immer besser und schneller (wohin auch immer, s. Hillert 2019). Dass dieser Idealfall, zumal angesichts einer sich rasant verändernden Arbeitswelt, Seltenheitswert hat, ist allgemein bekannt. Angesichts von Globalisierung und zunehmender Beschleunigung ist massiver Zeitdruck die Regel. Top-priorisierte, besonders dringende Projekten müssen in immer kürzerer Taktfolge umgesetzt werden, um die kaufmännischen Ziele zu erreichen. Entsprechende Projekte sind üblicherweise komplex organisatorisch aufgehängt, sie gehen mit volatileren Risikoparametern einher, die Teams – soweit nicht sowieso schon agil gearbeitet wird (Lang et al. 2015; Scherber et al. 2015; Nowotny 2016; Ramsauer et al. 2017) – werden von oftmals schnell wechselnden Führungskräften geführt. Das Arbeiten in agilen Teams, zumindest dann, wenn es sich nicht um einen eingeschworenen Kreis von Freunden handelt, hat ihre eigenen Stress-Dynamiken (Schmidt und Janzon 2020). Das trifft z. B. dann zu, wenn jemand Karriere machen will, es aber keine Führungspositionen mehr geben soll. Hohe Kommunikationsfrequenz und -austausch sowie Feedbackschleifen sind, unabhängig vom Setting, oftmals schwierig bis – angesichts virtueller Teams – kaum möglich. Dass angesichts dessen Arbeitgeber nur bedingt in der Lage sind, die Belastungsgrenzen und die Gesundheit aller Mitarbeiter angemessen im Auge zu behalten, bleibt zu konstatieren. Es gilt, jeweils Prioritäten zu setzen. Wenn es um Sein oder Nicht-Sein der Firma geht, liegen diese absehbar woanders.

Dieser Spagat, der mal mehr, mal weniger gelingt, bestimmt derzeit den Alltag vieler bis fast aller in der

Arbeitgeberrolle Tätigen. Die Mitarbeiter gehen davon aus, dass Arbeitgeber autonom ihre strategischen Entscheidungen treffen. Der Arbeitgeber erlebt sich hingegen oftmals als zwischen diversen Vorgaben und Entwicklungen jonglierend. Nach außen hin demonstriert er Umsicht und Entschlossenheit. Hinter den Kulissen liegen die Nerven nicht selten blank. Womit wiederum Beratungsfirmen, die derzeit Konjunktur haben, ihr gutes Geld verdienen. Sie versprechen, in der jeweiligen Firma durch Umstrukturierung eine dynamisch-engagierte, effiziente und am Markt erfolgreiche Unternehmenskultur zu etablieren. Es wird dann ein innovatives Leitbild formuliert, ein neues Logo eingeführt und junge College-Absolventen sagen altgedienten Mitarbeitern, wie Arbeit funktioniert (Mintzberg 2004). Wenn das Projekt abgeschlossen ist (für die Beratungsfirma), sind die innovativen Berater verschwunden, ihr Spirit hält gegebenenfalls, in der einen oder anderen Form, noch etwas an. .... und das System sucht nach einem neuen Gleichgewicht.

Persönlich Auch Arbeitgeber und leitende Manager haben (neben Ehrgeiz, Visionen und mitunter narzisstischen Ansprüchen an sich selbst und ihrer Umwelt gegenüber) Familie, Verpflichtungen, eigene, zu finanzierende Häuser, erkrankte Angehörige, in der Schule strauchelnde Kinder. Dass solche Konstellationen nur bedingt „Gemütlichkeit" aufkommen lassen, kann angenommen werden. Einerseits ist der Arbeitgeber fest von „seiner" Unternehmenskultur und dem Leitbild der Firma überzeugt. Andererseits, wenn er gegen 21:00 Uhr, kurz bevor er die Firma nach einem 12-Stunden-Tag verlässt, das Plakat sieht, auf dem das Leitbild der Firma prägnant dargestellt ist, bekommen die diversen programmatischen Aussagen (Leistung, Leidenschaft, Kundenwohl, Marktführer etc.) einen merkwürdigen Beigeschmack. Zuhause wird ihn seine Frau mit „sieht man dich auch mal wieder" begrüßen, mal müde, mal aggressiv.

3.3.6 Persona: Der Experte für beruflichen Stress und seine Folgen

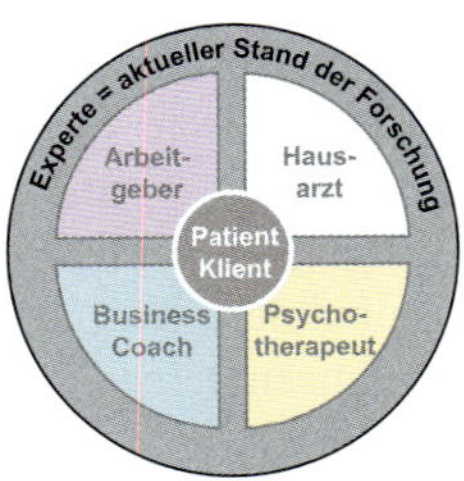

Beruflich Dieser Experte ist, was den Abstraktionsgrad anbelangt, die Spitzenleistung unseres „Persona"-Ansatzes. Sein zentrales Merkmal ist seine distanzierte, primär wissenschaftliche, selbst in die von ihm erforschten Zusammenhänge idealerweise nicht (und realiter immer zumindest ein wenig – wer finanziert die Stelle bzw. die Projekte des Experten?) involvierte Position „mit dem Helikopter-Blick und dem aktuellen Stand der Forschung im Gepäck". Der Experte sichtet regelmäßig die wissenschaftliche Literatur und ist bemüht, angesichts der schieren Menge an Publikationen, die zum Thema „Arbeitsstress und Burn-out" täglich auf seinen Schreibtisch kommen, den Überblick über den Stand der Wissenschaft zumindest in diesem Bereich zu behalten. Nach einem Psychologie-Studium (mit Promotion und Habilitation im Fach Arbeits- und Organisationspsychologie) arbeitete er in verschiedenen wissenschaftlichen Projekten. Er hat sich ein breites Spektrum an Wissen zum Thema „Arbeitswelt" erarbeitet, das psychologische, medizinische, sozialwissenschaftliche, betriebswirtschaftliche und sozialpolitische Inhalte einschließt. Alle relevanten wissenschaftlichen Fachzeitschriften auf diesen Gebieten sind ihm bestens bekannt, bei zweien ist er Mitherausgeber. Er publiziert zu seinem Spezialgebiet und schreibt Projektanträge unter anderem bei der Deutschen Forschungsgemeinschaft (wobei die meisten abgelehnt werden, weil sie den dortigen Gutachtern zur Folge nicht hinreichend „grundlagenforschungsorientiert" sind). Er beschäftigt sich speziell mit dem Einfluss demografischer Entwicklungen und von Industrie 4.0, künstlicher Intelligenz und Automatisierung auf Gesundheit, Kreativität und Performance der Mitarbeiter.

Persönlich Jeder auch noch so elaborierte Wissenschaftler und aus der Helikopter-Perspektive heraus agierende Forscher hat persönliche Gründe, warum und wie er sich mit der Thematik auseinandersetzt. Er hat Freunde, eine Partnerin, eine schöne Wohnung, ein Mittelklassewagen und macht Urlaub im sonnigen Süden. Aufgrund seiner beruflichen Stellung ist er in einer vergleichsweise komfortablen Situation. Er kann die Situation von Klienten/Patienten und die Entwicklungen in der Arbeitswelt, im betrieblichen Gesundheitsmanagement und dem weiten Feld der Psychotherapie quasi aus der Vogelperspektive heraus und durch seine methodisch mehr oder weniger gefärbte Brille beobachten. Er ist methodisch sattelfest und beherrscht elaborierte statistische Verfahren, mit denen er die in seinen Projekten erhobenen umfangreichen Datensätze auswertet und dies dann in englischer Sprache international publiziert. Das, was er erforscht, interessiert ihn. Es betrifft ihn – als Beamter – persönlich allerdings nur in Teilaspekten (zudem: gelegentlich hält er gut bezahlte Vorträge in Unternehmen; das Angebot eines lukrativen Beratervertrags würde er nicht unbedingt ablehnen). Wenn er Bücher und Aufsätze schreibt, hat dies für ihn (eher bescheidene) materielle, vor allem aber erhebliche ideell-strategische, sein Image in der forschenden „Community" fördernde Aspekte.

3.3.7 Zusammenfassung: Integration der Personas

„Personas" sind der Versuch einer Integration beruflich-professioneller und – exemplarisch – persönlicher Aspekte vom Patient/Klient, Hausarzt, Psychotherapeutin, Business Coach, Arbeitgeber und Experte. Auf diese Weise soll das breite Spektrum praktisch relevanter Perspektiven auf unseren Themenkomplex Stress – Burn-out – Depression lebensnah aufgezeigt werden.

MERKE

Angesichts der Personas wird deutlich: Die „richtige" Perspektive in diesem komplexen Feld gibt es nicht und kann es auch nicht geben.

Zudem beinhaltet jede Perspektive zumindest potenziell Anteile, die sich der im Fachgebiet üblichen wissenschaftlichen Betrachtungsweise entziehen, gleichwohl aber im Alltag relevant sind. Wer Handlungsoptionen, die seiner Patienten/Klienten und seine eigenen, realistisch einordnen und ggf. erweitern möchte, kommt im 21. Jahrhundert an solchen Verunsicherungen nicht vorbei.

- Wie sehen Ihre professionelle und Ihre persönliche Perspektive auf das Thema „Stress in der Arbeit" aus?
- Welche eigenen Erfahrungen, Werte und praktischen Notwendigkeiten beeinflussen Ihren Umgang mit sich beruflich überlastet fühlenden Klienten/Patienten – diesseits und jenseits dessen, was sich aus Lehrbüchern lernen lässt und als „wissenschaftlich gesichert" gelten kann?

3.4 Wer sind die „echten Experten" zum Thema „chronischer Stress"?

Diese Frage steht außerhalb der Reihe, ist aber zur Standortbestimmung der in diesem Buch auftretenden Personas (und anderer Beteiligter) wichtig. Davon, dass sich jeder – zumal von den „Experten" – aus seiner Perspektive heraus und mit seinen davon ausgehend gemachten Erfahrungen, für den „eigentlichen Experten" hält, ist auszugehen.

BEISPIEL

Jede dieser Perspektiven wird permanent systemimmanent bestätigt (sonst gäbe es diese Berufe und Professionen nicht), etwa so:

- „Nur wer in meinen Job arbeitet weiß, was wirklicher Stress ist!"
- „Vielen Dank Herr Doktor, wenigstens einer, der mich versteht und hilft!"
- „Vielen Dank Frau Therapeutin, durch die Therapie bei Ihnen ist mir klar geworden, wo meine eigentlichen Probleme liegen!"
- „Ohne Sie hätte ich das Problem mit meinem Chef nie gelöst. Herzlichen Dank, Herr Coach!"
- „Wir danken dem Referenten, Herrn Gesundheitswissenschaftler XY, für seinen spannenden, aufschlussreichen Vortrag und hoffen, dass seine Vorschläge von der Politik umgesetzt werden."

Wem von all diesen Experten soll bzw. darf die Göttin der Weisheit, Gesundheit und Wissenschaft, so wie einst im Urteil des Paris (nur umgekehrt), den goldenen Apfel bzw. den Nobelpreis überreichen? Wer wäre der würdigste Kandidat? Wem würden Sie den Preis überreichen, dem Betroffenen, dem Vertreter Ihrer eigenen Profession oder eher … ?

Wenn, dann wird die Wahl des Nobelpreisträgerkomitees derzeit wohl am ehesten auf den wissenschaftlich gut vernetzten **Gesundheitswissenschaftler** fallen. Er kann sich aus seiner akademisch gehobenen Position heraus die Freiheit nehmen, die anderen Experten quasi aus der Metaperspektive, nach von ihm gesetzten und argumentativ ausgefeilten Kriterien, zu beurteilen. Eben dies spiegelt sich eindrucksvoll in der aktuellen wissenschaftlichen Literatur zum Thema.

Anders herum: **Niedergelassene Allgemeinmediziner** schreiben zwar gelegentlich ihre Memoiren aber kaum je wissenschaftliche, in hochrangigen Journalen publizierte Beiträge. Dazu fehlen ihnen Zeit, Anreize (sie brauchen keinen Zitationsindex, um weiter Karriere zu machen) und organisatorische bis statistische Möglichkeiten. Ohne methodisch saubere Erhebungen möglichst großer Fallzahlen und elaborierte Statistik ist – ggf. jenseits psychoanalytischer und traditionell-tiefenpsychologischer Kreise – kein wissenschaftlicher Staat mehr zu machen. In peer reviewed Journals kommt man in der Regel ohne all dies nicht.

Im **Coaching-Bereich,** jenseits einiger Lehrstühle, hält die Wissenschaft – im engeren, naturwissenschaftlich-statistischen Sinne – erst jetzt zögernd Einzug. In der Praxis, zumal wenn es um einträgliche Jobs geht, machen vorzugsweise gut vernetzte, charismatische Persönlichkeiten das Rennen. Bei den **Psychotherapeuten** sind die niedergelassenen (bezüglich Interessen und Ausgangslage Hausärzten vergleichbaren) Kollegen von den akademischen, an Universitäten bzw. Instituten tätigen, karriere- und forschungsorientierten zu unterscheiden. Letztere sind Teil der Kategorie: „Gesundheitswissenschaftler“. Diese Kollegen, von der Psychiatrie- bis zur Psychotherapieforschung, von der Präventions- über die Rehabilitationsforschung bis zur Arbeits- und Organisationspsychologie (gelegentlich – erfreulicherweise – mit fließenden Grenzen), haben entweder sehr umschriebene Forschungsinteressen (Pharmaforschung, Evaluation bestimmter therapeutischer Interventionen etc.) und / oder nehmen Metaperspektiven ein (Epidemiologie). Für Studien werden jeweils studiengeeignete Personen, bei klinischen Studien vorzugsweise mit „reinen" Diagnosen, ausgewählt, möglichst „reine“ Diagnosen. Diese Patienten / Klienten sollten einverständnisfähig und willig sein, um lange Fragebögen auszufüllen. Sie entsprechen also nur bedingt der „Versorgungsrealität“. Aus diesen Studien wiederum generiert sich die „Literaturmeinung“. Auf deren Grundlage werden schließlich nach streng wissenschaftlichen Vorgehensweisen, wie sie auch große Metaanalysen auszeichnen (zur Methodik s. Grawe et al. 1994; z. B. Hans und Hiller 2013), Leitlinien erarbeitet wie die der Deutschen Gesellschaft für Psychiatrie und Nervenheilkunde (DPGN 2015). Der Umstand, dass diese auch das Ergebnis eines systemimmanenten Bias sind, sieht man ihnen, wenn sie fertig sind, anscheinend nicht mehr an.

Auf dieser absoluten **Leitlinien-Metaebene,** in geradezu schwindelnder wissenschaftlicher Höhe, wird davon ausgegangen, dass es gesicherte, alle Betroffenen gleichermaßen angemessene Behandlungsmethoden für umschriebene Störungen / Diagnosen gibt. Diese möglichst allen Betroffenen angedeihen zu lassen, ist die naheliegende Forderung diverser Fachverbände und damit (nicht immer, aber je nach persönlichen Konstellationen doch recht häufig) der Politik. So besteht etwa aus Sicht der DGPPN, entsprechend den von dieser Gesellschaft herausgegebenen Nationalen Versorgungsleitlinien das Problem darin, dass die Hausärzte unter anderem viele psychische Störungen nicht als solche erkennen und die betreffenden Patienten somit keine angemessene, leitliniengerechte Behandlung erhalten (Internationale Versorgungsleitlinien American Psychiatric Association 2010; DGPPN et al. 2015; NICE CG 2016). Also gilt es, das unzureichende Wissen von Hausärzten bezüglich der Identifikation und Behandlung von psychischen Störungen durch Bekanntmachung der Leitlinien und gezielte „Anwenderschulungen“ zu verbessern. Mit dem Ziel, die Quote richtig erkannter z. B. depressiver Patienten zu erhöhen, wurden und werden Hausärzten Schulungsprogramme angeboten und Informationsmaterialien zum Thema zur Verfügung gestellt (z. B. Knappe et al.

2018, es gibt bereits „elektronische Expertensysteme“, Bermejo et al. 2009). Die Ergebnisse dieser als kontrollierte Studien angelegten Projekte waren und sind mal so und mal anders. Wirklich überzeugende Ergebnisse hatten Studien im hier diskutierten Bereich bislang eher nicht. Woran das liegt? Selbstverständlich sind Hausärzte lernfähig. Und die diagnostischen Kriterien einer Depression – entsprechend DSM-V und ICD-10 – sind nun auch nicht so kompliziert, als dass man sie nicht erlernen könnte (➤ Kap. 8). Das macht die bescheidenen Studienergebnisse und den ausbleibenden Durchbruch auf nationaler Versorgungsebene umso mysteriöser. Irgendwie muss durch Schulung noch etwas besser werden! Also brauchen wir weitere, neuere Studien …

… und möglicherweise dann doch irgendwann eine Diskussion, ob der goldene Apfel tatsächlich der Metaebene überreicht werden sollte. Wenn Antidepressiva zumal bei weniger schweren Depressionen anscheinend nur sehr bedingt wirksam sind (Cipriani et al. 2018; Plöderl und Hengartner 2019) und Psychotherapie entweder nicht verfügbar ist und / oder vom Patienten nicht gewünscht wird, welchen Vorteil hätte er davon, dass bei ihm eine Depression diagnostiziert wird? Etwa die Hälfte aller Menschen, die durch epidemiologische Erhebungen als unter Depressionen Leidende identifiziert wurden, nehmen keine Form einer professionellen Behandlung in Anspruch (Jacobi et al. 2014). Anscheinend hat das „reale Leben“ (einschließlich Beruf) Angebote parat, die nicht diagnostizierten „Betroffenen“ zumindest mittelfristig helfen, ihre emotional-affektiven Probleme zu lösen. Gleichzeitig stellt sich die Frage, bei wem und inwieweit eine Psychodiagnose auch Nebenwirkungen haben könnte (➤ Kap. 10).

KAPITEL

4 Berufliche Überlastung: ein Thema, unterschiedliche Perspektiven

Bücher zum Thema Stress- und Burn-out-Management gibt es viele (was sich unschwer googeln lässt; auch Hillert et al. 2017, Hillert und Lemnitz 2017, Voderholzer et al. 2018 gehören zu diesem Genre). Üblicherweise wurden und werden sie aus der Perspektive des „wissenden Autoren" heraus geschrieben: Sie oder er „schwebt" als Experte in seinem Gebiet über den Dingen, verfügt über ein umfangreiches Wissen und kann hiervon ausgehend dem geschätzten Leser darlegen, was er tun muss, damit seine Patienten bzw. Klienten aus der Stress- bzw. Burn-out-Falle herauskommen (➤ Abb. 4.1). Genau hier liegt das Problem: „*Denn die Verhältnisse, die sind nicht so* ...", wie schon Bert Brecht (Brecht 2004) wusste. Aber wie sind sie, wenn sie „so" nicht sind?

Sich auf Perspektivwechsel einzulassen ist kein Selbstzweck. Vielmehr geht es darum, ausgehend von der Gegenüberstellung unterschiedlicher Perspektiven, den eigenen Standpunkt zu konkretisieren und sein Patienten- bzw. Klienten-bezogenes Handlungsspektrum zu erweitern. Perspektivwechsel sind zudem kein Kinderspiel. Zu realisieren, dass eigene Standpunkte nur relative Größen sind, ist eine Herausforderung, die bislang bestenfalls ansatzweise ins Selbstverständnis der modernen, emanzipierten, naturwissenschaftlich geprägten Menschheit vorgedrungen ist. Als Erben der notorisch sich selbst perfektionierenden Moderne verteidigen wir „Angriffe" auf das (naive) Selbstverständnis des „richtigen / wichtigsten Standpunkts" üblicherweise umgehend mit narzisstischem Sperrfeuer (bzw. „Abwehr"), etwa: „Wer nicht meine Ausbildung und meine Erfahrung hat, kann absolut nicht beurteilen, wie ... „ oder „Es ist wissenschaftlich erwiesen, dass man Depressionen entsprechend den von Experten festgelegten Leitlinien behandeln muss".

MERKE

Entsprechende Bastionen lassen sich, wenn, dann am besten spielerisch nehmen. Es kann etwas Befreiendes haben, nicht der Weisheit letzten Schluss kennen bzw. anstreben zu müssen.

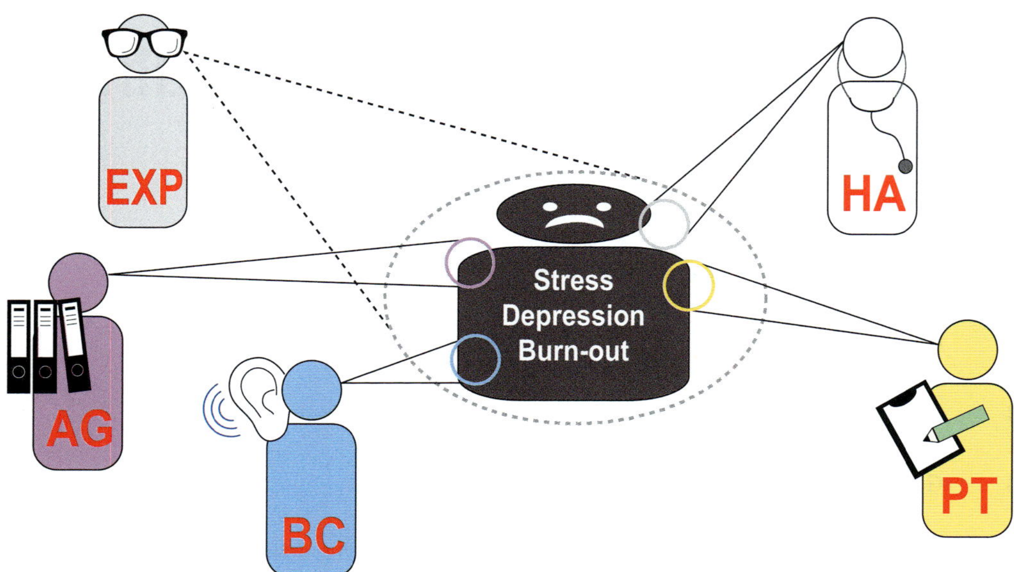

Abb. 4.1 Perspektiven der Protagonisten bezüglich Stress, Depression und Burn-out. HA = Hausarzt; PT = Psychotherapeut; BC = Business Coach; AG = Arbeitgeber; EXP = Experte. Zur Vereinfachung wurden andere Beteiligte, die auf den Patienten einwirken, wie Partner, Familienmitglieder, Krankenversicherer, Politiker, Versicherungskammern etc., weggelassen.

4

Und dann? Der **systematische Blick über den Tellerrand** und der (in Gedanken bzw. der Imagination vollzogene) **Versuch, andere Perspektiven einzunehmen,** führen zu einer modifizierten Sicht der Dinge. Das lässt sich psychologisch unschwer begründen und ist eine der Methoden, mit denen Supervision und Selbsterfahrung seit Langem arbeiten (zusammenfassend z.B. Ehrig und Knickenberg 2018). Entscheidender dabei ist weniger die Theorie, sondern die Praxis, also das „sich darauf einlassen", es auszuprobieren und damit eigene Erfahrungen zu machen. Auf der Grundlage solcher Erfahrungen fällt es dann leichter, eigene und fremde Ansprüche zu relativieren, Möglichkeiten konkreter und situationsadäquater zu sehen und sein eigenes Strategienrepertoire im Umgang mit dem Thema zu erweitern.

Und nicht zuletzt: Bislang agieren die Akteure in unserem Themenfeld (Arzt, Psychotherapeut, Business Coach, Sozialtherapeut, Gesundheits- und Integrationsbeauftragter im Betrieb, Betriebsarzt etc.) vielfach ohne einander zu kennen, geschweige denn zu kooperieren. „Datenschutz" ist diesbezüglich sicher ein Letzteres erschwerender Faktor, der mitunter als Alibi herhalten muss, zumal in der Praxis zwischen unterschiedlichen Behandler-Berufsgruppen statt Kooperation nicht selten Konkurrenz gelebt wird. Auch wenn darüber kaum je offen gesprochen wird: In unserem – wie in fast jedem – Thema geht es neben der Sachebene nicht zuletzt um Geld, Deutungshoheit und Macht.

4.1 Stress im Erleben des Patienten/Klienten

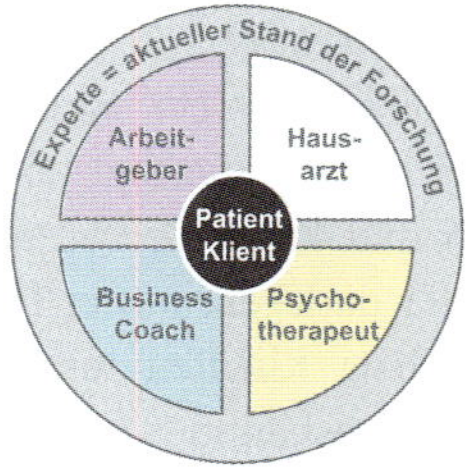

Der Patient/Klient hat Stress und damit – ganz allgemein – „ein Problem". Und zwar eines, dem er sich, aus welchen Gründen auch immer, nicht gewachsen fühlt. Er leidet entweder psychisch und/oder körperlich, wobei das Ausmaß dieses Leidens von vielen persönlichen („Veranlagung") und biografischen Aspekten abhängt. Seine Wahrnehmung und Interpretation seiner Situation werden nicht zuletzt davon bestimmt, wie entsprechende Konstellationen in seinem beruflichen und privaten Umfeld üblicherweise benannt und behandelt werden (➤ Kap. 7).

- Wenn sich der Betroffene als Patient definiert, dann ist er definitionsgemäß krank. Er begibt sich in ärztliche oder therapeutische Obhut, womit die Verantwortung für die Heilung in die Hände der Experten gelegt wird. Dessen Aufgabe ist es dann, sich nach Kräften um seinen Patienten zu bemühen (➤ Kap. 4.2).
- Sieht sich der Betroffene als Klient, unabhängig davon, ob er objektiv krank ist, nimmt er sein Schicksal (und meist sein Geld) in die Hand und behält die Verantwortung dafür, was er tut oder nicht tut.

4.2 Gestresste Patienten angesichts des gestressten Hausarztes

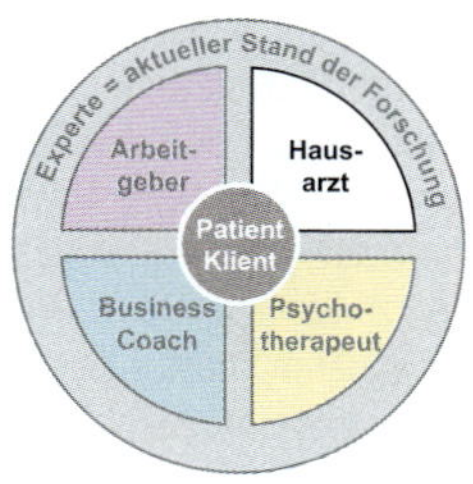

Wenn der Hausarzt für einen Patienten fünf bis zehn, gelegentlich sogar fünfzehn Minuten Zeit hat, dann lässt sich in diesem Rahmen vieles, was aus Sicht eines Psychotherapeuten wichtig wäre, nicht umsetzen (z. B. Voltmer et al. 2012; Löffler et al. 2015; Haidlauf 2018; Kassenärztliche Bundesvereinigung 2018), einmal abgesehen davon, dass der (durch das Internet) mündige Patient konkrete Erwartungen an das hat, was der Hausarzt tun soll. Auf einer Augenhöhe wie ein Kunde, also Klient! Und die Arbeitswelt des Patienten / Klienten kennt der Hausarzt zumeist nur durch die Schilderungen des Patienten – also gar nicht.

BEISPIEL

Anmerkungen der Hausärztin Dr. Ulla Thomas, Bad Endorf

„Das Schlagwort, wonach ein Hausarzt fünf Minuten Zeit hat, also die ‚Fünf-Minuten-Medizin' stimmt so nicht ganz. Sicher, der Terminkalender ist eng getaktet, meist aber in zehn Minuten. Bei mir sind es Fünfzehn-Minuten-Termine, schon weil die Psychosomatik-Ziffern 35100** (‚Differenzialdiagnostische Klärung psychosomatischer Krankheitszustände') und 35110** (‚Verbale Intervention bei psychosomatischen Krankheitszuständen') mindestens 15 Minuten erfordern. Mittlerweile dürfte fast jeder Allgemeinmediziner die Ausbildung ‚Psychosomatische Grundversorgung' (80 Stunden) absolviert haben! Bei 800 Patienten pro Quartal hat ein Hausarzt bei 40 Stunden Arbeitszeit pro Woche inklusive Urlaub für jeden seiner Patienten etwa eine halbe Stunde pro Quartal Zeit."

4.3 Gestresste Psychotherapeuten angesichts gestresster Patienten

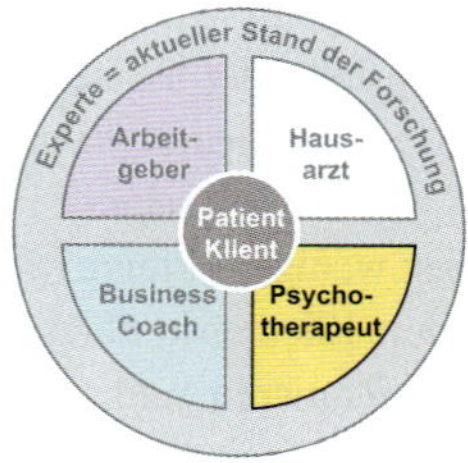

Psychotherapeuten sind einerseits selbst mitunter „im Stress" (z. B. Wurm et al. 2016; Rotenstein et al. 2018). Die Belastung von Studenten, Psychotherapeuten und von Ärzten der unterschiedlichsten Disziplinen wurde und wird intensiv erforscht, wobei zwar das Belastungserleben aber auch die Berufszufriedenheit insgesamt – erfreulich bzw. noch? – hoch sind (Kassenärztliche Bundesvereinigung 2018). Andererseits sind Psychotherapeuten mit mitunter recht dezidierten Erwartungen ihrer Patienten konfrontiert, die sie daran hindern, vieles von dem, was aus der Perspektive der Psychotherapieforschung bzw. eines Arbeitswissenschaftlers sinnvoll und nötig wäre, umzusetzen. Ihrer jeweiligen Ausbildung entsprechend verorten Psychotherapeuten das jeweilige hinter dem aktuellen Stress ihres Patienten stehende Problem, in seiner frühen Biografie, in dessen Lerngeschichte, in seiner sozialen Einbindung, in seiner mangelnden Problemlösekompetenz etc., was dann wiederum den (eigenen) therapeutischen Ansatz begründet. Was die Kenntnisse der Arbeitssituation des Patienten anbelangt, geht es einer Psychotherapeutin ähnlich wie dem Hausarzt: Meist kennt sie diese nur vom Hörensagen. Psychotherapeuten sind somit zwangsläufig geneigt, die (Arbeits-)Welt durch die Brille ihrer Patienten (also mitunter verzerrt) zu sehen.

4.4 Gestresste Klienten beim Business Coach

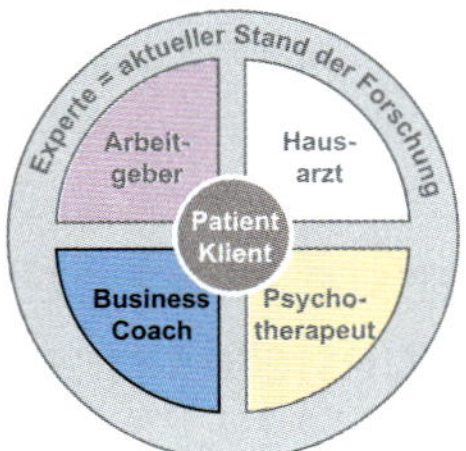

Ein Business Coach sieht seinen Klienten aus einer anderen, nämlich primär der beruflichen Perspektive: Je nach seiner Ausbildung, seiner primären beruflichen Situation und vor allem seiner Position ist er selbst – mehr oder weniger – Pragmatiker, für den es darum geht, mit dem Klienten konkrete Veränderungsmöglichkeiten zu definieren und umzusetzen. Diese sind in aller Regel **aktiv nach vorne, also zukunftsorientiert,** ausgerichtet (z. B. Rauen 2000; Richter-Kaupp 2014; Albrecht 2018). Dabei kann ein Business Coach durchaus auch selbst Führungskraft sein (Whitmore 2006). Der Umgang mit beruflicher Überlastung, die sich psychisch (und psychosomatisch bzw. physisch) manifestiert, stand zumindest bislang nicht im Fokus der Coaching-Tätigkeit. Der Business Coach macht sich zu Beginn eines Coachings zunächst ein Bild davon, woher der „Stress" des Klienten kommt, namentlich von dessen beruflicher wie privater Situation. Dies interessiert ihn allerdings nur insofern, um dann prospektiv mit dem Klienten **Ziele definieren und Lösungen erarbeiten** zu können. Wichtig ist, dass der Klient nur an sich arbeiten, nicht aber – zumindest aus der Sicht des Business Coachs – andere Personen oder die Umwelt (also z. B. den Chef) ändern kann. Wenn, dann verändert er die Situation, indem er seine Kommunikation bzw. die Art und Weise, wie er agiert und interagiert, modifiziert. Das kann auch bedeuten, dass sich der Klient eine alternative Tätigkeit sucht bzw. seinen Job wechselt. Solche Schritte setzen voraus, dass Klienten hinreichend stabil und belastbar sind. Psychotherapiebedürftige Patienten müssen erst im Rahmen ihrer Therapie eine entsprechende Grundlage schaffen, auf der dann Lösungen für berufliche Probleme angedacht und erarbeitet werden können. Gleiches gilt auch für die Arbeitsumgebung: Wenn der Klient weiterhin 200 E-Mails pro Tag liest, eine 80-Stunden-Woche hat und das Wochenende zur An- und Abreise seiner Businesstermine nutzt und drei Jahre keinen (wirklichen Erholungs-)Urlaub genommen hat, dann wird es schwierig, selbst wenn er sich ein Sabbatical von 6 Monaten gönnt. Weder das Hamsterrad noch die Drehzahl verändern sich dadurch bzw. im Anschluss daran. Die Auszeit, solange sie zur „Wartung des Hamsterrads" verwendet wird, damit es sich dann noch schneller drehen kann, führt absehbar in eine weitere Eskalation der Problematik. Es gehört zu den Aufgaben des Business Coachs, eben darauf hinzuweisen.

> Es ist davon auszugehen, dass viele Coachs **die Grenzen der psychischen Belastbarkeit** ihrer Klienten nicht angemessen einschätzen können. Sie haben weder eine medizinisch-therapeutische Ausbildung noch hinreichend intensive Business-/Managementerfahrungen. Bislang verlangen nur wenige Coaching-Verbände, wie z. B. der Deutsche Bundesverband Coaching/DBVC, von ihren Mitgliedern einschlägige Industrie- bzw. Managementerfahrung als Grundlage, um die Situation eines Klienten schnell abschätzen zu können (DBVC 2020). So kann es leider durchaus passieren, dass schlecht ausgebildete Coachs z. B. depressive Symptome bei einem Klienten als „täglichen Schwankungen" angesichts beruflicher Belastungen interpretieren und damit übersehen, dass ihr Klient eigentlich Patient ist.

Im Coaching sollte vor und nach jeder Sitzung die Befindlichkeit eines Klienten erfragt werden. Die diesbezügliche Standardmethode im Coaching **„State of Mind"** (Albrecht 2018, Caillet et al. 2004) beinhaltet, dass der jeweils momentane Gemütszustand des Klienten am Anfang und am Ende jedes Coaching-Gesprächs dokumentiert wird. Anhand dessen können dann innerhalb eines Coachings und im Verlauf über die folgenden Sitzungen hinweg, mögliche Veränderungen konkret aufzeigt werden. Sollte sich ein Klient durchgehend in einem sehr negativen Gemütszustand befinden, ist das ein klarer Hinweis darauf, dass das Coaching nicht funktioniert und möglicherweise nicht angemessen ist. Dieses gilt es dann, einfühlsam dem Klienten zu vermitteln und ihn an eine geeignete Stelle, Arzt oder Psychotherapeut, zu verweisen.

4.5 Überlastete bzw. „gestresste" Mitarbeiter aus Sicht des Arbeitgebers

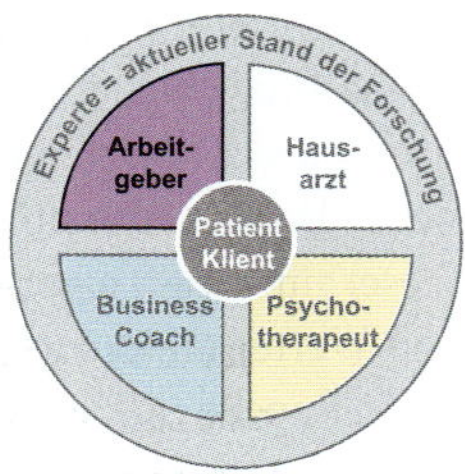

Arbeitgeber sind für die Arbeitsinhalte und Abläufe verantwortlich. Die Gesundheit der Mitarbeiter ist wichtig. Schließlich sind gesunde Mitarbeiter die Voraussetzung für wirtschaftlichen Erfolg. Arbeitgeber tun – unter Abwägung von Kosten und Nutzen – alles (zumindest alles, was gesetzlich vorgeschrieben ist und gerne, wenn es der Mitarbeiterbindung dient, auch etwas darüber hinaus), um die Arbeitsabläufe und Inhalte so zu organisieren, dass sie zumindest nicht gesundheitsschädlich sind (Badura et al. 2010; Bamberg et al. 2011; Ulich und Wülser 2015; Becker und Langosch 2016; Faller 2017). Dazu gehört unter anderem auch die Schulung von Führungskräften zum Thema „gesund führen". Solange es dem Unternehmen wirtschaftlich gut geht, sind die Spielräume groß. Es wird **langfristig** gedacht. Je enger es umsatztechnisch wird, umso zweitrangiger werden Stress- und Gesundheitsprävention (Hillert 2014).

4.6 Stress- und Stressfolgen aus Sicht des Experten

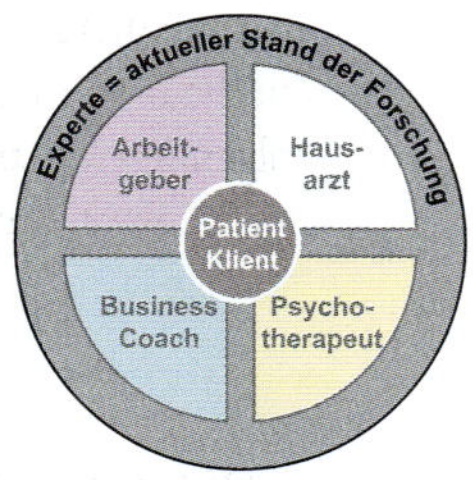

Der Experte mit dem Helikopter-Blick auf den aktuellen Stand der Forschung? Es handelt sich hierbei um **Gesundheitswissenschaftler, Arbeits- und Organisationspsychologen und andere im Bereich „Arbeit und Gesundheit" forschende Experten,** die das Thema **konzeptuell, und perspektivisch-strategisch** angehen. Es geht um die Erfassung regelhafter Zusammenhänge im Sinne naturwissenschaftlicher Gesetzmäßigkeiten. Im Rahmen der Grundlagenforschung (wie im Reagenzglas), also in kontrollierten Settings (der Proband sieht einen „stressigen" Film über Arbeitsplatzsituationen, sein Blutdruck wird gemessen, er muss reagieren …), lässt sich das meist einigermaßen gut abbilden. In der Arbeitsrealität wird es in aller Regel komplexer. Hier müssen individuelle bzw. zufällige und historische Konstellationen (sowohl auf Seiten der Firma als auch auf Seiten der beteiligten Mitarbeiter) berücksichtigt bzw. ausgeblendet werden: der statistisch-durchschnittliche Mitarbeiter in einer statistisch-durchschnittlichen Firma im undefiniert-luftleeren konjunkturellen Raum. In den meisten Studien werden situative, eine Generalisierung der Ergebnisse erschwerende bis ausschließende Aspekte oft nicht erfasst. In wieweit die entsprechenden Ergebnisse zu relativieren sind, bleibt offen. Die Relevanz entsprechender Aspekte zeigt sich spätestens dann, wenn (oft leider erfolglos) versucht wird, Studienergebnisse zu replizieren (vgl. Anvari und Lakens 2019; zusammenfassend Koch et al. 2015; Siegrist und Wahrendorf 2016).

4.7 Stress, Stressfolgen, Stressfolgeerkrankungen

Der Patient / Klient selbst, der als „Betroffener" im Fokus steht, und **alle** hier genannten Personen bzw. Professionen sind um das Wohlergehen und / oder die Gesundheit der Patienten / Klienten bemüht. **Alle** gehen intuitiv und mit guten, auf eigener Erfahrung und fachinternem Wissen basierenden Gründen davon aus, dass ihre Perspektive die richtige und entscheidende ist. Aus den jeweiligen Perspektiven heraus werden Überlegungen angestellt, Konzepte gemacht und Handlungen vollzogen. **Alle** involvierten Personen bzw. Professionen sind davon überzeugt, dass sie das Beste bzw. das einzig Richtige tun, um dem Patienten / Klienten / Mitarbeiter (bzw. sich selbst) optimal zu helfen, trotz beruflicher Belastungen gesund zu bleiben bzw. wieder zu werden.

Die hier skizzierte Gegenüberstellung unterschiedlicher Perspektiven und Interessen bezüglich unseres Themas dürfte hinreichend deutlich machen, dass sich die komplexen Realitäten in sozialen, beruflichen und individuellen Angelegenheiten nicht im Sinne „einer Wahrheit" zusammenfassen lassen. Genau das ist die unserer postmodernen Welt zugrunde liegende Weltanschauung – und für alle, die mehr oder weniger traditionell sozialisiert wurden, ein kategorisches Problem.

Wahrheit jenseits elementarer Fakten, auch was gesundheitsbezogenen Themen betrifft, ist stets auf die jeweilige Perspektive bezogen und damit relativ.

Theoretisch: alles klar und weitgehend konsensfähig! Wobei der Teufel in diversen Details steckt: Die Frage, was „elementare Fakten" sind, ließe sich umfangreich kontrovers diskutieren. Praktisch, in der Realität unter anderem von medizinischen, therapeutischen und Coaching-Büchern, findet sich von dieser elementaren Einsicht bislang kaum etwas bis (zumeist) gar nichts. Das hat vermutlich etwas damit zu tun, dass Leser in einer angesichts von Beschleunigung und Wertewandel mehr oder weniger orientierungslosen Epoche klare Antworten und nicht die Problematisierung des eigenen Standpunkts suchen.

KAPITEL

5 Expertenblock I: Stress – Stand der Forschung

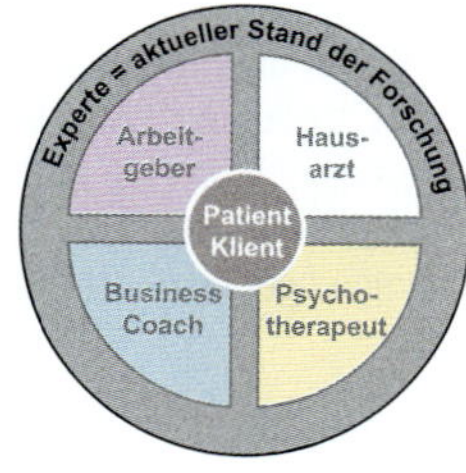

Wenn im Sprachgebrauch von „Stress" die Rede ist, kann das sowohl eine belastende Situation als auch die damit einhergehenden Symptome und Beschwerden meinen.

5.1 Stress insbesondere im Beruf: Wissenschaftliche Perspektive

Das heute im medizinischen und psychologischen Kontext zentrale, exzessiv erforschte Stressparadigma geht letztlich auf **Hans Selye** (1907–1982) zurück (Selye 1974; vgl. Siegrist 2015; Siegrist und Wahrendorf 2016). Er hatte in Tierexperimenten beobachtet, dass Ratten, wenn sie ohne Möglichkeiten zur Flucht in einem mit Wasser gefüllten Eimer schwimmen, zunächst unter Mobilisation aller Kräfte ihre Rettung versuchten, um dann in einen erschöpft-lethargischen Zustand zu verfallen. Im Lauf der folgenden Jahrzehnte wurde dann deutlich, dass eine entsprechende Aktivierung in Bedrohungssituationen zumindest bei allen höheren Lebewesen quasi naturgesetzmäßig auftritt und dass dies über die **Freisetzung von „Stresshormonen"** geschieht. Über Adrenalin / Noradrenalin – als unmittelbar freigesetzte Botenstoffe – wird das sympathische Nervensystem stimuliert, einhergehend mit schnellerem Herzschlag und erhöhtem Blutdruck **(Fight or Flight).** Etwas später steigt der Kortisonspiegel, der u. a. durch erhöhten Blutzuckerspiegel für Energienachschub sorgt. In dieser Abfolge sind diese Abläufe für akute, d. h. sobald die Bedrohung durch Kampf oder Flucht beendet ist, wieder abklingende Stressreaktionen charakteristisch.

MERKE

Akute Stressreaktionen waren und sind für das Überleben eines Individuums unabdingbar. Angesichts eines Stressors werden Energien gebündelt. Kampf oder Flucht?

Soweit, so bekannt. Heute, in der „normalen" Arbeitswelt, geht es fast nie um potenziell lebensbedrohliche Gefahren, sondern darum, dass etwas schieflaufen könnte, man in Konflikte oder unter Zeitdruck gerät oder Ähnliches. All das wirft nun die gleichen Stressreaktionen an: Adrenalin im Blut steigt an, wenig später Kortikosteroide. Man ist geistig und körperlich voll wach und fit. Man könnte, wenn es denn anstünde, schnell wegrennen oder angreifen, auf Bäume klettern oder mit Steinen um sich werfen und ist durch die Umstände genötigt, ruhig auf seinem Platz sitzen zu bleiben, um sich möglichst entspannt mit seinen Gesprächspartnern „auseinanderzusetzen". Im Gegensatz zum Säbelzahntiger, der, soweit unser Urmensch nicht gefressen wurde, dann irgendwann verschwunden ist, folgt in der aktuellen Arbeitswelt ein Stressor auf den nächsten. Das führt dazu, dass das Stress-System kaum je ganz herunterfahren wird. Es ist zwar Stress, aber eben kein lebensbedrohlicher. Leider ist der Mensch für eben solche Konstellationen nicht konstruiert worden. Die skizzierte Konstellation bedeutet chronischen (submaximalen) Stress. Die Folgen davon sind vielfältig und hängen, neben der Situation, von der individuellen u. a. genetischen Konstellation ab. **Chronischer Stress** ist nachgewiesenen Maßen ein Risikofaktor für:

- Bluthochdruck / Hypertonie
- Diabetes / erhöhten Blutzucker
- Reduzierte Immunabwehr / erhöhte Rate von Infektionskrankheiten
- Ein- und Durchschlafstörungen
- Psychischen Störungen, insbesondere aus dem Spektrum affektiver Erkrankungen (Depressionen)
- Entzündungen / begünstigte Kanzerogenese u. a.

Es gibt auch ansonsten kaum einen krankheitswertigen Zustand, auf den chronischer Stress keinen – nachgewiesenen – negativen Einfluss hat bzw. haben kann (z. B. Mariotti 2015).

Stressoren und Stressreaktionen

Die Unterscheidung von Stressoren, also den Faktoren, die für das jeweilige Individuum potenziell belastend sind, und den Stressreaktionen, also das, was physiologisch und psychologisch in der mit den Stressoren konfrontierten Person abläuft, ist elementar. Die **Stressreaktion** hängt von der Art bzw. Größe des Stressors **und** seiner Bewertung durch das Individuum ab. Wenn ein Individuum davon ausgeht, dass es einen bestimmten Stressor locker bewältigen kann, ist die Stressreaktion klein. Geht das Individuum hingegen davon aus, dem Stressor nicht gewachsen zu sein, ist sie groß. Mitunter wird sie so groß, dass das Individuum regelrecht paralysiert ist.

Die **Unterscheidung von Stressor und Stressreaktion** wird in Schulen unterrichtet und steht in allen Broschüren zum Stressthema. Gleichwohl, bei vielen sich „im Stress" Fühlenden, ist sie nicht präsent. Wenn Stress spontan als etwas Objektives, von außen Kommendes erlebt wird, dem man passiv ausgesetzt ist, erhöht sich in der heutigen Arbeitswelt das Gefühl von Hilflosigkeit und damit „der Stress".

Im Verlauf der Stressforschung, jenseits von Säbelzahntigern, wurde deutlich, dass die *power* eines Stressors letztlich von der Wahrnehmung und Bewertung des Subjekts abhängt (Stressmodell von Richard S. Lazarus 1999). Dies hat wiederum in hohem Maße mit der individuellen Disposition und Lerngeschichte zu tun.

MERKE

Wenn ein Individuum – im Sinne der „Lernpsychologie" – wiederholt die Erfahrung macht, dass es einem bestimmten Stressor souverän gewachsen ist, dann adaptiert die Stressreaktion. Wenn ich antizipiere, dass ich ein Problem umgehend lösen kann, dann fallen die Stressreaktionen zunehmend geringer aus.

Eine häufige Konfrontation mit Stressoren, denen man sich nicht gewachsen fühlt, erhöht hingegen das Maß an Verunsicherung. Man wird „stresssensibler" bzw. – im Sinne des allgemeinen Sprachgebrauchs – „allergisch" auf bestimmte Situationen. Die körperliche und psychische Aktivierung (zumindest die subjektiv erlebte) kann dann überdimensioniert ausfallen, letztlich bis hin zu einer (subjektiv so erlebten) Paralyse des Systems. Am liebsten vermeidet man solche Situationen, so gut es geht. Aber es geht absehbar nicht immer. Konfliktgespräche, nicht erreichte Top-Down-Vorgaben, klagewütige Kunden etc. gehören zur postmodernen Arbeitswelt wie das Salz in die Suppe. Kurzfristig geht es zwar wie früher um Kampf oder Vermeidung. Länger und langfristig kann eine ständige Aktivierung des Stress-Systems, quasi indem eine Belastung auf die andere, ein Ärgernis, eine Kränkung, Zeitdruck, Frust etc. immer enger getaktet auf die nächste folgt, dazu führen, dass die Stressreaktion eben nicht abklingt, sondern die Anspannung sukzessive ansteigt. Dies kann man – beispielsweise im Biofeedback – auch physiologisch messen (Martin und Rief 2008; Rief und Birnbaumer

2011) – und damit auch unmittelbar zum Gegenstand therapeutischer Arbeit machen.

Ob und woran der betreffende Mensch dies subjektiv merkt (oder nicht), ist eine ganz andere Frage, die wiederum nur mit Blick auf die individuelle Lerngeschichte beantwortet werden kann. Körperliche und psychische Stressreaktionen als solche wahrzunehmen und dann zu artikulieren, wird gelernt. Umgekehrt gibt es Menschen, die sich unter einem physiologisch kaum messbaren Stress als hoch belastet erleben.

MERKE

„Stress"-Erleben ist eine hochindividuelle und zudem situativ abhängige Angelegenheit.

Dies lässt sich nicht nur psychologisch (etwa mit Fragebögen) und neurophysiologisch aufzeigen (etwa mit Messung des Kortisolanstiegs – letzteres heute üblicherweise im Speichel – und im Biofeedback, wo sich u. a. Blutdruck- und Pulsanstieg kontinuierlich messen und am Bildschirm zeitlich parallel aufzeigen lassen). Mit modernen gentechnischen Verfahren lässt sich sogar darstellen, was bei akutem und chronischem Stress auf der Ebene der „Transduktion", also im Zellkern passiert. Welche Gene werden aktiviert? Welchen Einfluss darauf haben wiederum die Erfahrungen und Stressbewältigungsstrategien eines Individuums auf sich und andere (Epigenetik)?

„**Stressbewältigung**" meint ursprünglich den Umgang eines Individuums mit umschriebenen Stressoren in konkreten Situationen. Heute, gewissermaßen in einer zweiten Bedeutungsebene, wird darunter auch all das verstanden, was strategisch gelernt, geübt und angewendet wird, um langfristig mit Stress entspannter umgehen zu können: „Entspannungstrainings" (Petermann und Vaitl 2014) bzw. Entspannungstechniken (Autogenes Training, Progressive Muskelrelaxation nach Jacobsen, Yoga und – allerdings ursprünglich mit erheblich komplexerer Zielsetzung – Achtsamkeitstraining [z. B. Nhat Hanh 2001; Michalek et al. 2012; Kabat-Zinn 2013; dazu: Metzner 2016]).

Unsicherheit: Der ideale Nährboden für chronischen Stress

Das Phänomen chronischer Stress ist für unsere aktuelle Situation in Gesellschaft und Arbeitswelt symptomatisch. Über die Jahrhunderte hinweg haben wir alles, was die Entfaltungsfreiheit von Menschen beeinträchtigen könnte, sowohl politisch-gesellschaftlich als auch technologisch, hinterfragt und abgebaut, respektive mit Revolutionen hinweggefegt. Das Ergebnis ist eine (postmoderne) Konstellation, die von – historisch gesehen – maximalen Freiheitsgraden auf der einen und exponentiell abnehmenden Sicherheiten auf der anderen Seite gekennzeichnet ist. Das betrifft nicht zuletzt den sozialen Bereich: Großfamilien wurden zum Auslaufmodell; die Renten sind demografischem Wandel entsprechend absehbar gefährdet; etwa jede zweite Ehe wird geschieden: „Bis das der Tod euch scheidet" wurde ehemals nicht nur versprochen, sondern gelebt.

Chronische Unsicherheit in der Arbeitswelt resultiert aktuell vor allem aus folgenden Faktoren:

- Arbeitsverhältnisse sind keine auf Lebenszeit geschlossenen Einrichtungen. Sie werden zunehmend „flexibel" gehandhabt. So werden z. B. Akademiker immer älter, bevor sie eine Dauerstelle erreichen. Die Zahl „prekärer", nicht zum Lebensunterhalt ausreichender Arbeitsverhältnisse nimmt zu. Durch Umstrukturierungen werden mitunter tausende Mitarbeiter „betriebsbedingt" gekündigt und wenn, dann oft zu schlechteren Bedingungen in Nachfolgefirmen beschäftigt.
- Technologischer Fortschritt (zumindest damit begründete Maßnahmen) erzwingt Anpassungsleistungen. Da unklar ist, wohin die Entwicklung läuft, gilt es sich auf alle Eventualitäten vorzubereiten, um einigermaßen auf der sicheren Seite sein zu können.
- Eine viele Lebensbereiche betreffende zunehmende Beschleunigung (z. B. Rosa 2012)
- Die individuelle Leistung des Individuums wird im Rahmen von „Monitoring" und „Benchmarking" kontinuierlich transparent gemacht. „Durchhänger" führen entweder zu Konflikten, weiterem Druck und/oder legen eine Krankschreibung nahe.

Ein prägnantes Beispiel Eine methodisch überzeugende Studie (Ferrie et al. 2002; vgl. Kim und von dem Knesenbeck 2015) untersuchte Mitarbeiter einer Behörde in England. Ein Teil dieser Mitarbeiter konnte aufgrund ihrer speziellen Tätigkeit davon ausgehen, dass sie Beamte bleiben würden. Bei einer anderen Gruppe war dies unsicher. Erst nach einigen Monaten klärte sich die Situation insofern, als dass

5

auch diese Gruppe Beamte bleiben konnten. Während der Zeit der Ungewissheit, aber auch noch mehr als ein Jahr danach, also als die Situation schon längst – positiv – geklärt war, zeigte diese ehemals verunsicherte Gruppe signifikant mehr Symptome von chronischem Stress als die von Anfang an sichere Gruppe. Diese und ähnlich Studien weisen nachdrücklich darauf hin, was passierte, als z. B. die Deutsche Bank und Josef Ackermann mehrere tausend Mitarbeiter entließen, angeblich weil es zum Wohle der Bank so sein musste (Pohl 2012 – zumindest für psychotherapeutisch orientierte Leser schwer verdaulich und, angesichts des aktuellen Zustands der Bank, auch inhaltlich nicht überzeugend). De facto kann, bei entsprechendem Verlust an Glaubwürdigkeit im Unternehmen, kaum ein Mitarbeiter sicher sein, nicht potenziell auf einer Entlassungsliste zu stehen.

Zusammengenommen ergeben sich für das Individuum potenziell mehrdimensionale Stressoren. Es bedarf absehbar zunehmend breiter aufgestellter und souveräner Performance, um dem großen Spektrum an Unsicherheiten bzw. Anforderungen ein Arbeitsleben lang „locker" gerecht werden zu können.

Resilienz und gesundheitsförderndes Verhalten

Aktuell wird der wissenschaftliche Fokus vermehrt auf das gerichtet, was Menschen vor Stress-Folgeproblemen schützt, also was sie „resilient" macht (Kunzler et al. 2018). Das diesbezüglich oft zitierte, ideengebende Modell ist … ein Gummiball! Wo und wie man ihn auch eindrücken mag, er kehrt unmittelbar und mühelos in die Ausgangsform zurück. Ebenso müsste der postmoderne Mensch und zumal der postmoderne Mitarbeiter beschaffen sein: Und alles wäre (wieder) gut! So traumhaft einfach dieses Bild anmutet, es hat viele Haken. Etwa den: Wenn man den Gummiball mit einem Feuerzeug bearbeitet, dann ist seine Resilienz für immer dahin. Die sich aus diesem simplen (Gedanken-)Experiment ergebende Einsicht, wonach es schon von der Idee her nie eine „globale", sondern bestenfalls hinsichtlich umschriebener Stressoren „funktionierende" Resilienz geben kann, ist derzeit offenbar noch zu ungemütlich, um den Enthusiasmus der derzeit reich mit Forschungsgeldern bedachten Resilienz-Forscher zu trüben.

Bleiben bzw. widmen wir uns den positiven, wissenschaftlich erwiesenen Seiten der Resilienz. Es konnten zwischenzeitlich zahlreiche Faktoren auf den unterschiedlichsten Ebenen identifiziert werden, die dazu beitragen können, auch hochbelastende Lebenskonstellationen zu meistern:

- Emotional tragfähige Beziehungen zu individuell prägenden Bezugspersonen
- Ein unterstützendes soziales Netzwerk
- Gesunde Ernährung
- Regelmäßige körperliche Betätigung (Sport)
- Eine positive, von Sinnerleben getragene Einstellung
- Soziale Kompetenz
- Achtsamkeit
- …

Leider lassen sich diese Faktoren, die aus der Stressforschung gut bekannt sind, nicht mit dem Rezeptblock verordnen. Sie bedürfen vielmehr zum einen Glück. Dazu gehört beispielweise die Existenz eines an uns interessierten, positiv interagierenden Mitmenschen: „*Wieviel seltener dann als Gold Menschen, uns geneigt und hold?*" (wie schon Franz Grillparzer wusste). Zum anderen, soweit nicht bereits etabliert, sind grundsätzliche Änderungen des (nicht-resilienten) Lebensstils, einschließlich intensiver Trainings- bzw. Präventionsaktivitäten, notwendig.

In aller Regel fällt es Menschen schwer, einmal etablierte Muster zu verändern, auch dann, wenn es um „gesundheitsförderndes Verhalten" geht. Warum? Weil etablierte Muster, auch wenn sie noch so abwegig sind, beispielsweise Rauchen und seine Freizeit mit Chips und Bier vor dem Fernseher zu verbringen, erhebliche positive Aspekte haben. Sonst hätten sie sich niemals im individuellen Verhaltensrepertoire etablieren können. **Etablierte Muster** geben – gefühlt – Sicherheit. Und das wiederum reduziert Stresserleben (s. o.). Menschen brauchen Sicherheiten und Freiräume und viele sind dem ständigen Rationalisieren, Optimieren und Change-Managen schlicht nicht gewachsen, ohne dass das etwas mit mangelndem Willen oder Charakterschwäche zu tun hat. Sie reagieren darauf mit chronischem Stress bzw. entsprechenden Folgeerscheinungen, was mit dem Optimierungsdenken des modernen Managements kaum vereinbar ist. Gegen fundamentale Verunsicherung, die mit dem oftmals recht unreflektiert verkündeten „Fortschritt" verbunden ist, helfen absehbar weder gesundes Mittagessen, Vitamin-Drinks noch Entspannungskurse, wie sie oft im Rahmen des Betrieblichen Gesundheitsmanagements angeboten werden (vgl. Bamberg et al. 2011).

Die aktuelle Arbeitswelt bietet ein unbegrenzt offenes, vieldimensionales Forschungsfeld zum Thema „chronischer Stress". Wissenschaftler sind hier ein Teil des Systems, das sie erforschen. Neutrale Perspektiven sind damit ausgeschlossen.

5.2 Eine Gesellschaft im Stress

Zumindest ein Drittel der erwachsenen Bevölkerung erlebt derzeit zunehmenden Stress im Beruf. Je nachdem, wie man nach der Stressbelastung fragt (Erleben Sie Stress bzw. hohen Stress? Hat der Stress in den letzten Jahren zugenommen? etc.), ergeben sich unterschiedliche, teils auch deutlich höhere Zustimmungsraten (vgl. Lohmann-Haislah 2012). Angesichts der gravierenden Veränderungen in Gesellschaft und Arbeitswelt verwundert dies heute vermutlich niemanden mehr: Globalisierung, Digitalisierung, Gewinnoptimierung, zunehmender Leistungsdruck, Umstrukturierungen und parallel dazu abnehmende soziale Sicherheiten (u. a. knapp jede zweite Ehe wird geschieden) bedeuten für die, die es betrifft – und das sind mehr oder weniger wir alle – ein erhebliches Maß an Verunsicherung und potenzieller Bedrohung. Die Angst, den Anschluss an ein „normales", von regelmäßiger Arbeit, geregeltem Einkommen, materiell gesicherter und sozialer Existenz bestimmtes Leben zu verlieren, ist bei vielen Menschen latent vorhanden. Entsprechend ist der „Stress" (und damit einhergehende Stressfolgen – s. u.) bei Menschen, die arbeitslos geworden sind, nicht etwa geringer, sondern noch größer.

Repräsentative Erhebungen (u. a. Lohmann-Haislah, 2012) schlüsseln die **Belastungs- und Stress-Aspekte** differenziert auf, u. a.:

- Multitasking: 58 % der repräsentativen Befragten müssen „verschiedenartige Arbeiten gleichzeitig betreuen", knapp 20 % leiden darunter.
- Termin- und Leistungsdruck: 52 % berichten davon, 34 % leiden darunter.
- Arbeitsunterbrechungen werden von 44 % erlebt, 26 % leiden darunter.
- „Sehr schnell arbeiten zu müssen" wird von 39 % beklagt, knapp 20 % leiden darunter.
- Andererseits berichten etwa 50 %, dass ihre Arbeit von „ständig wiederkehrenden Arbeitsvorgängen" dominiert wird, worunter aber weniger als 10 % leiden!

5.2.1 Stress von der Wiege bis ins Seniorenheim

„Immer mehr Stress" ist heute ein für alle Altersgruppen relevantes Thema: Bereits im **Kindergarten** spiegelt sich der Konkurrenzdruck der Erwachsenenwelt. Etwas später trockene, laufende und sprechende Kinder werden, soweit sie noch nicht als therapiebedürftige Problemfälle erkannt wurden, als Beleg für die Qualität der eigenen Erziehung gewertet. Den betreffenden anderen Eltern werden freundliche Ratschläge und Mitleid zuteil. „Helikoptereltern" protegieren derweil ihre Wunschkinder. Gleichzeitig werden Kinder von sich gestresst fühlenden, um die eigene Lebensqualität bemühten Eltern vor dem Fernseher und dem Internet abgestellt. Diese (auch in Harz-IV-Verhältnissen vorkommenden) – global gesehen – „wohlstandsverwahrlosten" Kinder kämpfen dann in ihren sozialen Kontexten, zunächst den realen, wenig später auch den virtuellen, um Aufmerksamkeit.

Mehrdimensionaler Stress dieser Art findet dann in der **Schule** seine unmittelbare Fortsetzung, wobei neben dem Leistungsdruck auch Ziellosigkeit und soziale Desintegration als Leitmotive spürbar sind. Das **Internet** spielt dabei nachweislich eine zumindest problematische Rolle. Kurzfristig ist alles super: die Informationen, die unbegrenzten Möglichkeiten, der Spielspaß, die Erfolge und Freundschaften in sozialen Netzen. Die unendlichen ungefilterten Informationen werden als Vorteil gewertet, unabhängig davon, ob Schüler in der Lage sind, diese beurteilen zu können. Als Wirtschaftszweig und Werbeträger gehorcht das Internet eigenen Gesetzen, bei denen die Informationsvermittlung an wissenshungrige Menschen nicht an erster Stelle steht bzw. dafür genutzt wird, Werbung an den Kunden jeg-

5

lichen Alters zu bringen und Informationen für Auftraggeber zu generieren. In vielen Fällen sind die Online-Unterhaltung, die Erfolge ohne nennenswerte Anstrengung und der Spaß ein so geschickt gemachter Köder, dass die Realität an Attraktivität nicht mithalten kann. Internet-affine Kindern und Jugendliche verbringen heute durchschnittlich vier Stunden / Tag ebendort. Sie haben somit weniger Zeit und Energie, um im nicht-virtuellen Leben soziale und sonstige Fertigkeiten zu erlernen, die eben dort relevant sind. Später, wenn im Arbeitsleben entsprechende Fähigkeiten gefordert sind, sind deshalb Frustrationen und Unsicherheit, also Stress, vorprogrammiert. Womit wir wieder beim Thema wären. „Swombie"-mäßig, das Smartphone vor Augen, Stöpsel in den Ohren bewegen sich große Teile mehr als einer Generation einer Sozialisation entgegen, die mit dem, was die aktuell noch weitgehend funktionsfähige Gesellschaft geprägt hat, immer wenig gemeinsam hat. Ob das gut ist oder nicht, hängt zum einen davon ab, welche Kriterien man anlegt und zum anderen … Dass die zuletzt deutlich gestiegene Häufigkeit psychischer Störungen im Jugendalter (Ihle und Esser 2002; Holling et al. 2007; Klipker et al. 2018; vgl. Jacobi et al. 2014) in den skizzierten sozialen Entwicklungen, in denen die Online-Thematik integral ist, ihre Ursachen haben, ist naheliegend. Wo sollten sie sonst liegen?

Auch nach der **Berentung bzw. Pensionierung** hört der Stress nicht auf. Oma und Opa auf der Gartenbank, den Blick in die Ferne gerichtet: Das war gestern und anscheinend nicht in Ordnung. Heute heißt es: Seniorensport, jugendlich und fit bis ins hohe Alter, kaputte Gelenke werden operiert und weiter geht's! Die ideologische Fokussierung auf Arbeit und Leistung und erodierende soziale Netzwerke (Wo ist die Familie, die die Ressourcen hat, Oma und Opa liebevoll bis zum Tode zu pflegen?) führen dazu, dass sich die nicht mehr im Arbeitsprozess involvierten Menschen zunehmend sozial isolieren, soweit sie nicht in der Lage sind, sich aktiv zu vernetzen. Sie empfinden ihr Leben nicht selten als sinnlos, vereinsamen zunehmend und finden sich nicht selten gezwungenermaßen in Seniorenheimen wieder. Dementsprechend fühlen sie sich dann: Stress vom Senioren-Luxusappartement bis zum finalen Mehrbettzimmer auf der Pflegestation.

Diese Skizze, die die Ergebnisse zahlreicher Studien und mutmaßlich die Alltagserfahrungen vieler Menschen zusammenfasst, soll unsere Gegenwart keineswegs als „Horrorszenarium" diskreditieren. Den diversen Stress-Szenarien stehen quasi unendliche Möglichkeiten gegenüber. Sie zu nutzen setzt allerdings hinreichende Strategien und Stabilität voraus, die leider nicht selbstverständlich sind.

5.2.2 Eine Gesellschaft versucht, mit „Stress" umzugehen

Die Stressthematik wird ubiquitär erlebt, erlitten und intensiv kommuniziert: unter Arbeitskollegen, im Freundes- und Bekanntenkreis und nicht zuletzt in den Medien. Kommunikation über das Thema „Stress" ist heute nur noch bedingt ein Gradmesser persönlicher Vertrautheit. „Gute Ratschlägen" gegen Stress gehören zum allgemeinen Kommunikationsspektrum wie Gespräche über das Wetter. Inhaltlich fokussieren die hier kommunizierten Stereotypen auf wenige Muster: Stress ist gefährlich, mach krank und sollte vermieden werden. Was benötigt ein gestresster Mensch? Ruhe und Erholung. Er muss lernen, sich „abzugrenzen" bzw. Nein zu sagen. Durch Bewegung, Entspannungstraining und / oder Achtsamkeit, unterstützt durch gesunde Ernährung und Vitamine, sollen die „Batterien wieder aufgeladen" werden (➤ Kap. 11.3).

In Betrieben und Behörden weiß man, dass Stress zunächst einmal die Arbeitsleistung erhöht, ab einem gewissen Punkt aber zum Gegenteil führt, einschließlich zunehmender Krankschreibungen. Das Thema ist nicht nur im „betrieblichen Gesundheitsmanagement" relevant, sondern zunehmend in Firmenleitbildern und Führungstrainings verankert. Broschüren, Bücher und zunehmend mehr Angebote im Internet zum Themengebiet „Stressbewältigung" sind allgegenwärtig, mit steigenden Umsatzzahlen. Reportagen und Berichte, in allen Medien zum Thema, Standard. Entsprechend gibt es in unserer Gesellschaft praktisch niemanden mehr, der bezüglich des Themas „Stress" naiv ist.

KAPITEL

6 Wahrnehmung von und Umgang mit chronischem Stress

Je nachdem, wer das Wort „Stress" verwendet und in welchem Kontext es fällt, kann der Begriff durchaus Unterschiedliches meinen. Wenn jemand „ich bin im Stress" sagt, versteht ihn jeder. Trotzdem – oder auch deshalb – funktioniert die Kommunikation mitunter nicht.

Wie erleben Sie Stress, was ist für Sie „Stress"?

6.1 Der Patient/Klient

Der Patient/Klient

„Was Stress ist, das weiß doch jeder! Du sollst mehr leisten, als du leisten kannst. Dann bist du im Stress, man spürt es einfach. Bei mir in der Firma ist es in den vergangenen Jahren immer heftiger geworden. Man hat den Eindruck, dass da oben keiner mehr wirklich weiß, wohin die Reise geht. Nach oben. Immer die gleichen Sprüche. Mehr leisten, weniger Kosten, kein Leerlauf, Lean Management, Produktion steigern, Leute entlassen, Agilität, Vorgaben erhöhen, Zuckerbrot und Peitsche. Nach ein paar Monaten sind die genialen Berater, die für viel Geld solche Weisheiten verkünden, wieder weg und haben abkassiert. Und hier, wo ich arbeite, ist es noch enger geworden. Meinen Beruf habe ich einmal gerne gemacht. Heute ist es nie genug, was immer du auch tust. Die Firmenleitung hat auf der letzten Mitarbeiterversammlung betont, dass wir alle ein Team sind. Schönes Team. Da genau kommt der Stress her. Man macht gute Arbeit, aber es reicht nie. Und dann kommt jemand, meist frisch von der Uni, der nie deine Arbeit gemacht hat und will dir sagen, wie es noch effizienter geht. Dass man sich fortbilden muss, ist klar. Aber viele Fortbildungen, zu denen man geschickt wird, sind absolut überflüssig. Man lernt ein neues Computerprogramm. Im letzten Moment wird ein anderes eingeführt. Weil es besser sei. Zumindest war es billiger. Nur funktionieren tut es an vielen Stellen nicht. Sich Herausforderungen zu stellen, das macht den Mitarbeiter der Zukunft aus. Es werden Teams umstrukturiert, die seit Jahren gut laufen, um sie noch effektiver zu machen. Und dann läuft gar nichts mehr und die, die gezwungen wurden, es anders zu machen, sind schuld. Der Vorstand wechselt währenddessen reihum. Die Besten sind plötzlich in höheren Posten anderer Firmen. Und Unternehmensberater springen durch alle Firmen wie Frösche durch die Pfützen und quaken: ‚Optimierung, Optimierung, mehr Leistung, weniger Personal …‘ Wirklich originell!

Es ist schwer, mit seinen Kollegen befreundet zu sein, wenn einer davon plötzlich dein Chef ist und ein anderer, ebenso ohne erkennbaren Grund, in eine andere Abteilung wechselt oder auch ganz verschwindet. Warum das so ist, kann ein normaler Mitarbeiter nicht beurteilen. Dafür muss man Berater sein. Immer mehr, immer schneller, die Konkurrenz schläft nicht. Jeder Kollege ist jetzt letztlich dein Konkurrent. Die meisten Projekte, die heute eines nach dem anderen angestoßen werden, werden nie zu Ende gebracht. Bevor eines fertig ist, kommt ein anderes. Noch wichtiger, noch besser, noch innovativer, was dann aber auch nicht so läuft, wie sich der Vorstand das vorgestellt hat und dann wieder etwas anderes. Umstrukturieren, für die Zukunft fit machen. Dass das aus meiner Perspektive so keinen Sinn macht, interessiert niemanden. Flexibilität erhöhen. Zukunft sichern. Immer die gleichen Sprüche von Leuten, die kommen und gehen. Seit der XY mir vor die Nase gesetzt wurde, jung, dynamisch, keine Ahnung von dem, was wir in seiner Abteilung tun, ist es kaum noch auszuhalten. Er lächelt und lobt. Motivieren nennt man das. Aber was man auch macht, es ist anscheinend doch verkehrt oder nicht gut genug. Nicht dass mich das ärgert. Ich habe ich mich zwischenzeitlich an das Chaos gewöhnt. Oder ärgere ich mich doch? Ich schlafe schlecht. Meine Frau sagt, ich sei ausgebrannt, wenn ich am Wochenende einfach kaputt bin. Ich soll mich mehr um die Kinder kümmern. Der Sohn macht die Hausaufgaben nicht, wenn es schlecht läuft, bleibt er sitzen. Meine Frau schafft das nicht mehr, sagt sie. Das sei meine Aufgabe. Irgendwie hangle ich mich schon durch. Es fragt sich nur, wie lange noch.“

6.2 Der Hausarzt: Patienten-Stress und eigener Stress

Der Hausarzt

„Stress? Was das ist, weiß heute jeder. Jeder hat Stress. Ich kenne keine Berufe, in denen Stress nicht zunimmt. Über meinen eigenen möchte ich gar nicht reden. Dass später mal jemand meine Praxis übernehmen will, ist nicht absehbar: Wer lässt sich schon gerne in ein immer engeres Korsett an Vorschriften zwingen, immer mehr Bürokratie? Wenn es nach dem Wunsch und Willen sowohl der Politik als auch der immer fordernden auftretenden Patienten und deren Angehörigen geht, dann müsste meine Arbeitszeit unbegrenzt sein. Zuzüglich der Bereitschaftsdienste, die einem niemand mehr abnehmen will. Das Image als Arzt, unendlich viel Geld zu verdienen, ist die Krönung des Ganzen.

Die meisten meiner Patienten, nicht nur die im Beruf stehen, auch die Schüler und die, die Angehörige pflegen, haben Stress. In den wenigen Minuten, die ich in der üblichen Sprechstunde habe, reicht es, wenn ein Patient sagt: ‚Ich habe wieder so viel Stress …‘, dann weiß ich, was sie oder er hören will. Zum einen **Bestätigung,** ‚Jawohl, Sie haben viel Stress, im Beruf, in der Schule, mit immer älter und kränker werdenden Angehörigen. Je nachdem, es ist eben schlimm …‘ und dann **irgendetwas tun, was die Patienten entlastet.**

Viele, die langfristig unter Stress leiden, haben eine gedrückte Stimmung, alles wird mühsamer, sie ‚funktionieren‘ nur noch, Ein- und/oder

Durchschlafstörungen stellen sich ein, oft als eines der ersten in Richtung Depression führenden Symptome. Viele Patienten wollen dann die Schlafmedikation, eine, die nicht abhängig macht und keine Nebenwirkungen hat. Soweit es keine Kontraindikationen gibt, ist aktuell Zopiclon (Handelsname: Ximovan – Terzano et al. 2003; Brandt et al. 2017) das, was ich üblicherweise verschreibe. Gleichzeitig ist es wichtig, darauf hinzuweisen, dass auch solche Medikamente nur kurzfristig genommen werden sollten und nicht mit Alkohol. Die meisten Patienten wissen das sowieso. Aufklärung ist dann ein Ritual, das alle Beteiligten beruhigt.

Vorrangig geht es meist darum, dass der betreffende Patient eine Krankschreibung möchte. Idealerweise wird von mir, dem einfühlsamen Hausarzt, erwartet, dass ich es von mir aus anspreche, etwa ‚Sie brauchen unbedingt eine Auszeit. Sie müssen sich erholen. Am besten wäre es, wenn ich Sie für eine Woche krankschreibe.' In diesem Fall darf der Patient dann sagen: ‚Wenn Sie meinen, Herr Doktor, dann wird es wohl das Beste sein.' Und alles hat seine Ordnung. Manchmal spreche ich das Thema nicht von mir aus an, weil ich glaube, der Betreffende könnte seine Probleme auch anders lösen. Dann gibt es zum einen Patienten, die schlicht nicht wiederkommen. Andere, zunehmend mehr, sprechen es von sich aus an: ‚Ich halte die Situation in der Firma einfach nicht aus, wenn Sie mich nicht für eine Zeit krankschreiben, dann weiß ich nicht …', was dann in der Regel voll ausreicht, damit er bekommt, was er will.

Als Diagnose für die Kasse nenne ich das dann meistens ‚Depression', wobei es aber auch Patienten gibt, die Wert darauflegen, dass ich ‚Burn-out' auf die Krankmeldung schreibe. Ob diese Patienten wirklich so krank sind, dass sie nicht arbeiten können? Einige sind sicher so krank, andere eher nicht und einige drücken sich offenkundig. Aber welchen Spielraum habe ich? Bereits ein Hinweis: ‚Bis zum Wochenende müsste reichen' wird von einigen Patienten als Hinweis auf mein mangelndes Verständnis erlebt. Die meisten sagen das natürlich nicht, aber es wird doch spürbar. Eigentlich müsste ich mit ihnen die konkrete Situation durchsprechen, aber dazu habe ich, zumal wenn das Wartezimmer voll ist, absolut nicht die Zeit. Selbst wenn ich mir 15 Minuten nehmen kann, mitunter auch etwas länger, reicht es nicht für vertiefende Gespräche. Wobei ich oft den Eindruck habe, dass viele meiner Patienten, zumindest zu dem Zeitpunkt, auch gar nicht darüber reden wollen. Die wollen einfach nur ihre Ruhe haben. Ob oder wie krank sie sind, ist ihnen egal, Hauptsache erst einmal nicht mehr hin. Mitunter lasse ich anklingen, dass dabei vielleicht ein Psychotherapeut oder ein Coach hilfreich sein könnte. Wobei diese Bemerkung von denen, die sie am meisten nötig hätten, in der Regel überhört wird. Das Problem ist aus deren Sicht nur der Stress in der Firma. Ein schlechter, neuer Chef, Krach mit Kollegen, was ich als Arzt auch alles verstehe und nachvollziehen kann. Der Patient geht davon aus, dass er daran nichts ändern kann. Und wenn ich dann anklingen lasse, er könne vielleicht doch etwas ändern, dann ist für solche Patienten schnell klar, dass er kein Vertrauen zu mir haben kann, weil ich nicht auf seiner Seite stehe. Also: Der Patient muss sich erst einmal erholen und seine ‚Batterien aufladen'. Die Zeit, die ich einem Patienten widmen kann, ist dann bereits längst überschritten. Lassen wir es dabei. Krankschreibung für eine Woche? Das reicht nicht? Brauchen Sie zwei Wochen? Schauen wir mal … Der Nächste bitte!

So ungefähr läuft es. Schwierig wird es, wenn Patienten immer wieder Krankschreibungen wollen."

6

6.3 Die Psychotherapeutin: Stressfolgen der Patienten und eigene Belastungen

Stress ist das zentrale Paradigma der modernen Psychologie und Psychotherapie.

Die Psychotherapeutin

„Die meisten meiner Patienten haben letztlich ein Stressproblem. Entweder im Beruf und/oder privat. Meist in beiden Bereichen. Wobei es für viele Berufstätige heute offenbar naheliegt, zuerst einmal über berufliche Probleme zu reden: ‚In der Arbeit wird mir alles zu viel. Ich glaube, man nennt das Burn-out‘. Wenn Patienten zu mir kommen, dann haben sie in der Regel mehrere Monate auf einen Therapieplatz gewartet und sind froh, mir nun gegenüber sitzen zu dürfen. Weniger motivierte Menschen wollten nicht solange warten und sind bereits abgesprungen. Bezüglich einer depressiven Symptomatik Schwerkranke sind zwischenzeitlich längst bei einem Psychiater oder in der Klinik gelandet. Entsprechend sitzt mir nun jemand gegenüber, dem es ein Bedürfnis ist zu reden. Er erwartet, dass ich, die Expertin, ihm zuhöre und ihm dann irgendwie helfe. Ich helfe ihm bereits damit, dass ich zuhöre. In solchen Momenten – die viele Therapiestunden dauern können – wird mir bedrückend bewusst, wie sprachlos und einsam unsere so extensiv kommunikationsfreudige Gesellschaft geworden ist. Internet und ‚Likes‘ helfen diesbezüglich niemanden, zumindest nicht meinen Patienten. Das Gefühl, dass mir zugehört wird und dass ich jemanden wichtig bin – und sei es in einer von der Krankenkasse bezahlten Therapiestunde – ist überlebenswichtig und wird zunehmend rarer.

Einerseits, laut Ausbildungs- und Prüfungsordnung, sind Psychotherapeuten eine relativ homogene Berufsgruppe. Andererseits sind wir recht unterschiedliche Individuen, von denen aber viele dem ‚normalen‘, dem nicht therapeutischen Arbeitsleben distanziert gegenüberstehen. Tiefenpsychologische Kollegen vertraten früher den Standpunkt, dass man mit Patienten gar nicht über aktuelle berufliche Probleme sprechen solle, weil diese sowieso nur die Manifestation der eigentlich relevanten, in der frühen Kindheit zu verortenden Probleme seien. Das hat sich heute in der Praxis (auch in tiefenpsychologischen Settings) deutlich verändert. Gleichwohl dürften sich die Geister der Psychotherapeuten auch heute noch an folgender Frage scheiden: Ist chronischer Stress im Beruf eine Normalität, durch die jeder, also auch meine Patienten letztlich ‚durch müssen‘ – und ich als Therapeutin unterstütze die Patienten diesbezüglich so gut es geht. Oder ist Stress letztlich eine Zumutung, vor der ich Patienten so gut wie möglich schützen muss? Vermutlich spürt der Patient bereits bei den ersten Sätzen, in denen er über seine belastete Arbeitssituation berichtet, ob ich eher den ersten oder den letztgenannten Standpunkt habe. Es gibt vermutlich nicht wenige Therapeuten, die ihre Patienten vor allem erzählen lassen, nicken, bestätigen und noch einmal bestätigen. Womit man viele Stunden füllen und Patienten in aller Regel zufriedenstellen kann. Laut Psychotherapieforschung sind solche ‚unspezifischen Faktoren‘ nachgewiesenermaßen die Basis für das Gelingen jeder Therapie.

Ob ein Patient bereits vorher bei einem Kollegen in Psychotherapie war, merkt man recht schnell. Auch die Form der Psychotherapie, die der Patient erhalten hat, offenbart sich in wenigen Sätzen. Menschen haben oft ein gutes Gespür für ihr Gegenüber. Entsprechend versuchen sie intuitiv, die Erwartungen ihres Therapeuten zu erfüllen, unter anderem indem sie dessen Vokabular übernehmen. Fast jeder will einen guten Eindruck machen und gemocht werden. Wenn ich deine Sprache spreche, dann nähere ich mich dir an. Wenn ein Patient ‚sich selbst wirklich verstehen' will, dann war er tiefenpsychologisch unterwegs. Will er Probleme bewältigen oder gar Expositionen machen, dann kann das nur bei einer Verhaltenstherapie abgelauscht sein. Vielfach wissen die Patienten nicht, was hinter den Begriffen steckt, die sie verwenden. Zumindest demonstrieren sie, dass sie versuchen, sich auf Psychotherapie, welche auch immer, einzulassen.“ „Ausgehend von meiner Ausbildung als kognitive Verhaltenstherapeutin, wobei man immer auch ‚integrativ' arbeitet (was ich aber nicht als ‚Beliebigkeit' verstanden haben möchte: Selbstverständlich geht jede gute Psychotherapie auch in ‚die Tiefe'), versuche ich nach maximal zwei Stunden ein Fundament einzuziehen. Auf diesem kann dann an konkreten Veränderungen gearbeitet werden.“

Die vom Patienten verwendeten Begriffe („zu viel Stress“, „Burn-out“, „einfach alles zu viel“ etc.) müssen bezüglich ihrer konkreten Bedeutung in dessen Erleben hinterfragt bzw. konkretisiert werden.
Achtung: Generalisierte Kommunikationsmedien: Jeder glaubt, sie zu verstehen, auch wenn ggf. etwas ganz anderes damit gemeint ist!

MERKE

Emotional-warmherzige Zuwendung und „Validation“, Bestätigung des Patienten in seinen Wahrnehmungen und Leiden, sind Voraussetzungen und meist mehr als „die halbe Miete“ jeder Form von Psychotherapie.

Die Psychotherapeutin

„Ich versuche mich dann an eine Klärung der verwendeten Begriffe heranzutasten und parallel dazu die Begriffe, die in der Therapie wichtig sind, zu definieren, beginnend etwa mit:

‚Sie fühlen sich in Ihrer aktuellen Arbeitssituation „im Stress“. Das kann ich gut verstehen, Sie erleben dort eine Konstellation, in der Sie nichts richtig machen können, gleichzeitig erleben Sie immensen Druck. Bevor wir uns das näher anschauen, müssten wir klären, was Stress ist und wie chronischer Stress funktioniert, um eine Chance zu haben, dass Sie einen Ausweg finden und Ihr Problem lösen können.'

Solche Zäsur ist wichtig und mitunter schwierig. Es gilt, mit dem Patienten empathisch im Kontakt zu bleiben und gleichzeitig das Thema auf zunächst einmal recht abstrakte Aspekte zu bringen. Eine gute Möglichkeit ist, an einer Flip-Chart oder mit einem Blatt Papier zu arbeiten (Hillert et al. 2016; dies. 2017): ‚Um einen Überblick zu bekommen, was erleben Sie aktuell als Stress?'

Der Patient nennt dann die jeweiligen Bereiche und ich schreibe sie in Stichworten auf. Ganz oben stehen dann die Klagen über gesellschaftliche und allgemeine wirtschaftliche Entwicklungen (etwa ‚Globalisierung, zunehmende Beschleunigung, Verlagerung der Produktion in Billiglohnländer etc.').

In einem Block darunter findet sich das, was in der aktuellen Arbeitssituation des Patienten relevant ist, also z. B. ‚zu wenig Personal, inkompetenter, nicht wertschätzender Chef, Mobbing im Kollegium etc.'

Im dritten Block darunter, steht alles, was persönlich mit dem Patienten zu tun hat. Meistens kommen Aussagen zu diesem Punkt erst, wenn ich (vorsichtig) gezielt danach frage:

‚Was müssten Sie bzw. können Sie anders machen, damit Sie mit dem ‚Stress' besser zurechtkommen?'

Häufige Antworten auf diese Frage sind: ‚Ich müsste besser abschalten können. Ich müsste in Konflikten besser meine Positionen vertreten können. Ich müsste mich am Wochenende tatsächlich erholen, einen besseren Schlaf haben, nicht nur vor dem Fernseher sitzen, aktiver werden …' Das wird dann auf dem Flip-Chart entsprechend notiert (➤ Abb. 6.1)."

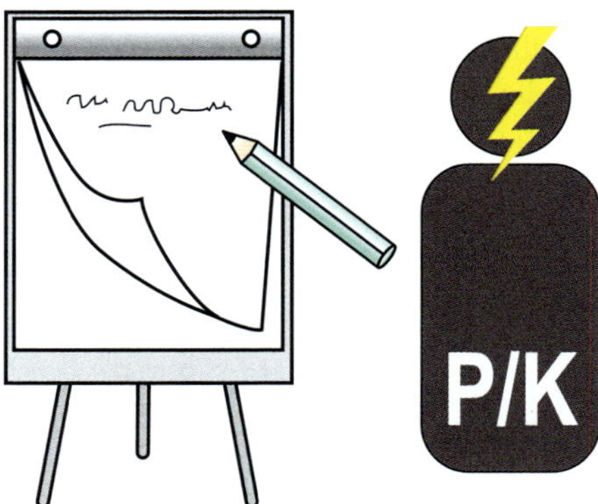

Abb. 6.1 Methode der Visualisierung von Gedanken, z. B. am Flip-Chart

6

Die Psychotherapeutin

„Zum „Stress haben" gehört für viele Patienten unter anderem, schlecht abschalten zu können, angespannt und nervös zu sein, in Konflikten um des lieben Friedens willen in die Defensive zu gehen und selbst am Wochenende nicht zur Ruhe kommen zu können. Das Ergebnis schaue ich mir dann mit dem Patienten an, im Sinne von ‚Fällt Ihnen dabei etwas auf?'

Die Reihenfolge, die ich gewählt habe, macht es in der Regel offenkundig: Ganz oben stehen Stressoren, die de facto kaum oder auch gar nicht verändert werden können (➤ Abb. 6.2). Meine Frage angesichts dessen ist dann:

‚Was glauben Sie? Hilft es Ihnen, wenn wir uns die nächsten Stunden intensiv über die Globalisierung oder die Defizite externer Berater unterhalten? Würden Sie das wirklich wollen?'

Es gibt natürlich Patienten, die mich vehement davon überzeugen wollen, dass genau da ihr Problem herkommt. ‚Die Verlagerung der Produktion nach Rumänien droht, weil die Geschäftsleitung den Gewinn maximieren will und ihnen die langjährigen Mitarbeiter in Deutschland egal sind.' In solchen Fällen bleibt mir nur, freundlich und wertschätzend darauf hinzuweisen, dass ich das verstanden habe und ähnlich sehe. Gleichwohl wäre ich eine schlechte Therapeutin, wenn wir lange darüber reden würden. Es führt den Patienten absehbar in eine Sackgasse. Wir würden gewissermaßen zusammen grübeln, was dem Patienten sicher **nicht** hilft. Man fokussiert die Aufmerksamkeit nur immer weiter auf die unlösbaren Aspekte des Problems und riskiert, die lösbaren dabei zu übersehen. Ähnlich ist es mit Problemen am aktuellen Arbeitsplatz. Wir können uns dann gemeinsam darüber aufregen, was für eine Flasche dieser Chef ist und dass es heute leider kein Einzelfall ist, dass ‚blutjunge Berater' ihre Sprüche abziehen, Flurschaden anrichten und wieder gehen. Wenn Patienten differenzierter und sensibler sind, können sie nach einigen Reflexionen in dieser Richtung nachvollziehen, dass sobald wir auf ein solches Thema einsteigen, es ihnen – gefühlt und für den Moment – zwar besser geht. Sie fühlen sich von mir verstanden, was prinzipiell gut, wichtig und richtig ist. Es hat aber, und diesen Vergleich benutze ich dann gerne, etwas mit Zigarettenrauchen oder ein Glas Bier trinken zu tun. Kurzfristig erleichtert es. Längerfristig bekommt man Raucherhusten oder eine Fettleber."

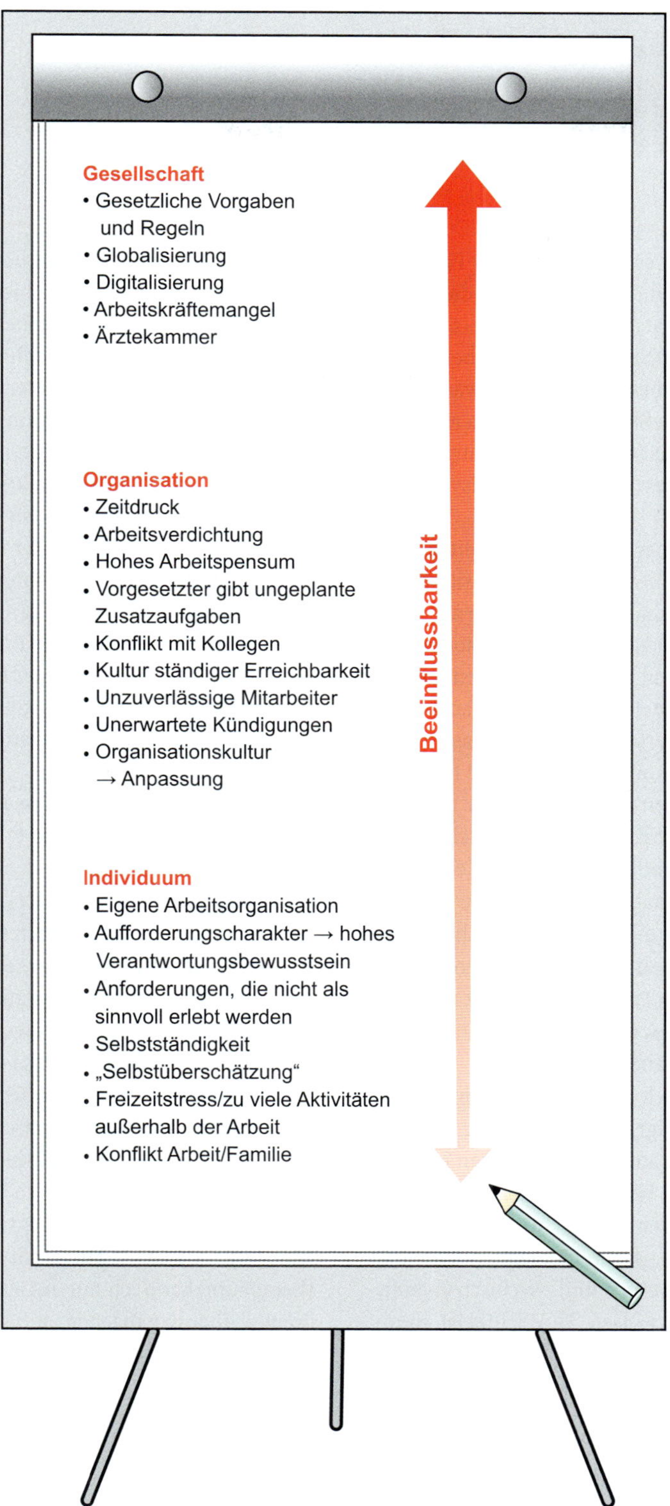

Abb. 6.2 Belastungen auf unterschiedlichen Ebene und die Möglichkeiten des Individuums, darauf Einfluss zu nehmen

MERKE

Verständnis ohne die Möglichkeit, dass man tatsächlich etwas verändern kann, ist und bleibt eine halbe Sache, die üblicherweise ungut endet und nichts mit Therapie zu tun hat.

Die Psychotherapeutin

„Letztlich geht es darum, dass der Patient und ich uns mit den Themen, auf die er direkten Einfluss hat, beschäftigen. Dass mag zwar zunächst ernüchternd sein, hat aber den Vorteil, dass dort eben tatsächlich „etwas machbar" ist. Schließlich möchte ich ja mit dem Patienten erfolgreich arbeiten, nicht nur Stunden absitzen und für ‚nett' und ‚verständnisvoll' gehalten werden.

Wenn ich auf einer solchen Ebene mit einem Patienten arbeiten kann, dann sind positive Perspektiven absehbar. Wenn ein Patient hingegen immer wieder in den Klagemodus gerät, quasi um Mitleid mit seiner schwierigen Situation bittet, dann müssen dringend – gerne auch mehrfach – der Therapieauftrag und das Therapieziel geklärt werden (➤ Kap. 11).

In einem nächsten Schritt geht es darum, die verwendeten Begriffe, insbesondere auch ‚Stress', auf eine solide Grundlage zu stellen. Wenn man Schlagworte nicht näher definiert, dann können sie alles und nichts meinen, von ‚ich schaffe etwas nicht' über ‚mir ist zu viel' bis zu einer regelrechten Depression (➤ Kap. 8). Also konkret:

‚Sie haben Stress, was meinen Sie damit? Was erleben Sie dabei?'

Und dann hole ich didaktisch aus, um die in der Therapie wichtige **Unterscheidung zwischen Stressor**, also dem äußeren Aspekt, den in ähnlicher Situation befindliche Menschen entsprechend erleben würden, **und der Stressreaktion**, also dem, was in meinem Patienten physiologisch-körperlich und psychisch abläuft, zu unterscheiden (➤ Kap. 5). Wichtig ist, dies dann auf den Einzelfall hin zu konkretisieren. Bei einem Patienten ist der Stressor beispielsweise sein Druck machender, inhaltlich wenig informierter Chef. Macht dieser ‚objektive' Stressor – der mich persönlich sicher auch massiv ärgern würde (das sage ich auch so, ohne eine gewisse emotionale Nähe zum Patienten geht es nicht!) – allen Kollegen in der Abteilung den gleichen Stress? Reagieren alle Kollegen mit einer vergleichbar großen Stressreaktion? Offenbar nicht? Was macht dann den Unterschied aus, warum kommen einige mit dem Phänomen: ‚junger, unerfahrener, Druck machender Chef' besser zurecht als andere? Hat das etwas mit dem Alter zu tun? Ansonsten? Auf diese Weise wäre der Patienten und ich auf einer Ebene gelandet, auf der deutlich wird, wie er mit den konkreten Belastungen besser, für ihn weniger ‚stressig' umgehen kann.

Ich persönlich bin froh, dass ich aus der ‚Krankschreibe-Nummer' ein Stück weit draußen bin. Das überlasse ich gerne dem Hausarzt. Meine Erfahrung ist, dass Krankschreibungen für den Therapieprozess nicht hilfreich sind. Sie symbolisieren dem Patienten, dass er nicht in der Lage bzw. dass es ihm unzumutbar sei, sich mit den Problemen am Arbeitsplatz eigenverantwortlich auseinanderzusetzen. Das ist, wenn es um Veränderungen seines Verhaltens und seiner Muster gehen soll, problematisch. Stress zu haben und darunter zu leiden, heißt nicht, dass man handlungsunfähig ist. Letztlich bleibt ein Mensch jenseits schwergradiger Einschränkungen für seine Situation selbst mitverantwortlich. Als Therapeutin kann ich nur auf einer solchen Basis sinnvoll Therapie machen, auf Augenhöhe mit Patienten, die an sich arbeiten und sich dies auch zumuten wollen."

6.4 Der Business Coach: Stress – Inhaltlich geht es um Ziele!

Der Business Coach

„Stress in der Arbeitswelt? Wenn es den nicht gäbe, bräuchte es meinen Berufsstand nicht. Wenn sich Klienten an mich wenden, dann haben bzw. leiden sie unter Stress. Sie erleben sich im Beruf massiv unter Druck gesetzt, sind frustriert. Einige erleben ihre Situation als existenzielle Bedrohung. Alle suchen nach neuen Perspektiven. Ihre Hoffnung und Erwartung ist, dass ich mit ihnen eben solche neuen, für sie attraktiven Perspektiven aufzeigen kann und ihnen helfe, den Weg dahin zu gehen. Im Business-Kontext erfolgreich bleiben bzw. werden, wäre die Überschrift. Insofern ist für mich als Business Coach die Symptomatik eines Klienten nur bedingt relevant. Dass er Probleme hat, kann vorausgesetzt werden, sonst würde er nicht kommen: Schlafstörungen, Frusterleben, Ärger, das gehört meist dazu. Solange solche Symptome nicht zu ausgeprägt sind und den Klienten nicht spürbar beeinträchtigen, gehe ich nicht weiter darauf ein. Schließlich gilt es, **zukunftsorientiert** zu arbeiten. Ich stelle Fragen, die den Klienten zum Nachdenken anregen und ihm helfen, Alternativen zu entwickeln. Fast alle meine Klienten stecken in einem Teufelskreis. Einerseits sind sie unter Druck und andererseits versuchen sie mit den ihnen zur Verfügung stehenden Mustern, ihre Situation zu verbessern, was in der Regel dazu führt, sich immer weiter hineinzureiten. Wenn der Chef eines Klienten diesen immer wieder frustriert, weil er letztlich Angst vor ihm hat, dann nützt es dem Klienten wenig, die ihm übertragenen Aufgaben immer besser zu erledigen. Eine Technik, die ich gerne verwende, um ausgehend von solchen Konstellationen attraktive und potenziell erreichbare Perspektiven zu finden, ist **‚Visionalisierung‘** (Albrecht 2018, 167–168). Ich fordere den Klienten auf und arbeite mit ihm daran, sich sein Ziel möglichst konkret vorzustellen. Ein Klient, der für sich eine konkrete attraktive Zukunftsperspektive entwickelt hat, ist bereits mit zumindest einem Bein aus dem Teufelskreislauf heraus. Insofern geht es mir nicht darum, wie es einige Psychotherapeuten tun, die Vergangenheit meiner Klienten eingehend zu analysieren. Vergangenheit ist Vergangenheit. Vielmehr geht es einem Business Coach darum, das Spektrum perspektivischer Möglichkeiten auszuloten und möglichst effektiv Akzente zu setzen, die den Klienten Motivieren seine Ressourcen zur Überwindung seiner aktuellen Problemkonstellation zu nutzen.“

Ein Klient kommt zum ersten Gesprächstermin und berichtet, dass er arg „im Stress" sei. Das ist gewissermaßen der Aufhänger, aber auch nicht mehr. Effiziente Coachs halten sich nicht mit langen Klagemauer-Sitzungen auf. **Notorisches Klagen hilft niemandem.** Es zieht den Klienten nur emotional weiter runter. „Hier spielen wir mit offenen Karten: was ist Ihr konkretes Ziel, welches Problem soll gelöst werden?" Idealerweise wird das Gespräch direkt auf den Coaching-Auftrag gelenkt. Diesen zu konkretisieren, sodass er gleichermaßen realistisch und attraktiv für den Klienten ist, dafür muss man sich die nötige Zeit nehmen. **Coaching ohne klares Ziel und ohne Auftrag funktioniert nicht."**

Der Business Coach

„Oft geht es um Entscheidungsfindungen: Macht es Sinn, wenn ich am alten Arbeitsplatz bleibe? Soll ich lieber wechseln? Welche Strategien bräuchte ich, um meine Situation, auch wenn ich bleibe, positiver zu gestalten? Dabei ist es – zumindest für mich – wichtig, dem Klienten seine eigenen Möglichkeiten und Stärken aufzuzeigen. Wer das Gefühl hat, hilflos zu sein und keine Möglichkeiten zu haben, etwas zu verändern, der begibt sich in einen Zustand der „selbsterfüllenden Prophezeiung". All das thematisiere ich sehr offen mit dem Klienten und zeige ihm anhand seiner bisherigen unter anderem beruflichen Biografie, dass er mit einer z. B. sehr defizitär orientierten Einschätzung nicht richtigliegen kann. Und schon sind wir mitten in der Arbeit, ohne uns extensiv mit dem Stress als solchen beschäftigt zu haben."

6.5 Der Arbeitgeber: Stress am Arbeitsplatz

Der Arbeitgeber

„Wer sich dem Fortschritt nicht stellt, hat mittelfristig immer verloren. Diese Herausforderung sportlich zu nehmen, kann durchaus Spaß machen. In einer kreativen und konstruktiven Atmosphäre, wofür es gerade unter den Start-up-Unternehmen einige herausragende, agile Beispiele gibt, sind Erfolge und Effizienzen möglich, von denen traditionell-hierarchisch strukturierte Betriebe nur träumen können. Die Mitarbeiter sind identifiziert mit dem, was sie tun, sind begeistert und ‚im Flow' (Csíkszentmihályi 2004; ders. 2008). Derzeit versuchen viele Unternehmen, sich agil umzustrukturieren, was aber in der Praxis nicht selten zu erheblichen Problemen führt (➤ Kap. 9). Dabei muss berücksichtigt werden, dass die Löhne und die sonstigen Betriebskosten kontinuierlich steigen, ein paar Prozent im Jahr. Wenn ich als Arbeitgeber das nicht durch Expansion auffangen kann, dann muss es durch Effektivitätszuwachs ausgeglichen werden. Letzteres heißt: Abläufe optimieren, mit weniger Mitarbeitern mehr produzieren. Dass ist letztlich für alle Beteiligten ein allgegenwärtiger und, zumindest gefühlt, ein in die Unendlichkeit hinein persistierender Stressor. Jedes Unternehmen, das nicht auf die eine oder andere Weise deutlich wächst, steht eher früher als später mit dem Rücken zur Wand. Aber, wie gesagt, Stress kann auch herausfordernd, anregend und sehr positiv sein. Als Arbeitgeber bin ich kontinuierlich bemüht, die Entwicklungen für meine Mitarbeiter so zu kommunizieren und mitunter so zu verpacken, dass niemand er- und abgeschreckt wird. Das tue ich auch deshalb, weil gute Mitarbeiter knapp und die ersten sind, die zur Konkurrenz wechseln, wenn es für sie ungemütlich wird. Die anderen werden depressiv. Die Kunst einer Geschäftsführung besteht darin, den Druck, der nötig ist, die Firma am Laufen zu halten und stark zu machen, so zu dosieren, dass die leistungsstarken Mitarbeiter nicht nur an Bord bleiben, sondern, wie gesagt, Spaß bei der Arbeit haben.

Im Management wird heute viel mit Zahlen jongliert: Monitoring, Benchmarking. Es gibt Manager, die auf diese Zahlen stehen und es gibt solche, die eher aus dem Bauch heraus agieren. Es ist eine Temperaments- und Persönlichkeitsfrage. Wenn die Firma tatsächlich unter Druck kommt, Top-down-Ziele nicht erreicht werden (was u. a. höhere Zinsen bedeutet) oder gar rote Zahlen geschrieben werden, dann gehen nicht wenigen Managerkollegen die Nerven durch. Einige neigen vorzugsweise zu radikalen Maßnahmen. Die naheliegendste Möglichkeit ist, den Druck auf Mitarbeiter exzessiv zu erhöhen: Man kann On-time-Zeiten und diverse ‚Leistungsparameter' erfassen und als Zielvorgaben definieren, am besten so viele, dass niemand bei allen ganz oben ist."

BEISPIEL

Ein „motivierendes" Mitarbeitergespräch?

„Haben Sie eine Erklärung dafür, warum die Mitarbeiterzufriedenheit in Ihrem Bereich schlechter ist als in der XY Abteilung?
In den anderen Abteilungen sei die Auftragslage entspannter? Ich habe Sie zum Abteilungsleiter gemacht, weil ich Ihnen zutraue, hohe Mitarbeiterzufriedenheit auch dann zu erreichen, wenn es mal weniger gut läuft. Sie wollen doch meine Erwartungen nicht enttäuschen?"

Der Arbeitgeber

„Grundsätzlich gilt, dass sowieso nichts so gut ist, als dass man es nicht besser machen kann. Dazu wird umstrukturiert und rationalisiert. Ein bisschen mehr geht immer. Allerdings oft ohne wirklichen Erfolg. Wenn man zu stark an den genannten Schrauben dreht, was schnell passiert, kann die Stimmung im Betrieb drastisch heruntergehen. Das ist besonders schlecht, wenn gute Mitarbeiter in der Nachbarschaft andere, ggf. auch besser bezahlte Arbeitsplätze finden können. In solchen Situationen als Vorgesetzter einen klaren Kopf zu behalten und nicht in eine branchenübliche ‚Wer hat den Fehler gemacht, ich nicht'-Hysterie zu verfallen, ist schwer. Gelingt das nicht, dann ist die Folge eine ‚Stressspirale' mit bestenfalls kurzfristigen Erfolgen und letztlich nicht selten mit dem freien Fall nach unten.

Ich hoffe, dass deutlich geworden ist, dass auch ein Unternehmer, wenn er nicht gerade ein sensationelles, konkurrenzloses Produkt vertreibt, das alle unbedingt haben wollen, selbst nur ein Rad im Getriebe des Wirtschaftssystems ist. Seine Entscheidungsspielräume sind begrenzt. Und unter Stress leidet er – zumal dann, wenn es nicht glatt läuft – absolut sicher auch, mitunter mehr als seine Mitarbeiter. Nur ist für ihn eine Krankschreibung zunächst einmal keine Lösung. Zumindest bei jüngeren Kollegen ist es verbreitet, sich coachen zu lassen. Neben den Anregungen kann man so – gefühlt – die auf den eigenen Schultern ruhende Verantwortung ein wenig verlagern."

KAPITEL

7 Expertenblock II: Burn-out – Stand der Forschung

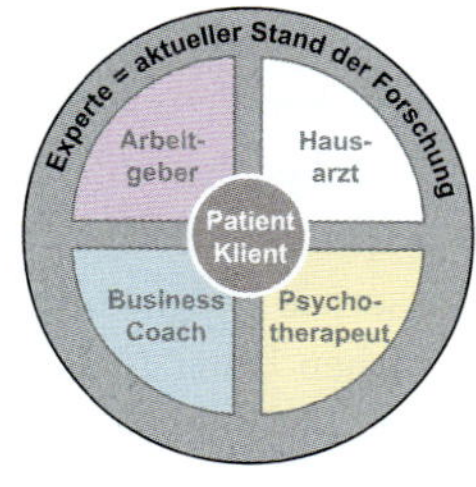

Das folgende Kapitel ist in einem Buch zum Thema Stress und psychische Belastung (derzeit) unverzichtbar: **Burn-out: Was ist das und was ist es nicht?**

„Burn-out" ist das Wort, der Begriff, unter dem sich die persönlichen Konsequenzen von „Stress am Arbeitsplatz" und damit alle Entwicklungen, die die Arbeitswelt in den vergangenen Jahrzehnten durchlebt und durchlitten hat, subsummieren lassen. Globalisierung, Digitalisierung, Beschleunigung, Monitoring, Benchmarking, Agilität ... die Vorteile der mit diesen und ähnlichen Begriffen bezeichneten Veränderungen und die schiere Notwendigkeit, eben dies weiter zu optimieren, werden anderweitig hinreichend gepriesen. Die persönlichen Konsequenzen (aber auch die von Teams und Unternehmen) wurden und werden mit dem Begriff **„Ausgebrannt-Sein / Burn-out"** derart plastisch beschrieben, dass es eigentlich keiner weiteren Erläuterung bedarf. Angesichts dessen kommen die bereits eingehend vorgestellten Personas hier nur kurz zu Wort: Wenn es gefühlt zu viel, zu unfair, zu wenig wertschätzend wurde, kann jeder „ausbrennen" bzw. sich ausgebrannt fühlen. Und jeder, der sich ausgebrannt fühlt, hat Recht. Niemand kann einem Menschen, der sich „burned-out" fühlt, beweisen, dass er es nicht ist. Und umgekehrt.

MERKE

Burn-out ist ein prägnantes **subjektives Störungsmodell.**

Angesichts der unbegrenzten Möglichkeiten bzw. der erheblichen Gefahren des postmodernen Individuums auszubrennen (je nach Studie ist ca. ein

Drittel aller Arbeitnehmer bereits ausgebrannt bzw. in einem Stadium des Burn-out-Prozesses begriffen) begeben wir uns sicherheitshalber umgehend auf Metaebene.

7.1 Herbert Freudenberger: Der „Erfinder" des Burn-outs

Als psychisches bzw. psychosomatisches Phänomen wurde Burn-out erstmals 1974 vom Psychotherapeuten **Herbert Freudenberger** in einem kurzen, prägnanten Aufsatz „Staff Burn-out" (Freudenberger 1974) publiziert. Er entdeckte es nicht bei seinen Patienten, sondern, was konzeptuell wichtig ist, er hat es **am eigenen Leib** erfahren. Als technischen Begriff gab es Burn-out, im Sinne von ausgebrannten Kerzen bis Kernbrennstäben, lange zuvor. Im übertragenen Sinn als Chiffre für „Sinnkrise" taucht der Begriff bereits 1961 im Titel eines Romans von Graham Green (2000) auf.

Die Biografie des jungen Herbert Freudenberger (1926–1999), der als Jude in Deutschland unter der Verfolgung durch die Nazis zu leiden hatte, war von existenzieller Bedrohung geprägt. Mit Glück konnte er sich unter abenteuerlichen Umständen aus Frankfurt am Main in die Schweiz absetzen und, unterstützt von Verwandten, in die USA auswandern. Seine in Deutschland gebliebene Familie blieb dem Nazi-Terror ausgesetzt. Herbert Freudenberger arbeitete sich hoch. Er studierte Psychologie, wurde Psychoanalytiker, gründete eine Familie und arbeitete und arbeitete. Eigenem Bekunden nach therapierte er täglich zehn Patienten – jeden jeweils eine Stunde – hintereinander. Anschließend widmete er sich ehrenamtlicher Aufgaben, etwa indem er Therapeuten supervidierte, die mit ehemaligen Drogenabhängigen arbeiteten: *„Je müder ich wurde, je mehr trieb ich mich an"*. Wobei Herbert Freudenberger, seiner Wahrnehmung nach, weniger unter der vielen Arbeit, sondern unter ungünstigen, organisatorisch desolaten, ihn zusätzlich Kraft und Zeit kostenden Arbeitsumständen litt. Er entwickelte körperliche Beschwerden und häufige Infekte, ohne dass Ärzte die körperlichen Ursachen finden konnten. Sein Antrieb war reduziert, seine Stimmung gedrückt. Zudem beobachtete er, dass er zunehmend reizbarer wurde. Auch seine Kreativität hatte gelitten. In der Reflexion eben dieser Symptome und seiner von viel Arbeit und erheblichen Frustrationen bestimmten Lebenssituation „entdeckte" Herbert Freudenberger das Burn-out-Phänomen. Dieser Begriff schien seinen Zustand prägnant zu beschreiben. Als Psychoanalytiker versuchte er der Ursache auf den Grund zu gehen. Er sprach „frei assoziierend", wie in der Psychoanalyse üblich, allerdings nicht in Anwesenheit eines (anderen) Analytikers, sondern auf Tonband. Die Aufzeichnungen hörte Herbert Freudenberger dann selbst ab und versuchte sich quasi selbst zu analysieren (ein originelles, absolut unübliches Verfahren!). Das Ergebnis seiner Tonband-Selbstanalyse war: Herbert Freudenberger fand heraus, dass er nicht psychisch krank war. Hinweise auf eine Neurose oder sonstige Störung fand er bei sich auch nicht. Es mussten somit die bereits erwähnten äußeren Umstände sein, die ihn krank machten. Konsequenterweise forderte er in der oben zitierten Publikation, dass Burn-out-Betroffene keine Psychotherapie brauchen, sondern: bessere Arbeitsbedingungen!

Dass seine als „Workaholic" zu bezeichnende Arbeitshaltung gleichwohl biografische und „neurotische" Wurzeln hatte, ist zumindest für Außenstehende – also für uns – offenkundig. In schlichten Interviews äußerte Herbert Freudenberger ganz offen, dass er viel arbeite, weil er sich finanziell abzusichern gedenke. Man wisse ja nie, ob wieder unsichere Zeiten kämen. Und seine soziale Tätigkeit begründete er damit, hilflosen Menschen Unterstützung zu bieten, so wie er selber ehemals auf seiner Flucht aus Deutschland von Fremden Unterstützung erhalten hatte. Sein damit gut begründetes „Helfersyndrom" macht Hebert Freudenberger einerseits in hohem Maße sympathisch. Andererseits zeigt die Konstellation, dass es selbst für Psychotherapeuten de facto unmöglich ist, sich selbst neutral zu begegnen und zu analysieren.

Herbert Freudenberger ging zunächst davon aus, dass Burn-out nur besonders engagierte, in Sozialberufen tätige Menschen treffen könne. Die Symptomatik könne zwar sehr unterschiedlich sein (s. u.), der Verlauf folge aber einer spezifischen, durch bestimmte Phasen gekennzeichneten Dynamik. Später generalisierte Herbert Freudenberger seine Konzepte. In seinem Buch „Burn-out bei Frauen" (Freudenberger und North 1992) argumentierte er, dass die aus den diversen Rollen resultierenden Belastungen Frauen per se zu prädisponierten Burn-out-Betroffenen machen würden. Bereits im ersten Aufsatz formulierte Herbert Freudenberger zehn Vorschläge, wie Burn-out verhindert werden könne. Diese wurden seitdem in zahlreichen Studien, die meisten davon ohne jeden bewussten Bezug zur Burn-out-Thematik, bestätigt und gehören heute zum Standardrepertoire der Anti-Burn-out- und Anti-Stress-Ratgeber (➤ Kap. 1).

7.2 Burn-out: Wege und Irrwege der Forschung

Die Beobachtung und Einschätzung von Herbert Freudenberger, wonach die Symptomatik bei jedem Burn-out-Betroffenen unterschiedlich sein könne, wurde von späteren Autoren ignoriert. Man war stattdessen eifrig bemüht, charakteristische Burn-out-Symptome ausfindig zu machen. Das Standardwerk zum Thema Burn-out (Mathias Burisch 2014) nennt weit über 100 Symptome (➤ Abb. 7.1):

Der gemeinsame Nenner der als solche postulierten Burn-out-Symptome besteht darin, dass sie allesamt unspezifisch sind. Es gibt auch keine charakteristische Symptomkombination, was den Begriff „Burn-out-Syndrom“ inhaltlich ad absurdum führt.

Die meisten der mit Burn-out in Verbindung gebrachten Symptome kennt jeder „normale“ Mensch als Ausdruck (vorübergehender) Be- und Überlastungszustände. Schweregrade und definierte Zeiträume, ab wann beispielsweise Erschöpfungsgefühle, anhaltende Müdigkeit und reduzierte Energie nicht mehr „normal“, sondern als Burn-out-Symptom zu gelten haben, gibt es nicht. Zwangsläufig werden sie damit von jedem sich betroffenen fühlenden Menschen selbst definiert. Angesichts der schlichten Unmöglichkeit, Burn-out anhand der Symptomatik zu diagnostizieren bzw. einerseits gegen noch „normal“ und andererseits z. B. gegen eine Depression abzugrenzen, verzichtet die WHO konsequenterweise darauf, Burn-out als Diagnose bzw. als eigene diagnostische Kategorie zu definieren.

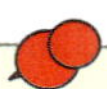

- Erschöpfung, Energiemangel, Schlafstörungen etc.
- Konzentrations- und Gedächtnisprobleme, Insuffizienzgefühle, Entscheidungsunfähigkeit etc.
- Verringerte Initiative und Fantasie, Gleichgültigkeit, Langeweile, Desillusionierung, Neigung zum Weinen, Schwächegefühl, Ruhelosigkeit, Verzweiflung etc.
- Größere Distanz zu Klienten, Betonung von Fachjargon, Vorwürfe gegen andere, Verlust an Empathie, Zynismus, Verlust von Idealismus, Bitterkeit etc. „Dehumanisierung“
- Partnerschafts- und/oder Familienprobleme
- Gefühl mangelnder Anerkennung
- **Körperliche Symptome** wie: Engegefühl in der Brust, Atembeschwerden, Rückenschmerzen, Übelkeit
- Suchtverlangen wie mehr Rauchen, Aufputschmittel

Abb. 7.1 Mit „Burn-out“ in Verbindung gebrachte Symptome (nach Burisch 2014)

MERKE

In der ICD-10 erscheint der Begriff „Burn-out“ nur als Z(usatz)kodierung (Z 73.0), ohne jede Konkretisierung und ohne den Anspruch, damit mehr als einen – subjektiven – Grund zu dokumentieren, der einen Menschen veranlassen kann, einen Arzt oder Therapeuten aufzusuchen. Aus einer Z-Diagnose ergeben sich keine Ansprüche auf Heilbehandlung durch die Krankenkasse (Dilling et al. 2015).

In der aktuell in Vorbereitung befindlichen ICD-11-Klassifikation wird es, so zumindest wurde es bereits in den Medien kolportiert, ganz anders. Burn-out wird darin – selbst für auf dem Gebiet forschenden Kollegen überraschend – nun doch eine Diagnose! Diese Aussage relativiert sich umgehend, wenn man die (noch vorläufigen) „Diagnosekriterien“ ansieht. Hier findet sich Burn-out unter der Nummer QD85 als ein „occupational phenomenon“, nicht als „medical condition“ und zwar im Kapitel „Factors influencing health status or contact with health

7

services". Hier wird dann auch eine Definition versucht, die kaum mehr als die im Bild „ausgebrannt" immanenten Aspekte beinhaltet.

Burn-out in der ICD-11

„Burn-out is a syndrom conceptualized as resulting from chronic workplace stress that has not been successfully managed. It is characterized by three dimensions:
- *feeling of energy depletion or exhaustion;*
- *increased mental distance from one's job, or feeling of negativism or cynicism related to one's job; and*
- *reduced professional efficacy.*

Burn-out refers specifically to phenomena in the occupational context and should not be applied to describe experiences in other areas of life."
ICD-11 for Mortality and Morbidity Statistics, Version 04/2019 (https://www.who.int/mental_health/evidence/burn-out/en/)

Absehbar wird diese Definition nicht dazu beitragen, das Phänomen angesichts von Individuen eindeutig feststellen bzw. ausschließen zu können. Zwar gelten u. a. Anpassungsstörungen, Angst- und affektive Störungen (also Depressionen) als Ausschlusskriterien, d. h., wer die Kriterien einer Depression erfüllt, sei demnach laut WHO nicht „ausgebrannt". Eine solche formale Vorgehensweise geht an dem, wie der Begriff auf breiter Ebene verwendet wird, vorbei und hilft absehbar niemanden. Das Burn-out in der ICD-11 ausführlicher gewürdigt wird als in der Vorgängerversion imponiert als wohlgemeinter diplomatischer Akt: Der extensiven Burn-out-Diskussion in der Öffentlichkeit wird Rechnung getragen. Wissenschaftlicher Fortschritt sieht absehbar anders aus. Gerade Menschen, die sich in Schule, Ausbildung und Pflege von Angehörigen „ausgebrannt" fühlen, werden sich vom Umstand, dass sie nach ICD-11 nicht ausgebrannt sein können, kaum beeindrucken lassen. Das Burn-out-Karussell darf sich weiter drehen.

7.3 Kein Syndrom, sondern eine Abwärtsspirale?

Herbert Freudenberger ging ursprünglich davon aus, dass für Burn-out nicht die jeweiligen Symptome, sondern die in Überlastungskonstellationen quasi naturgesetzlich ablaufende Genese spezifisch sei. Beruflich besonders engagierte Menschen (s. o.) würden demnach durch Überengagement, zumal wenn es um die Unterstützung von Mitmenschen geht, und natürlich aufgrund ungünstiger Rahmenbedingungen derart belastet, dass sie – vergleichbar einer sich leerenden Batterie – mehr Energie verlieren als durch Nachladen hinzukommt. Die Betroffenen geraten so in immer energieärmere Stadien, wobei – je nach Autor – entweder der Prozess als insgesamt oder nur das Endstadium als „ausgebrannt" bezeichnet wird. Von den verschiedenen, sich mit Burn-out beschäftigenden Autoren wurden diverse, zwischen zwei und zwölf Stufen beinhaltende Burn-out-Stadien-Modelle vorgeschlagen (Korczak et al. 2010). Alle entsprechen dem bereits erwähnten „Modell der sich entleerenden Batterie". Ein Beispiel mit zehn Stufen (Fengler 1991) zeigt ➤ Abb. 7.2. Das zentrale methodische Problem aller dieser Modelle liegt darin, dass sich die Stufen bzw. Stadien nicht klar gegeneinander abgrenzen lassen: Wer war nicht mitunter erfolglos? Wer zeigte nicht unter Belastung vermehrte Anstrengung? Wer fühlte sich nie erschöpft? Letztlich können alle diese „Stadien" eben auch fluktuierende Facetten des normalen (Berufs-) Lebens sein.

Mit Fragebögen lassen sich Menschen dann zwar einzelnen Stufen zuordnen (vgl. Burisch 2014). Die Stabilität dieser Zuordnung und die von den Modellen behauptete, quasi naturgesetzliche Dynamik im Sinne der Abwärtsentwicklung ließen sich empirisch aber nicht nachweisen.

Im Gegenteil, Menschen haben relativ stabile Modi, mit beruflichen Belastungen umzugehen. Wenn keine gravierenden Ereignisse eintreten bzw. Menschen sich durch Trainings oder Supervision bemühen, ungünstigere Strategien zu verbessern, ist die Wahrscheinlichkeit groß (ca. 75 %), über viele Jahre im selben Modus zu bleiben. Wenn somit bereits ca. 30 % aller Lehramtsstudenten ausgebrannt sind, also bevor sie in der Schule als Lehrkraft tätig werden und diese Häufigkeit über die Altersgruppen hinweg etwa gleich bleibt, dann spiegelt dies eben nicht den hohen Stress in einem schwierigen Beruf, sondern zumindest anteilig auch die (Selbst-)Selektion von den diesen Beruf ergreifenden Menschen (vgl. Schmitz und Leidl 1999; Gluschkoff et al. 2016).

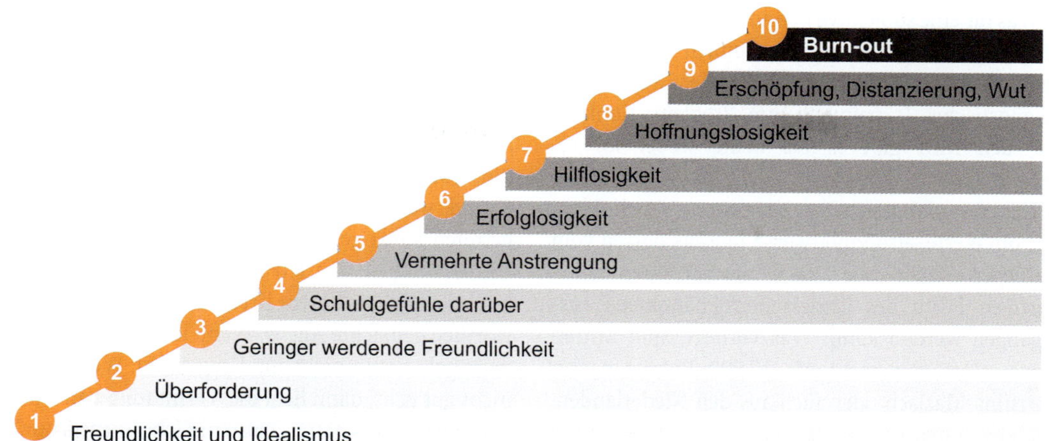

Abb. 7.2 Die 10 Burn-out-Entwicklungsstadien nach Fengler (1981)

7.4 Wie misst man Burn-out?

Um im wissenschaftlichen Kontext relevant zu sein, muss ein psychologisches Phänomen messbar sein (Pines et al. 1981; Schaufeli et al. 2003). Der „Goldstandard" bezüglich Burn-out ist bis heute das von Christina Maslach konzipierte, evaluierte und publizierte **„Maslach Burn-out-Inventar" (MBI)** (Maslach und Jackson 1996; vgl. Maslach und Leiter 2016). Es wurde zwischenzeitlich in viele Sprachen übersetzt. Wenn in der Literatur Burn-out quantifiziert wird, dann liegen meist das MBI oder daraus abgeleitete Instrumente zugrunde. Christina Maslach forschte zeitgleich mit Herbert Freudenberger, aber ohne konzeptuell auf seine Publikationen Bezug zu nehmen (ihren Schilderungen zufolge war Burn-out seinerzeit – in den Jahren um 1974 – bereits eine typische Problematik u. a. von Steuerberatern).

Christina Maslach arbeitete als Psychologin am von Philip Zimbardo geleiteten Institut in Stanford, in dem u. a. das berühmte „Stanford-Prison-Experiment" durchgeführt wurde (Zimbardo 2005). Studenten, die in diesem „Spiel" per Zufall zu Gefängnisaufsehern gemacht wurden, schikanierten innerhalb kurzer Zeit ihre nach dem Zufallsprinzip zu Gefangenen ernannten Mitstudenten und verloren dabei jede Form des gesellschaftlich üblichen bzw. erwünschten Anstands. Dieses Phänomen bezeichnete man als „Dehumanisierung" oder auch als „Depersonalisierung". Mitmenschen werden dabei mit hoher emotionaler Distanz, quasi wie Gegenstände, behandelt. Nicht zuletzt unter dem Buchtitel „Satankomplex" hat dieses Phänomen Berühmtheit erlangten (Zimbardo 2008). Neben den bereits durch den Begriff „ausgebrannt" nahegelegten Aspekten „Erschöpfung" und „verminderte Leistungsfähigkeit" konnte Christina Maslach im Rahmen ihrer Forschungen zum Thema auch entsprechende Dehumanisierungs-Phänomene bei Burn-out-Klienten beobachten und nahm dies entsprechend in ihre Burn-out-Konzeption auf. Zu den drei Aspekten Erschöpfung, verminderte Leistungsfähigkeit und Dehumanisierung wurden dann Aussagen / Items formuliert und in Befragungen getestet. Schließlich resultierte der Fragebogen mit 25 Items. Christina Maslach beabsichtigte nie, den MBI als psychopathologisch-diagnostisches Instrument einzusetzen und Burn-out als Diagnose zu etablieren. Sie betrachtete Burn-out vielmehr als eine individuelle Folge ungünstiger, überfordernder Arbeitsbedingungen. Der Umstand, dass in medizinischen Versorgungssystemen (etwa in Deutschland) nur Diagnosen, nicht aber persönliche Befindlichkeiten (Leistungs-)Ansprüche begründen, mag dazu beigetragen haben, dass die spezifische Burn-out-Konnotation von Christina Maslachs von Experten wie Betroffenen übersehen und Burn-out als Diagnose-Kategorie missverstanden wurde (vgl. Hillert und Marwitz 2006; DGPPN 2012).

Was für eine subjektive Befindlichkeit abbildenden Fragebogen angemessen ist, nämlich Belastungen quasi auf einem Kontinuum abzubilden, wird für ein diagnostisches Instrument zum Problem. Konkret: Für den MBI gibt es bis heute weder an repräsentativen Gruppen z. B. der deutschen Bevölkerung abgesicherte Normwerte noch klare Cut-off-Werte, also Punktwerte, jenseits dessen vom Vorliegen einer – wie auch immer – krankheitswertigen Form des gemessenen Phänomens ausgegangen werden kann. Was vorliegt, sind Mittelwerte, etwa von mehr als 10.000 Befragten von Christina Maslach oder auch aus den Niederlanden. Nachdem offen ist, wer dabei konkret befragt wurde und ob diese Personen krank und / oder therapiebedürftig waren, sagt es letztlich wenig, ob der Wert eines Patienten nun über oder unter diesen (abweichenden) Mittelwerten liegt. Wenn Zahlen publiziert werden, etwa wonach sich ein Drittel aller Lehrer einer Region, aller Ärzte und Krankenpfleger einer Klinik, alle Zahnärzte eines Bundeslandes oder z. B. auch die Mitarbeiter einer Erdölbohrplattform in der Nordsee in einem Stadium des Burn-out-Prozesses befinden, dann erregen solche Meldungen einerseits hohe berufs- und sozialpolitische Aufmerksamkeit. Leider sagen solche Zahlen wenig aus, worauf schon der Umstand verweist, dass viele Umfragen bei den unterschiedlichsten Berufsgruppen zu tendenziell ähnlichen Ergebnissen kommen. Die jeweils von Vertretern der Berufsgruppen gerne als „schockierend" bewerteten Ergebnisse sind letztlich kaum mehr als mathematische Artefakte. Komplexe determinierte Merkmale (etwa die Körpergröße) sind in der Natur „normalverteilt". Das heißt, die Mehrzahl aller mit dem MBI befragten Personen geben Werte im mittleren Bereich an. Im Sinne der Gaußschen Normalverteilung liegen dann etwa gleich viele Personen über und unter dem Mittelwert. Je nach Streckung der Kurve erreicht dann meist plus / minus ein Drittel aller Messungen „besonders" hohe Werte.

Ein weiteres Problem des MBI – und der Burn-out-Konzepte insgesamt – ist der Umstand, dass die Ergebnisse jeweils im mittleren Bereich mit vielem, was man psychometrisch erfassen kann, korrelieren: mit Depressivität, mit Stresserleben, mit Arbeitszufriedenheit, mit Neurotizismus etc. Diese Korrelationen überraschen somit kaum, zumal sie bereits in der Formulierung der Aussagen / Items angelegt sind: „Von meiner Arbeit fühle ich mich erschöpft". In eben solchen Fragen sind die Symptomwahrnehmung (also: ich fühle mich erschöpft – was per se sehr viele Ursachen haben kann, vom grippalen Infekt bis zur Schilddrüsenunterfunktion) und die **„subjektive Kausalattribution"** (also der Grund, warum ich glaube, dass die Symptome eingetreten sind) gegenseitig „kontaminiert". Nun ist „Stress" aktuell das letztlich für fast jede Gesundheitsstörung, bis hin zu Krebs und Demenz, verantwortlich gemachte Agens. Wenn ich viel Stress habe, dann geht es mir nicht gut. Umgekehrt: Wenn es mir nicht gut geht, dann liegt die Vermutung nahe, dass ich zu viel Stress hatte … also bin ich „burned-out"?! Das Burn-out-Phänomen, respektive der Begriff an sich, liegt somit unmittelbar am Puls unserer Zeit. Das integrale Bild ist höchst prägnant und zudem sehr emotional: „*Wer je ein ausgebranntes Haus gesehen hat, der weiß, wie verheerend so etwas sein kann*", so brachte es bereits Herbert Freudenberger auf den Punkt.

Einerseits imponiert der Burn-out-Begriff damit wie des „Kaisers neue Kleider" im entsprechenden Märchen. Je intensiver man sie betrachtet, umso deutlicher wird, dass der Kaiser nichts anhat. Andererseits sind die Bilder bzw. die Erwartungshaltung, die die Begriffe Burn-out bzw. ausgebrannt in uns induzieren, derart prägnant, dass sich eine eigene Wirklichkeit herausbildet. Konkret: In unserer post-industriellen Gesellschaft sind uns sich leerende Batterien von Kindheit an vertraut, das damit betriebene Auto fährt immer langsamer und bleibt zuletzt liegen. Wie intensiv man dann auch Gas zu geben versucht, nichts rührt sich mehr. Eben diese hohe Plausibilität ist dem Burn-out / Ausgebrannt-Phänomen eigen. Es macht es zu einem idealen, jedem spontan verständlichen, nicht stigmatisierenden (denn das kann ja jedem, vor allem aber besonders Engagierten passieren) und damit schier unverwüstlichem Kommunikationsmedium.

BEISPIEL

„Ich war eine junge, hochengagierte Lehrerin. Ich wollte wirklich guten Unterricht machen, habe mich im Getriebe des Schulsystems und mit Eltern und Schülern, die mich boykottiert haben aufgerieben … nun geht einfach nichts mehr!"

7

7.5 Welche Berufsgruppe ist am stärksten belastet?

Es gibt viele Studien, welche die Häufigkeit und Ausprägung der Burn-out-Belastung umschriebener (Berufs-)Gruppen zu erfassen versuchen. Mitunter hat dies die Qualität eines imaginären Wettkampfes: Wem geht es am schlechtesten, wer ist am stärksten „Burn-out"-gefährdet? (Selbstverständlich mit der Implikation: Wer braucht am meisten Entlastung bzw. Unterstützung?). Dabei finden meisten Experten, die sich mit Lehrer-Gesundheit beschäftigen, dass Lehrkräfte besonders belastet seien (Hakanen et al. 2006) … und diejenigen, die die Belastung von Ärzten untersuchen, konstatieren selbiges in Bezug auf diese Berufsgruppe (Gluschkoff et al. 2016; Rotenstein et al 2018; Dyrbye et al. 2019). So plausibel die Ergebnisse dieser Studien auch sein mögen, der Haken liegt jeweils in der Methodik. Zum einen in den Fragebögen (s. o.), zum anderen dem Kontext der Befragung: Wenn gezielt einzelne Berufsgruppen untersucht werden, dann liegt es für Befragte nahe, eben dies zum Anlass zu nehmen, der Welt zu zeigen, dass es einem nicht gut geht, wie viel man arbeitet und wie wenig man dafür an Anerkennung erhält. So weit, so menschlich. Und dass Unterstützung in fast jeglicher Form, etwa in Form einiger Beratungs- und Coachinggespräche, geeignet ist, das Problem jeweils (nur ein Stück, aber immerhin) zu lösen, ist zunächst einmal erfreulich. Auf der Suche nach der belastetsten Berufsgruppe kann man allerdings auch auf Gruppen stoßen, die als solche bislang jenseits des Interesses lagen, beispielsweise Schüler. Vergleicht man Berliner Studenten mit den Schülern eines Bayerischen Gymnasiums, dann schneiden letztere schlechter ab. Dass dies das Burn-out-Modell auf den Kopf stellt (Burn-out-Erleben hat anscheinend nichts damit zu tun, wie lange man sich verausgabt hat, sondern eher, für wie frustran man seine Situation hält), ist das eine. Das andere ist, dass sich gerade die Schüler am belastetsten fühlen, die am wenigsten wissen, wo sie im Leben hin wollen. Die Lektion, die sich aus dieser Studie (Hillert S. et al. 2018) lernen lässt, dürfte an Relevanz kaum zu überschätzen sein, gerade weil sie den spontanen Regungen, Burn-out-Betroffene zu entlasten, diametral widerspricht: Schüler bzw. junge Menschen, die wissen, wohin sie wollen (egal ob sie die Richtung später noch ändern), kommen mit den Belastungen der Schule erheblich besser zurecht als die Kollegen, die „schauen wir mal, dann sehen wir schon" als Motto haben.

Es läge nahe, eben dies auch auf andere Gruppen zu übertragen:

Orientierung und konkrete Ziele sind ein gutes Mittel, um **Stressbelastung und Burn-out-Gefahr zu reduzieren.**
Orientierungs- und Ziellosigkeit hingegen sind – zumindest in unserer richtungslosen Epoche – potente Stressoren.

Diese Erkenntnisse sind sicher nicht unlogisch. Aber sie sind unbequem, weil sie zunächst einmal Druck machen, den Kindern wie deren Eltern und allen, die sich in ähnlichen Konstellationen befinden. Irgendwie wird an dieser Stelle alles paradox: Schonung macht Stress, Entlastung bodenlos und Abwarten macht flügellahm. Auch bei Erwachsenen dürften eben diese Aspekte – neben anderen – relevant sein (Hillert 2019).

Frage: Wollen wir das alles wirklich wissen? Wissenschaft, die Stress macht, wer braucht so etwas? Nicht zuletzt an dieser Stelle wird deutlich: Stress- und Burn-out sind auf allen Ebenen ein immanent systemisches Problem!

7.6 Burn-out und kein Ende?

Zusammenfassend resultiert ein in sich argumentativ-hermetisch geschlossenes, überzeugendes Bild, dessen Karriere 1974 begann und seitdem auf mitunter schwankendem, letztlich aber hohem Niveau weitergeführt wird. Den Experten in der WHO war vermutlich schnell klar, dass ein derartiges „Störungsbild", das weder charakteristische Symptome noch irgendwie klar fassbare Genese-Abläufe hat, sich nicht als Diagnose eignet:

MERKE

Diagnosen sollten anhand von Symptomen **objektiv und reliabel** (also z. B. von unterschiedlichen Personen gleichermaßen) feststellbar und letztlich valide (also quasi eigenständige Störungsbilder mit umschriebenen Ursachen und Behandlungsmöglichkeiten) sein. **Burn-out ist all dies definitiv nicht.**

Also wurde von Bestrebungen, Burn-out zu einer Diagnose zu machen, Abstand genommen. Was bleibt, ist die bereits erwähnte Zusatzkodierung Z 73.0 bzw. QD 85 (Dilling et al. 2015).

Der Popularität und Anziehungskraft des Phänomens hat dies keinen Abbruch getan. Das ist bemerkenswert und muss Gründe haben, die sicher nicht im wissenschaftlichen Bereich liegen. Wenn Burn-out Vorteile hat, dann die, dass damit „Minderleistungszustände" kommunizierbar werden, und zwar ohne das Stigmatisierungspotenzial, das psychischen Störungen in unserer Gesellschaft eigen ist. Wenn ich bekunde, dass ich „ausgebrannt" bin, dann sage ich damit, dass ich entsprechend den Normen der Leistungsgesellschaft viel gearbeitet habe. Anscheinend mehr als die meisten anderen, entsprechend einem zentralen Burn-out-Mythos, wonach es primär die besonders engagiert treffe. Ich wurde dann gewissermaßen zum Opfer einer Dynamik, was tragisch ist, aber eben nichts, was man mir als Fehler, Mangel oder „Störung" anhängen könnte. Burn-out macht letztlich Zustände von Überforderung, Frustration Erschöpfung bis Minderleistungskonstellationen, welcher Natur auch immer sie sein mögen, gesellschaftsfähig kommunizierbar, in Talkshows, in Biografien, aber eben auch in der Arbeitswelt, überall. Insofern sind wird dem Begriff und seinen Protagonisten zu Dank verpflichtet. Zum Problem wird „Burn-out", wenn bekennende „Betroffene" den Begriff wörtlich nehmen, etwa: „Dann bekam ich meinen Burn-out. Seitdem bin ich in Rente". Einerseits stabilisiert ein entsprechendes Burn-out-Bekenntnis das Selbstbild: Man war hochengagiert, ein Leistungsträger und kann mit erhobenem Haupte „Krankheitsgewinn" entgegennehmen. „Rettung des Individuums in einer an Rettungsmustern armen Epoche", wie es in der Literatur genannt wurde (z. B. Hillert und Marwitz 2007).

Andererseits wird ein solches Selbsteinschätzungsbekenntnis zur Falle, weil es Prämissen setzt, die aktive Verantwortungsübernahme und positives Entwicklungspotenzial ausschließen. Wer ausgebrannt ist – entsprechend dem betreffenden Bild – was darf man von einem solchen Menschen erwarten? Nichts und eben das ist das Problem. Das betreffende Bild, solange man nicht de facto z. B. unter einer schwergradigen Depression leidet, führt dazu, dass vorhandene Möglichkeiten bzw. Ressourcen übersehen werden. Betroffene definieren sich letztlich in eine Krankenrolle hinein, mehrheitlich ohne krank zu sein (zumindest nicht nach ICD-10-Kriterien) (➤ Kap. 7.2). Ein deskriptiv gemeinter Begriff wird zur Falle und erschwert die Genesung. Es liegt in der Verantwortung aller therapeutisch bzw. im Coaching Tätigen, diese Aspekte zu differenzieren.

Also: Burn-out ist ein **subjektives Störungsmodell, keine psychiatrische Diagnose.** Ob eine solche vorliegt, muss unabhängig davon, ob sich ein Mensch „Burn-out" fühlt oder nicht, festgestellt oder ausgeschlossen werden.

7.7 Nachtrag: Burn-out aus Sicht unserer Personas

Der Hausarzt

„Viele Ärzte erleben sich als ‚ausgebrannt'. Es gibt Studien, denen zufolge der Arztberuf besonders zum Burn-out disponiert (Rotenstein et al. 2018). Ausgebrannte Hausärzte die ausgebrannten Patienten krankschreiben, um selbst 12 Stunden am Tag weiter zu arbeiten: ein skurriles, bedrückende Bild."

Die Psychotherapeutin

„Niemand, auch nicht Psychotherapeutinnen, sind immun gegen ‚ausbrennen'. Zumal solche in leitenden Positionen in Kliniken, wo unbegrenzte Überstunden (noch bzw. wieder) normal sind. Oder niedergelassene Kollegen, die aus finanziellen Gründen (Scheidung, Kinder in Ausbildung etc.) zehn und mehr Patienten pro Tag behandeln müssen. Ansonsten: Wer, wenn nicht Psychotherapeuten, weiß um die Gefahren eines zu sehr von Stress und Druck dominierten, unausgeglichenen Lebens? Gerade junge Therapeuten, die finanziell den Rücken frei haben (Erbschaft oder Partner), nutzen die Chance für ein Leben mit und neben der Arbeit. Aber selbst auf Teilstellen arbeitende Therapeuten sind nicht gefeit, sich angesichts gefühlt unendlicher Tätigkeit und Verantwortung vom ‚Ausbrennen' bedroht zu erleben."

Der Business Coach

„Eigentlich dürfte ein Business Coach nicht ausbrennen, aus professionellen Gründen. Ein ausgebrannter Coach" dürfte schon deshalb keine Klienten annehmen, da dann sein ‚State of Mind' (➤ Kap. 4.4) im negativen Bereich läge und zu unprofessionellem Arbeiten führen würde. Ein entsprechend beeinträchtigter Business Coach wäre zu sehr mit sich selbst beschäftigt und von seiner Situation eingenommen, um angemessen mit Klienten arbeiten zu können."

Der Arbeitgeber

„Arbeitgeber, solange die Firma floriert, kommen oft nicht dazu, sich zu fragen, ob sie ausgebrannt sein könnten. Sobald die Konjunktur sich trübt, die Zahlen rot und die der Umsatz rückläufig wird, liegt Burn-out-Erleben nahe. Die Weisheit, wonach die Bäume nicht in den Himmel wachsen, sowie Demut und Verzicht, fehlen den meisten Zeitgenossen, weshalb es unfair wäre, von Arbeitgeber mehr als die üblichen Dosierungen davon zu erwarten. Zudem: Burn-out scheint nicht in das Vokabular erfolgreicher Unternehmer zu gehören …"

Der Experte

„Niemand ist kategorisch gegen ‚Ausbrennen' immun. Wissen schützt nicht vor den Konsequenzen eines Systems, in dem man unter anderem dieses Wissen generiert, publiziert und zur Existenzgrundlage macht. Wer keinen Einsatz bringt, nicht zu aktuell als relevant erachteten bzw. finanziell geförderten Themen forscht und seine wissenschaftlichen Netzwerke nicht hinreichend pflegt, wird sich im entsprechenden Betrieb längerfristig nicht halten bzw. sich nicht etablieren können. Noch mehr arbeiten, noch mehr Publikationen? Wenn die nicht zitiert werden, nicht zu Vortragseinladungen auf relevante Kongresse und letztlich zu einer gutdotierten Anstellung führen, war (fast) alles Makulatur. Zigtausende ‚Paper' – wissenschaftliche Artikel erscheinen jedes Jahr. In Bibliotheken und im Internet mag man damit unsterblich werden. Dafür zu leben mag bewundernswert sein, alleine **davon** leben kann man nicht. Letztlich sind Wissenschaftler Unternehmer in eigener Sache. Zum damit verbundenen Burn-out-Risiko siehe oben (zum Zusammenhang zwischen den Werten auf Burn-out-Fragebögen mit *self-efficacy* s. Shoji et al. 2016 und mit der Arbeitssituation s. Aronsson et al. 2017). Entsprechend inhaltlich-übergreifenden Formulierungen und Implikationen der Items, mit denen Burn-out erfasst wird, hängt all dies zwangsläufig miteinander zusammen."

KAPITEL

8 Expertenblock III: Depression – Stand der Forschung

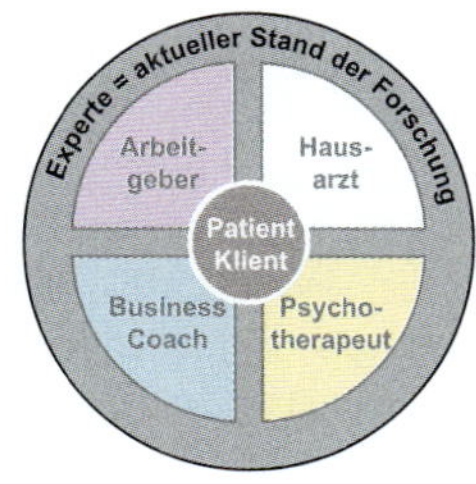

Einerseits sind die Inhalte des folgenden Kapitels, wenn man sie durch die Brille akademischer psychologisch-psychotherapeutischer und psychiatrischer Standards sieht, selbstverständlich. Ärzte, Psychologen, Psychiater, Coachs und viele andere lernen sie in der Ausbildung.

Andererseits sind sie hochkomplex und, zumal was die Gewichtung einzelner diagnostischer und konzeptueller Aspekte anbelangt, dem historischen Wandel unterworfen. Die Aussicht darauf, solange es die Menschheit geben wird, in dieser Thematik jemals tatsächlich festen Boden unter die Füße zu bekommen, ist minimal. Nicht nur deshalb, weil es niemanden mehr geben kann, der alle wissenschaftlichen Originalarbeiten zum Thema „Depression" gelesen hat: Jedes Jahr erscheinen weltweit weit mehr als 1000 neue Publikationen. Metaanalysen sind zwar hilfreich, nivellieren aber durch ihre Vorgehensweisen möglicherweise für weitergehende Erkenntnisse essenzielle Differenzierungsgrade (so stützt sich die Leitlinie DGPPN et al. 2015 auf 1546 Zitate bzw. Studien).

Depression ist die Bezeichnung für eine psychische Erkrankung bzw. Störung. Es geht dabei um ein Krankheitsbild, das früher auch als „Melancholie" bezeichnet wurde und als Phänomen vermutlich so alt ist wie die Geschichte der Menschheit. Dass es Zustände gibt, in denen Menschen schwermütig sind, ihre Stimmung gedrückt und der Antrieb reduziert ist, war schon in der Antike bekannt. Was ist die Ursache solcher Konstellationen? Menschen haben das zwingende Bedürfnis nach einer Erklärung, zumindest für alles, was sie unmittelbar betrifft. Wenn man sich etwas nicht erklären kann, dann fühlt man sich diesbezüglich hilflos (und hat – modern ausgedrückt – „Stress“). Auf Dauer ist das schwer auszuhalten. Menschen haben, anders herum betrachtet, ein starkes „Kausalitätsbedürfnis“. Lieber irgendeine plausible Erklärung, auch wenn sie objektiv gesehen falsch ist, als sich einem Phänomen gegenüber als hilflos erleben zu müssen. Und so wurde und wird das, was wir heute Depression nennen bzw. dem ähnliche Zustände, jeweils mit den in den jeweiligen Epochen etablierten medizinischen und psychologischen Modellen erklärt (einführend: Ackerknecht 1967; Shorter 2003).

8.1 Seelische Ausnahmezustände und das Funktionieren des Gehirns: Historische Modelle

Im Weltbild der alten Ägypter war der Nil zentral. Alles Leben hing von ihm bzw. seinem Wasser ab, das durch Kanäle geleitet wurde und das Land fruchtbar machte. Entsprechend waren anhaltende seelische Probleme mutmaßlich Folge davon, dass sich die Flüssigkeiten im Körper nicht richtig verteilen.

Bei den alten Griechen, etwa in Schriften, die unter dem Namen des legendären Arztes Hippokrates überliefert wurden, ging man u. a. davon aus, dass Gesundheit vom Gleichgewicht von drei oder vier – entsprechend zuvor postulierten – **Körpersäften** abhing: Wenn einer dieser Säfte, die „schwarze Galle“, überwiegt (wobei es retrospektiv schwierig ist zu sagen, welche Körperflüssigkeit mit diesem „Saft“ tatsächlich gemeint war), dann führt das entsprechend zur Charaktereigenschaft bzw. zu einem Zustand der „Schwermut“ (entsprechend eben einer „Melancholie“). Gleichzeitig und von Anfang an bis heute wurden und werden in diesbezüglich ausgerichteten soziokulturellen Kontexten auffällige seelische Zustände als Folge religiöser bzw. magischer Phänomene verstanden, im Sinne einer **„Besessenheit“**, etwa als Bestrafung durch Götter oder auch als Folgen des „bösen Blicks“ aversiver Mitmenschen.

Alle diese Modelle sind in unserer aufgeklärten, durch die wissenschaftlichen Entdeckungen seit dem 18. Jahrhundert in ihrem Welt- und Menschenbild geläuterten Gesellschaft obsolet geworden. Heute haben wir vorzugsweise **„Stress“**, der nicht zuletzt psychische Überlastungsphänomene und seelische Störungen aller Art „erklärt“: Entweder „werden unsere Batterien leer“ (ein im 20. Jahrhundert ebenso prägnantes Bild, wie es ehemals der Nil und mangelnde Wasserzufuhr war) oder das System wird durch Stress- bzw. Spannungsüberlastung quasi „lahmgelegt“ (was jedem, der jemals mit Strom oder Steckdosen zu tun hatte, als „Kurzschluss“ geläufig ist). Parallel dazu wurden und werden psychische Erkrankungen / Störungen heute auf einen Mangel respektive einen Überschuss bestimmter Überträgerstoffe im Gehirn („Serotoninmangel“, s. u.) bzw. ein Ungleichgewicht zwischen verschiedenen Überträgerstoffen zurückgeführt.

Wirkung von Antidepressiva

Man kann vorzugsweise in Tierversuchen oder in Reagenzgläsern aufzeigen, dass Medikamente, die zumindest bei bestimmten depressiven Konstellationen eine Besserung bewirken können, mehr oder weniger umschriebene Wirkungen auf Nervenzellen bzw. die Interaktion zwischen Nervenzellen haben.

Antidepressiv wirksame Substanzen werden nach ihren „Rezeptorbindungsprofilen" eingeteilt, wobei sich anhand dessen deren Nebenwirkungsprofil abschätzen lässt. Man weiß, dass und zum Teil auch wie sich die Rezeptoren, also die Bindungsstellen für Überträgersubstanzen, verändern, wenn Antidepressiva verabreicht werden (sog. Beta-down-Regulation, zusammenfassend Benkert und Hippius 2019). Dabei sind mutmaßlich eher solche Anpassungsphänomene als die akuten Auswirkungen der Substanzen auf Rezeptoren für die therapeutische Wirkung entscheidend: Die antidepressive Wirkung tritt, wenn überhaupt, erst nach etwa drei Wochen ein.

Es wurden diverse andere Auswirkungen von Antidepressiva bis hin zu Funktionen im Zellkern entsprechend „behandelter" Zellen erforscht. Zudem wurde deutlich, dass die antidepressive Wirksamkeit dieser Substanzen keineswegs so hoch ist, wie ehemals (ausgehend von eher selektiv publizierten Studien) vermutet wurde (Cipriani et al. 2018). Dass diese lange als vergleichsweise harmlos angesehenen Substanzen über (je nach Substanz) Müdigkeit, einen trockenen Mund oder Übelkeit hinausgehende Nebenwirkungen haben und unter anderem teils heftige „Absetzeffekte" machen, wird derzeit intensiv untersucht und diskutiert (z. B. Fava et al. 2015).

Bei aufwendigen **„Neuroimaging"-Untersuchungen** wird versucht, das Gehirn und dessen Funktionalität mit radiologischen Methoden abzubilden. Dabei finden sich zwar statistisch signifikante Unterschiede zwischen Gruppen von depressiven und nicht depressiven Menschen(-Gruppen), unter anderem was die Größe bzw. das Aktivitätenprofil und die Rezeptorverteilungen in einzelnen Hirnregionen anbelangt (Kalinichenko et al. 2019; Schindler et al. 2019; Castanheira et al. 2019). Gleichwohl, ausgehend von entsprechenden technischen Befunden, lassen sich bis heute keine Depressionen bei individuellen Patienten diagnostizieren. Inwieweit die erfassten Auffälligkeiten für den subjektiv erlebten Zustand einer Depression ursächlich oder nur korrelativ sind, ist offen. Absehbar sind sie nicht spezifisch für DSM- bzw. ICD-Kategorien. Schon deshalb bleibt die Annahme, wonach psychische (wie körperliche) Erkrankungen eine Folge konkreter, umschriebener körperlicher Fehlfunktionen seien, zum einen eine plausible Hypothese. Zum anderen ist diese jedoch wertlos, solange sich entsprechende „Fehlfunktionen", von denen mutmaßlich ganz unterschiedliche Konstellationen zu sehr ähnlich „aussehenden" seelischen Erkrankungen führen, nicht als solche näher charakterisieren lassen. Die unter anderem in der als solches postulierten „Decade of the Brain" im Jahr 2000 programmatisch erklärte Erwartung, die diesbezüglich relevanten Hirnfunktionen kurzfristig auf- und erklären zu können, hat sich nicht erfüllt. Im Gegenteil. Je mehr man forscht, umso deutlicher wird, wie komplex im Gehirn selbst so vermeintlich einfache „Bausteine" wie etwa Synapsen sind.

MERKE

Die Hypothese, wonach seelische Störungen, also auch depressive Zustände, auf umschriebene neurophysiologische Veränderungen zurückgeführt werden können, lässt sich, trotz aufwendiger Studien (von der Bildgebung bis zur Molekulargenetik), bislang nicht beweisen.
Was ist Ursache, was ist Folge der jeweils gefundenen Auffälligkeiten? Es gibt zwar eine Reihe von Auffälligkeiten, die im Vergleich von größeren Gruppen klinisch gesunder und depressiver Menschen statistisch signifikant werden. Angesichts eines einzelnen Patienten ist damit gleichwohl keine sichere Diagnose möglich.

8.2 Diagnostik: Wo fangen psychische Störungen, konkret Depressionen an?

Psychische Erkrankungen entziehen sich – wie skizziert – bislang und bis auf weiteres einer „medizinischen" Diagnostik etwa durch Labor oder technische Untersuchungen. Um angesichts eines sich belastet fühlenden und / oder psychisch auffälligen bzw. leidenden Menschen, analog einer körperlichen Erkrankung, eine Diagnose stellen zu können, ist man heute wie vor 2000 Jahren einzig auf die Aspekte angewiesen, die sich aus der jeweiligen **Symptomatik und deren Verlauf** ergeben. Die Ursachen und neuropsychologischen Hintergründe der meisten seelischen Erkrankungen verlieren sich also in konzeptuellen Sumpfgebieten. Letzteres gilt auch für die Bewertung biografischer und psychischer Belastungskonstellationen, etwa: „Was ist – jenseits strafrechtlich relevanter Formen der Vernachlässigung – eine die spätere Depression „begründende" schwere Kindheit?"

In Extremfällen mag das evident sein. Jenseits dessen, im weiten Spektrum von „Normalität", erwiesen sich auf solche Faktoren fokussierende Diagnosen („endogene", d. h. genetisch / somatisch bedingte versus „neurotische", d. h. aus einer belasteten Entwicklung resultierende Depression) als freischwebend. Die Übereinstimmung angesichts eines Patienten gestellter Diagnosen durch verschiedene unabhängige Experten bewegte sich statistisch im **Bereich der Zufälligkeit** (was nicht heißt, dass die jeweiligen Ärzte / Therapeuten nicht von ihrer Sicht der Dinge überzeugt gewesen wären). Angesichts der geringen „Reliabilität" älterer Diagnosekonzepte verzichtet die Amerikanische Psychiatrische Gesellschaft seit dem Jahr 1980, mit Einführung des DSM-III darauf, psychische Diagnosen auf ätiologische Konzepte zu beziehen.

Unter Leitung von Prof. Robert Leopold Spitzer entwickelt, fokussieren die diagnostischen Kriterien nun ausschließlich auf die **deskriptiv erfasste Symptomatik und deren Verlauf** (Spitzer et al. 1975; Spitzer 2001; Falkai und Wittchen 2015). Ausgenommen davon sind einige auf konkrete hirnorganische Erkrankungen bzw. die Einwirkung von toxischen Substanzen zurückführbare und als Traumafolgen angesehenen psychischen Auffälligkeiten.

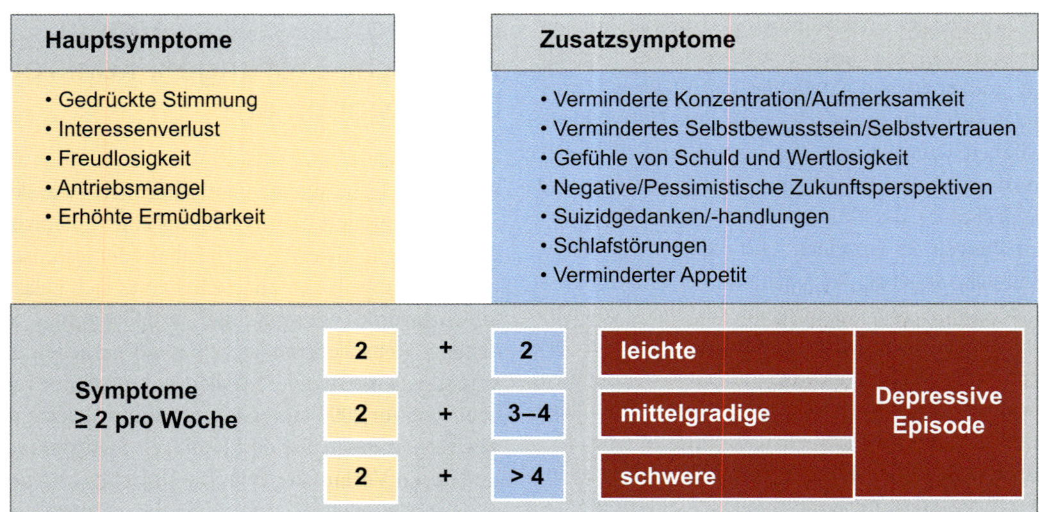

Abb. 8.1 ICD-10-Diagnosekriterien einer Depression (Major Depression) entsprechend den ICD-10-Kriterien

MERKE

Wer eine **hinreichende Zahl von Kriterien über einen definierten Zeitraum** erfüllt, der erhält die **Diagnose z. B. einer Depression.**

Dieser Ansatz prägt seitdem die etablierten Diagnosesysteme, einschließlich der (noch) aktuellen ICD-10 und der weitgehend abgeschlossenen, kurz vor der Einführung stehenden ICD-11-Version der WHO (bezüglich Depression und – der Nicht-Diagnose (➤ Abb. 8.1).

8

Dass die Festlegung des **„diagnostischen Logarithmus"**, also der jeweils als für eine Störung als charakteristisch und diagnostisch nötig erachteten Symptome und deren zeitlichen Verlauf beschreibenden Kriterien („mindestens zwei Wochen" für die Diagnose einer Depression) einen Konsensentscheidung der vor 1980 tagenden Expertengruppe und damit letztlich willkürlich war, darf zwar kritisch diskutiert werden. Politisch ist nicht zu erwarten, dass solche Einwände die Grundfesten der etablierten, zum Glaubensbekenntnis mehrerer Psychiater- und Psychotherapeuten-Generationen avancierten Klassifikationssysteme erschüttern werden. DSM und ICD sind derzeit stabil verankert, in den Köpfen der Experten, in diversen sozialgesetzlichen Verordnungen und zunehmend auch im „Allgemeinwissen" einer Gesellschaft, die Online-Informationen jeglicher Art, also auch über psychiatrische Diagnosesysteme, einholt. Weitergehende Erschütterungen wünscht niemand, zumal es absehbar keine substanziell besseren Alternativen gibt. Nicht zuletzt bezieht sich die aktuelle psychiatrische und psychotherapeutische Forschung jeweils auf DSM / ICD-Diagnosen. Würde man relevante Änderungen der Kategorien vornehmen, würde die komplette ältere, d. h. die heute gültigen Kriterien zugrunde liegende Forschung Makulatur bzw. zu einer nur noch historisch interessanten Lektüre. Das will letztlich niemand. Gleichzeitig sind die betreffenden Kategorien absehbar eine schwere Hypothek: Dass klinisch ähnliche Symptome z. B. einer Depression jeweils durch ätiologisch und funktional identische neurophysiologische Phänomene verursacht werden, ist – schon mit Blick auf die Heterogenität der hier subsummierten Konstellationen und Verläufe (s. u.) – hochgradig unwahrscheinlich. Also doch neue, differenziertere diagnostische Kategorien einführen? Psychiatrie wieder auf Null setzen und neu beginnen? Was wäre der Nutzen einer solchen Revolution, solange bessere Ansätze nicht in Sicht sind? Also: weitermachen. So kritisch wie möglich und (berufspolitisch) zulässig bzw. vertretbar.

Zurück zu den auf die Ursachen seelischer Probleme fokussierenden diagnostischen Ansätzen? Dann wäre man wieder da, wo Prof. Spitzer seinerzeit begonnen hätte, bei neurotischen und endogenen Depressionen, einschließlich dem hohen Maß an Subjektivität was die jeweiligen diagnostischen Einschätzungen anbelangt. In der ICD-10-Restkategorie „Anpassungsstörung" (Simmen-Janevska und Maercker 2011) wurden diesbezüglich einige Freiräume belassen, die sich in der Praxis gut nutzen lassen. Wobei diese Diagnose letztlich keine ist, die das medizinisch-therapeutische System glücklich macht. Ein seelisches Problem (einhergehend mit gedrückter Stimmung etc.), das sich definitionsgemäß nach einem halben Jahr erledigt, rechtfertigt schon deshalb keine weitergehenden therapeutischen Maßnahmen, keine (wenn man es eng sehen will) von den Kassen bezahlte intensive Psychotherapie und schon gar keine Medikamente.

Zur Diskussion: Der Begriff **„Störung"** impliziert eine **Normabweichung.** Eine solche festzustellen implizit, dass es definierte Verhaltens- und Erlebensnormen von Menschen gibt. De facto werden solche Normabweichungen, angesichts eines Patienten, vom jeweiligen Diagnostizierenden quasi aus dem Bauch heraus vorgenommen. Dass dabei die Selbstverortung des Klienten / Patienten – „ich kann einfach nicht mehr, es ist zu viel" – angemessene Berücksichtigung findet, ist in ärztlich-therapeutischen Kontexten zu erwarten.

8.3 Expertenstandards und Gesellschaft: Wechselwirkungen

Hat sich ein diagnostischer Ansatz, eine Perspektive, um das komplexe Phänomen seelischer Problemkonstellationen zu betrachten, etabliert, dann hat dies Konsequenzen darauf, wie sich die Betroffenen selbst und ihre Symptomatik erleben. Einem Betroffen wird spätestens, wenn er sich bei einem entsprechenden Experten vorstellt, klar gemacht, wie sein Zustand von diesem gesehen und bewertet wird, als z. B. eine erhebliche „seelische Normabweichung" bzw. als ein Zustand, der von ihm nicht ohne weiteres eigeninitiativ überwunden werden kann und deshalb als krankheitsäquivalent gilt.

Trotz des hier skizzierten Sachstandes waren und sind DSM-III und die historisch nachfolgenden Systeme sowie die von der WHO bezugnehmend darauf entwickelten ICD-Klassifikationen die Basis dessen, wie heute Psychiatrie gedacht, erforscht und kommuniziert wird. Ihre Vorteile liegen heute genauso auf der Hand – etwas reliablere Diagnosen (was aber eben noch nicht bedeutet, damit auch von den Ursachen her homogene Gruppen zu erfassen), eine Basis für epidemiologische Erhebungen und für Therapiestudien etc. – wie ihrer Grenzen.

Früher war die subtile Erhebung des die Diagnosen begründenden **„psychopathologischen Befunds"**, also die genau Beobachtung und Beschreibung wie und was ein Mensch denkt, fühlt, spricht und interaktiv kommuniziert, das zentrale Element psychiatrischer Kunst (ein aktueller Ansatz: Fähndrich und Stieglitz 2006; Arbeitsgemeinschaft für Methodik und Dokumentation in der Psychiatrie 2007). Der Wert dessen hat sich angesichts DSM / ICD relativiert. Wenn jemand auf entsprechende Fragen hin bestätigt, unter den jeweiligen Diagnosekriterien zu leiden, dann erhält er die entsprechende Diagnose – und wird leitliniengerecht behandelt (➤ Kap. 10). Ein Versuch des Arztes oder Therapeuten, sich in den Patienten einzufühlen (z. B. sagt ein Patient nur, er habe keinen Antrieb oder wird eben das in der Art, wie er darüber berichtet, spürbar / nachvollziehbar?), würde nur die Reliabilität der gestellten Diagnosen verschlechtern. Man wäre dann fast wieder da, wo DSM-II war. Die subtile Qualität etwa von „sich niedergeschlagen fühlen", zwischen einem quasi bleiernen „Gefühl der Gefühllosigkeit" und einem launigen „null Bock auf nichts", geht damit für den psychopathologischen Befund verloren.

MERKE

Die modernen, jedem zumal online zugänglichen **Diagnosekriterien** sind eine **Matrix,** in dem sich Betroffene selbst unschwer wiederfinden bzw. sich daran ausrichten können. Diagnosen sind keine wertfreien Kategorien sondern – je nach gesellschaftlichem Kontext – Muster mit weitreichenden medizinisch-therapeutischen Konsequenzen, sozialen Aus- und Nebenwirkungen sowie immanenten Berechtigungen bzw. Anspruchshaltungen.

8.4 Das Vulnerabilitäts-Stress-Modell: eine finale Erkenntnis?

Genetische Veranlagung, Lebens- und Lerngeschichte, sozialer Kontext, soziokulturell vermittelte Vorstellungen und nicht zuletzt aktuelle (Stress-) Belastungen: Alle diese (und viele andere) Faktoren haben – nachgewiesenermaßen – Einfluss darauf, wie (psychisch) gesund Menschen sind. Sie wirken ebenfalls nachgewiesenermaßen in gewisser Weise zusammen: Trotz hoher genetischer Belastung für eine Depression (etwa durch ein erkrankten eineiigen Zwilling erwiesen) können Menschen, etwa wenn sie günstigere Lebensumstände, höhere soziale Kompetenz oder einfach Glück hatten, gesund bleiben. Auf die Frage, wie man sich dieses Zusammenwirken vorzustellen hat, wurde als aktuell wahrscheinlich die richtigste aller möglichen Antworten das **„biopsychosoziale Modell"** abgeleitet.

Psychische Störungen haben demnach eine **genetische bzw. Veranlagungskomponente,** die eine erhöhte Vulnerabilität, also Empfindlichkeit diversen Stressoren gegenüber, mitbedingt. So ist das Risiko, an einer Depression zu erkranken, deutlich erhöht, wenn ein Elternteil auch darunter gelitten hat. Auch wenn seit einigen Jahren intensiv erforscht wird, welche „Nervenfunktionsstörungen" nun konkret beispielsweise hinter depressiven Störungen stehen: Mehr als vage Annäherungen an mögliche Antworten haben wir bis heute nicht. Es dürfte z. B. etwas mit dem Serotoninhaushalt in bestimmten Zentren des Gehirns zu tun haben. Auf das serotonerge System einwirkende Substanzen (u. a. Serotoninwiederaufnahmehemmer (SSRIs: zusammenfassend Benkert und Hippius 2019; Laux und Dietmaier 2019) führen bei einem Teil von damit behandelten Betroffenen bei ausreichender Dosierung in 2–3 Wochen zu einer Besserung der Symptomatik. Daraus kann man aber nicht zwangsläufig folgern, dass einer Störung in diesem Bereich eine depressive Symptomatik ursächlich sein muss. Dazu interagieren die „funktionalen Systeme" im Gehirn zu eng miteinander.

8

Biopsychosoziales Modell

- **Bio-:** Es dürfte „Funktionsstörungen" unterschiedlicher Art und in unterschiedlichen Systemen im Gehirn geben, die letztlich zu ganz ähnlicher bzw. nach psychiatrischen Kriterien identischen depressiven Zustandsbildern führen. Eben dies wird auch dadurch nahegelegt, dass sehr aufwendige genetische Untersuchungen in diesem Bereich bislang zu keinen praktisch – bezogen auf individuelle Patienten – verwertbaren Ergebnissen geführt haben. Die **genetisch angelegte „Vulnerabilität"** wäre dann, wie auch immer sie genau aussehen mag, einer der **(„bio-")-** Bestandteile des **biopsychosozialen Modells.**
- **Psycho-:** Dieser Aspekt lässt sich unter dem Begriff „Stress" subsummieren. Angefangen von einschneidenden belastenden Lebensereignisse (Life Events) bis zu chronischen Belastungen in welchem Lebensbereich auch immer, all dies erhöht epidemiologisch gesichert das statistische Erkrankungsrisiko (Weiner 1986; Egger 2015).
- **Sozial:** Üblicherweise werden hierunter – letztlich auch wieder unter „Stress" fallende – Konstellationen verstanden: auf der einen Seite eine gute, emotional tragfähige soziale Einbindung (als gegen Depressionen schützender bzw. Resilienz erhöhender Faktor) und Einsamkeit, also das Fehlen von als solcher erlebter Unterstützung bzw. darüber hinausgehend Konflikte bzw. auch Aspekte eines fehlenden Gratifikationserlebens (➤ Kap. 14), die die Wahrscheinlichkeit des Auftretens u. a. einer Depression erhöhen können. Es liegt allerdings nahe, den Aspekt „sozial" noch weiter zu fassen: Das jeweilige soziale Umfeld und die hierin verwendeten Begriffe prägen maßgeblich die Art und Weise, wie Betroffene das, was auch immer auf biologischer Ebene bei einer Depression ablaufen mag, erfassen, bewerten und artikulieren können.

Das biopsychosoziale Modell, durch empirisch gesicherte Einzelaspekte nach heutigem Wissensstand plausibel, ermöglicht es, das Phänomen „Depression" und andere seelische Störungen „zu verstehen". Was das bezogen auf einen individuellen Patienten bedeutet, muss jeweils im Einzelfall diskutiert werden. Das Ergebnis bietet sich als Ausgangspunkt für therapeutische bzw. pharmakologisch-medizinisch Maßnahmen an, wobei deren Ergebnis rückwirkend die Grundannahmen bestätigt oder aber als eher unwahrscheinlich erscheinen lässt. Versuch und Irrtum. Viel weiter ist die „personalisierte Medizin" in diesem Bereich bislang nicht gekommen. Es gibt allerdings Befunde hinsichtlich individueller Muster in der Aufnahme und Verstoffwechselung von Antidepressiva, die, so wichtig sie sein mögen, nichts über den eigentlichen Wirkmechanismus aussagen (vgl. Hiemke et al. 2018). Und dann gibt es diverse Studien, die versuchen, Erfolgsprädiktoren von Psychotherapie zu identifizieren, wobei meist motivierte, nicht unter Persönlichkeitsstörungen leidende und dem Therapeuten sozial nahestehende Patienten die Nase vorn haben. Ob das viel oder wenig ist, darüber lässt sich streiten. Aus dem Abstand einiger Jahrzehnte wird es klarer zu bewerten sein.

Dass es zwar möglich ist, Risikofaktoren, nicht aber Ursachen für psychische Störungen (bzw. diese nur hypothetisch) zu benennen, ist ein Problem, dass die Psychiatrie wissenschaftlich beschäftigt und sie im Kontext einer sich als Naturwissenschaft verstehenden modernen Medizin bezüglich ihrer Reputation eher als Stiefkind dastehen lässt (was wiederum dem exzessiv-naturwissenschaftlichen Auftreten einiger Fachvertreter zugrunde liegen dürfte, die sich gerne über chemische Formeln, Rezeptormodelle und vermeintlich gesicherte Befunde auslassen).

8.5 ICD-10-Kategorien und biopsychosoziales Modell: Wie sage ich es meinen Patienten?

Patienten wollen wissen, warum sie erkrankt sind, wie ihre Prognose ist und was sie bezugnehmend darauf tun müssen, um wieder gesund zu werden. Dieses Bedürfnis musste und muss die Medizin von jeher erfüllen. In der Psychiatrie und Psychotherapie haben sich diesbezügliche Sprachregelungen etabliert, die die offenen Fragen bzw. die wunden Punkt rhetorisch souverän umspielen. Einerseits werden psychische Störungen (z. B. „Serotoninmangel") als Äquivalent zu körperlichen Erkrankungen (z. B. Mangel an Insulin – Diabetes) aufgefasst. Körperliche Erkrankungen und psychische Störungen (weil die Ursachen unklar und die Grenzen zum Normalen vage sind, ist hier der Begriff „Krankheit" nicht angemessen) können nachgewiesenermaßen Stress-getriggert sein („Stress-Depression"). Die Behandlung läuft dann darauf hinaus, das durch Stress destabilisierte serotonerge System durch Medikamente und / oder Therapie, wobei letztlich fast jede Form der Psychotherapie auf „Stressbewältigung" hinausläuft, wieder zu stabilisieren.

Dieses Modell entspricht offenbar dem, was Menschen des beginnenden 21. Jahrhunderts erwarten, verstehen und als plausibel ansehen. Darüber hinaus werden die Ursachen psychischer Störungen in der Lerngeschichte bzw. diesbezüglichen Problemen verortet (von der „Lernpsychologie" bis zur „Tiefenpsychologie", „im Unterbewusstsein verborgen, ganz tief in der Kindheit"). **„Epigenetik"**, die den Einfluss von Stressoren / Lebensereignissen bis zur Aktivierung oder Deaktivierung umschriebener genetischer Funktionen aufzeigt, bringt Psychologie / Lerngeschichte und somatische Faktoren in unmittelbaren Zusammenhang, was wiederum die Plausibilität der skizzierten Konzepte erhöht. So gesehen ist die Hoffnung groß, dass das biopsychosoziale Modell mehr als eine Spur näher an der hochkomplexen Realität ist, als beispielsweise antike Melancholiekonzepte es waren.

8.6 Suizidalität-Abklärung aus der Praxis, für die Praxis

8.6.1 Suizidalität erkennen

Ausgeprägte depressive Zustände (➤ Kap. 9, Patient Andreas A.), aber auch andere schwere emotionale Krisen, die mit Hoffnungslosigkeit und / oder Schuldgefühlen einhergehen, verunsichern Betroffene maximal. Im Fühlen und Denken ist nichts mehr so, wie es im gesunden Zustand war. Depression ist hier dann mitunter keine Form von „Traurigkeit" oder Ärger, sondern hat eine Qualität, die Gesunde so nicht kennen („Gefühl der Gefühllosigkeit"). Man weiß, dass die Angehörigen einen mögen. Man **spürt** es aber **nicht** mehr.

BEISPIEL

„Falle ich meinen Angehörigen nicht viel zu sehr zur Last? Wäre es nicht besser, wenn ich nicht mehr da wäre?" Einhergehend damit fehlt das Zeitgefühl: „Geht dieser Zustand vorbei, bleibt er ewig?"

Konstellationen dieser Art gehen mit erhöhter **„Suizidalität"** einher: Positive Perspektiven sind nicht mehr erkennbar, alles scheint besser zu sein scheint als eben diesen Zustand weiter erleben zu müssen. Gedanken daran, „sich selbst etwas anzutun", sind dann mehr als naheliegend. Sie implizieren einen Ausweg und können deshalb ein Stück weit entlastend sein. Einerseits sind entsprechende Zustände oft Teil behandelbarer seelischer Erkrankungen. Andererseits gehen sie auf Seiten der Betroffenen mit erheblicher Einengung der Gedanken einher, sei es mit Wut und Ärger, etwa dem Gefühl, von der Umwelt nicht angemessen unterstützt zu werden („Die sollen sehen, was sie mir angetan haben"), sei es mit altruistischer Perspektive: „Meine Familie ist glücklicher, wenn ich nicht mehr da bin und sie belaste."

Solche Konstellationen offensiv zu erfragen, kostet auch Ärzte und Therapeuten oft Überwindung. Wenn die Antworten in Richtung manifester Suizidalität gehen, muss gehandelt werden, offensiv gegen die nun unübersehbaren Tendenzen bis erklärten Absichten des Patienten. Entsprechende Fragen nicht zu stellen, kann fatal sein. Der einzige Fehler, den man in solchen Situationen machen kann, ist es, das Thema Suizidalität nicht anzusprechen!

8.6.2 Richtig reagieren

BEISPIEL

Ein einfühlsames Gespräch ist die Grundlage. Im Rahmen dessen werden die oben skizzierten Überlegungen z. B. in Form der folgenden Fragen **offen** auf den Tisch gelegt:
„Wenn ich an Ihrer Stelle wäre, dann würde ich keine Hoffnung mehr haben und daran denken, dass es besser wäre, nicht mehr da zu sein. Wie geht es Ihnen?"
und
„Wenn Sie sich etwas antun würden, wie würden Sie es machen?"

Die Antworten der Betroffenen auf diese Fragen sind in jedem Fall aufschlussreich. Wenn Patienten über Suizidgedanken reden, sich aber davon distanzieren („Ich würde es aber nicht tun") und dabei sachliche und emotionalen Aspekte der Antwort passen, kann gemeinsam nach Lösungen, Unterstützungsangeboten, Kliniken etc. gesucht werden. Menschen, die über konkrete Suizidabsichten berichten, sind einen Schritt näher dran, zumal, wenn schon Vorbereitungen getroffen wurden (z. B. Medikamente „gesammelt" oder einen Strick besorgt).

MERKE

Wer auf die folgende Frage keine nachvollziehbare Antwort geben kann, sollte nicht allein gelassen werden. Dies gilt besonders dann, wenn er nicht in die Hand und mit Blickkontakt versprechen kann, sich bis zum nächsten Gespräch nichts anzutun und sich bei Verschlimmerung des Suiziddrucks zu melden:
„Gibt es einen Grund, warum Sie sich bislang nichts angetan haben?"

MERKE

Wenn der Betreffende direkt oder indirekt zum Ausdruck bringt, dass sich die Suizidgedanken aufdrängen und er sie **nicht mehr kontrollieren kann,** ist eine **Einweisung in eine psychiatrische Klinik** (mit „geschlossener Station") mit Einverständnis des Betroffenen oder – notfalls – auch gegen dessen Willen (unter Einschaltung der Polizei bzw. über das zuständige Amtsgericht) die einzige angemessene Lösung.

8.6.3 Risikofaktoren und Schutzfaktoren

Die Liste von **Risikofaktoren** für Suizidversuche bzw. Suizidhandlungen ist lang:

- Frühere Suizidversuche
- Suizide bzw. Suizidversuche in der Familie
- Wahnsymptome (z. B. Schuldwahn)
- Aktuelle schwerwiegende Lebensereignisse (Arbeitsplatzverlust, Trennung vom Partner)
- Verweigerung angebotener Therapien
- Akut aufgetretene schwerwiegende körperliche Erkrankung (Rückert-Eheberg et al. 2019)
- Hohe Kränkbarkeit („narzisstische Krise")
- Hohes Aggressionspotenzial und Impulsivität
- Bereits vorbereitete Suizidmittel (Medikamentenvorräte, Schusswaffen besitzen) Männliches Geschlecht (einhergehend mit höherem Aggressionspotenzial)
- Höheres Lebensalter (> 60 Jahre)

Die Umkehrung dessen ergibt **„Schutzfaktoren"**:

- Gute soziale Einbindung: „Ich würde es meiner Familie, meiner Frau, meinen Kindern nie antun."
- Religiöse Bindungen
- Stabile Primärpersönlichkeit
- Behandlung mit Lithium

Achtung!

Wenn ein schwer depressiver Mensch plötzlich „ganz erleichtert" wirkt, sollte das aufhorchen lassen. Neben einer tatsächlichen Besserung könnte eine getroffene Suizidentscheidung dahinter stehen.

Alle genannten Aspekte sind im Umgang mit potenziell suizidgefährdeten Menschen wichtig, sie sollten beachtet bzw. im Rahmen des Möglichen offen angesprochen werden. Nichtsdestotrotz: Im Einzelfall gibt es keine absoluten Sicherheiten. Menschen, die fest zum Suizid entschlossen sind, lassen sich nicht bzw. kaum je „in die Karten" schauen bzw. geben, wenn, dann nur sehr diskrete indirekte Hinweise. Wenn es gelingt, hinsichtlich eines Suizids ambivalente Personen rechtzeitig als solche zu erkennen und durch stützende bis schützende Maßnahmen davon abzuhalten, ist viel gewonnen (Wolfersdorf und Etzersdorfer 2011; Bronisch 2014; Broocks und Sommer 2017).

KAPITEL

9 Depression an Fallbeispielen: drei Patienten und ein Klient

9.1 Patient Andreas A.

Die Namen und Biografien wurden selbstverständlich soweit verändert, dass Übereinstimmungen zwischen den geschilderten Fällen mit tatsächlich lebenden Personen rein zufällig und nicht beabsichtigt wären.

Der Patient/Klient

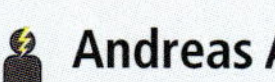

Andreas A

„Ich fühle mich einfach nicht gut und habe das Gefühl, nein, ich weiß, dass es in der Arbeit schlimm war. Aber auch ansonsten. Verstehen tue ich es nicht. Ich kann nicht mehr abschalten, auch am Feierabend und am Wochenende nicht. Die Probleme gehen mir immer durch den Kopf, ohne dass eine Lösung in Sicht wäre. Es wird immer schlimmer, derart, dass es gar keine konkreten Gedanken an etwas mehr sind, nur das bedrückende Gefühl, dass gar kein Gefühl mehr ist. Ein Zustand? Ich fühle mich durchgehend erschöpft, kraftlos, und habe den Spaß irgendwie an allem, am Leben verloren.

Meine Frau versucht mich aufzuheitern, zu motivieren, raus zu gehen. Sie schleppt mich mit. Ein Gefühl kommt bei mir dabei nicht auf, abgesehen davon, dass ich merke, wie sie sich bemüht. Alles ist ganz weit weg.

Nachts bin ich wach, kann nicht einschlafen und wenn, bin ich noch mitten in der Nacht wieder wach und unruhig. Morgens bin ich wie gelähmt. Ich weiß, dass ich zur Arbeit gehen müsste. Aber es geht einfach nicht. Ich bleibe liegen, schleiche wie mechanisch durch die Wohnung, trinke einen Schluck Wasser. Zum Nachmittag hin, abends, wird es etwas leichter. Ich denke ich könnte etwas machen. Aber dann müsste ich eigentlich schlafen, was gar nicht geht. Und morgen alles wieder von vorne. Das geht schon ein paar Wochen so, es quält mich. Meine Familie sagt, das kommt vom Stress in der Arbeit. Kann sein, aber auch nicht. Meine Mutter hatte früher ähnliche Zustände. Sie war deshalb mehrfach in psychiatrischen Kliniken. Ich habe Angst, dass es bei mir dasselbe ist. Meine Frau versucht mich zu beruhigen, es sei bei mir ganz anders …"

9.2 Patient Bertold B.

Der Patient / Klient

Bertold B

„Ich fühle mich einfach nicht gut und habe das Gefühl, nein, ich weiß, dass vor allem die Situation in meiner Arbeit daran schuld ist. Ich fühle mich durchgehend erschöpft, kraftlos und habe keinen Spaß mehr, zumindest nicht an der Arbeit. Auch dann, wenn ich abends im Bett liege, denke ich immer an die Arbeit, den unfähigen Chef und das, was er heute wieder losgelassen hat. Ja, es kränkt mich. Wem würde es anders gehen, wenn man alle Kompetenzen abgesprochen bekommt? So sagt er es nicht. Aber so kommt es an. Arrogantes Lächeln. Er hat selbst keine Ahnung und will anderen Leuten erklären, wie sie arbeiten sollen. Das geht mir nicht aus dem Kopf. Weil es unfair ist, dieses Machtgetue, ich kann das nicht ab … und bin hilflos.

Ich schlafe schlecht ein, weil es mir nicht aus dem Kopf geht, und wenn ich nachts aufwache, dann ist es unmittelbar wieder da. Irgendwie komme ich noch über die Runden. Wenn ich mich mit meiner Frau und meinen Kindern mal über etwas anderes unterhalte, wenn wir im Urlaub sind und neulich im Kino, da geht es mir besser. Oft auch richtig gut. Aber wenn es längerfristig so weitergeht, dann weiß ich auch nicht. Burn-out? Ja, ich fühle mich ausgebrannt, wenn man es so sagen will. Aber eigentlich eher ärgerlich, frustriert, gekränkt. Wie nennt man das? Depression? Ich meine nicht, dass ich das habe. Ich kenne das von der Mutter eines Freundes. Die sitzt tagelang nur herum, reagiert kaum. Nein, eine solche Depression habe ich nicht.

Ist es nicht egal, wie man es nennt? Ich bin in einer Sackgasse, in einer Krise, wenn Sie so wollen. Es muss sich etwas ändern. Aber Einfluss darauf habe ich nicht. Die Stelle wechseln? Warum soll ich mir etwas kaputt machen, wo ich lange für gearbeitet habe? Und solchen Menschen kann man überall wieder begegnen. Wenn morgen der betreffende Chef abberufen würde, von wem auch immer, und die Verhältnisse so wären wie früher, dann hätte sich das Problem von alleine gelöst. Aber damit ist nicht zu rechnen. Wenn meine Frau meinen Zustand als Burn-out bezeichnet, dann passt das letztlich schon."

9.3 Patient Christof C.

Der Patient / Klient

Christof C

„Ich mache mich doch nicht zum Deppen! Ich habe in diesem Laden lange genug gearbeitet. So etwas muss ich mir nicht gefallen lassen. Die verarschen einen doch. Wer den zum Chef gemacht hat, der verdient es nicht besser, als dass sich die Mitarbeiter krankmelden. Was soll man auch sonst tun? Da muss man doch einfach ausbrennen!

Meine Energie ist total weg, meine Stimmung ist absolut auf dem Nullpunkt. Da geht gar nichts mehr. Absolut nichts mehr. Wenn ich sehe, wie dumm die Kollegen angeredet werden, dreht es mir den Magen um. Einerseits wird Gewinn maximiert und uns erzählt man andererseits, dass angesichts der schlechten Lage keine Lohnerhöhung drin sei. Während die Geschäftsführer im Luxusurlaub sind. Es stand neulich gerade wieder in der Zeitung. Das muss ich mir nicht gefallen lassen … Das hat auch meine Frau gesagt. Ich soll mehr auf mich, auf meine Gesundheit achten. Erst mal wieder besser schlafen und Abstand finden. Damit ich mich wieder auf irgendetwas konzentrieren kann und mir das Essen wieder schmeckt.

Wie es weiter geht? Erst einmal brauche ich Ruhe und viel Zeit für mich. Ich bin eben ausgebrannt. Auch den Kollegen geht es schlecht. Mein älterer Kollege hat gut lachen, der geht nächstes Jahr in Rente. Aber vielleicht sollte ich das auch?"

9.4 Business Coaching-Klient Daniel D.

Der Patient / Klient

Daniel D

„Nach einer Banklehre und einem anschließenden BWL-Studium habe ich zunächst in einer der großen Banken Karriere gemacht und arbeite nun im mittleren Management als Abteilungsleiter. Ich habe eine reizende Frau und einen dreijährigen Sohn, lebe in einer Doppelhaushälfte am Rande einer Bankenmetropole und könnte mit mir und der Welt zufrieden sein. So gesehen ist alles prima. Von außen betrachtet, Friede, Freude Eierkuchen. Leider nur von außen betrachtet. Mein Vorgesetzter ist nett, hat aber ein schwaches Standing im Vorstand und steht zudem kurz vor der Pensionierung. Dass es in der Bank kriselt und es weitere Stellenstreichungen geben wird, ist absehbar. In meiner Abteilung, es geht um Kredite für mittelständische Firmen, gab es bislang zwar kaum Rückgänge. Dass es sie geben könnte, ahnt aber jeder. Der Aufwand, den Umsatz zu halten und noch zu steigern, ist in den vergangenen Jahren immer größer geworden. Kreatives Arbeiten war es schon lange nicht mehr. Vielmehr hatte ich ständig das Gefühl, mit dem Rücken zur Wand zu stehen. Angemessenere Top-down-Ziele zu setzen, fiel dem Vorstand nicht ein. Holen, was geht! Das eigentliche Problem in dieser Konstellation sind mein schwacher Chef und starke Kollegen, was mich in den kommenden Jahren zum willkommenen Bauernopfer prädisponiert. In anderen Abteilungen gibt es ein paar deutlich jüngere, in Sachen IT fittere Kollegen, die eine Art Netzwerk bilden. Einige davon waren ehemalige Mitarbeiter ein und derselben Beraterfirma. Die werden im Zweifelsfall zusammen und gegen mich stehen. Natürlich sagte das niemand. Wir plaudern in der Kantine miteinander und pflegen den burschikos-sportlichen Ton des gehobenen Managements, fahren AUDI oder BMW. Es sind bereits einige Kollegen in den Vorruhestand oder sonst wohin diffundierten. Ich jedenfalls fühle mich in der Situation seit mehreren Jahren zunehmend unwohl. Ich schlafe schlecht, oft nur wenige Stunden, bin zunehmend genervt und selbst am Wochenende fehlt der Schwung. Ich reiße mich zusammen, so gut es geht. Spaß an der Arbeit und am Leben habe ich schon lange nicht mehr.

Meine Frau merkt das natürlich. Ehemals hatte sie einen lustigen und spontanen Gatten, sagt sie. Jetzt hat sie einen, der frustriert und blockiert ist. An Wochenenden spielte ich lustlos mit dem Jungen, obwohl er mir total wichtig und lieb ist, was ich eher weiß als fühle. Völlig überrascht war ich, als ich bei der eigenen Bank Schwierigkeiten bekam, als es um einen Kredit für unsere Doppelhaushälfte ging. Die Stelle wechseln, in eine andere Bank gehen? Finden Sie mal eine, der heute noch einstellt ... Selbst wenn ich eine Stelle finde, wäre die Gefahr groß, vom Regen in die Traufe zu kommen. Irgendwie bin ich gefühlsmäßig von der wirtschaftlichen Stagnation infiziert. Spätestens in Assessment-Centern spüren die Personaler das. Was soll ich tun? Ich muss mich immer mehr zusammenreißen, um mein gewinnendes Lächeln auf die Lippen zu bekommen. Alles super .... Ich glaube mir das nicht mehr und bin sicher, dass es da, wo ich jetzt bin, auch nicht mehr super wird. Noch bin ich jung genug, um mich neu zu orientieren. Aber nicht mehr lange. Irgendetwas muss ich verändern, es darf aber nicht zu bodenlos werden, das kann ich meiner Familie nicht antun.

Ein ehemaliger Mitstudent von mir arbeitet an einer Hochschule. Dessen Chef ist auch als Coach tätig, er hat Erfahrungen in diversen Bereichen, in einer Bank, aber auch in der Industrie. Alleine komme ich aus meiner Zwickmühle nicht raus, ich werde mit dem Coach einen Termin vereinbaren."

9.5 Experte: Wo fangen psychische Störungen/Depressionen an?

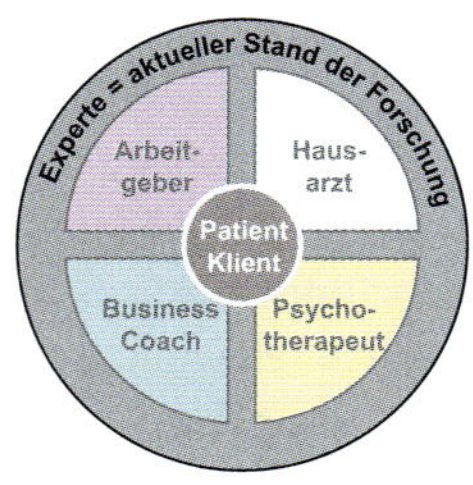

Alle Fallbeispiele, sowohl Patienten als auch der Klienten, wenn man auf die in der ICD-10 definierten Depressions-Symptome fokussiert und die von den Betreffenden verbal kommunizieren Symptome als faktisch gegeben ansieht, erfüllen die Kriterien einer Depression bzw. der Episode einer Major Depression nach ICD-10 (zumindest „mittelgradig": ICD-10 F 32.1). Wenn es in der jeweiligen Vorgeschichte bereits ähnliche Episoden gegeben hätte, was in unseren Fallbeispielen nicht referiert wurde, dann wäre es eine „rezidivierende depressive Störung" (ICD-10 F 33.1). Wenn man sich die Konstellationen näher ansieht, dann sind die Unterschiede allerdings beträchtlich. Bei allen vier Personen mag beruflicher Stress als auslösender Faktor eine Rolle gespielt haben.

Im **ersten Fall,** Andreas A., der die Kriterien einer schwergradigen Depression – ohne psychotische Merkmale – erfüllt (ICD-10 F 32.2), einhergehend mit massivem Verlust von Emotionalität („Gefühl der Gefühllosigkeit") und Antrieb, bleibt der Stellenwert, den die beruflichen Belastungen letztlich auf seine Erkrankung hatten, offen (was er selbst auch so sieht). Früher hätte man bei Andreas A. eine „endogene Depression" diagnostiziert, heute bezeichnet man dies als „melancholischen Subtyp einer Major Depression" (Tölle und Windgassen 2006). Der „biologische" Aspekt, also Genetik bzw. Veranlagung, haben bei solchen Konstellationen mutmaßlich einen höheren Stellenwert als in den anderen, eher als Stressfolgen imponierenden Fällen.

Trennscharfe Grenzen zwischen dem, was früher **„endogene Depression"** und **„neurotische Depression"** genannt wurde, gab bzw. gibt es nicht. Bereits der Umstand, welche Symptome erlebt und welche wie berichtet werden, hängt von der Art der Befragung, dem Vertrauensverhältnis zum Arzt und unter anderem dem Geschlecht und der soziokulturellen Herkunft des betreffenden Patienten ab. Sich als „meine Stimmung ist gedrückt, mir fehlt der Antrieb" wahrzunehmen, mag einerseits Folge bestimmter Funktionsveränderungen im Gehirn sein. Andererseits spiegelt es die jeweilige Sozialisation, in dem solche Begriffe verwendet werden und entsprechende Bilder präsent sind.
In anderen Kulturkreisen, z. B. im traditionellen Russland oder in den arabischen Ländern, neigen Patienten eher dazu, zu „somatisieren", also körperliche Beschwerden zu erleben – ohne dass sich dafür körperliche Ursachen fassen ließen (z. B. Wohlfart und Zaumzeil 2006). Früher war die **„larvierte Depression"** eine häufig gestellte Diagnose. Heute, in der ICD-10, findet sich der Begriff nur noch unscheinbar unter F32.8: Sonstige depressive Episoden: Atypische Depression, einzelne Episoden der „larvierten" Depression o. n. A. (Bschor 2002). Dies spiegelt nicht zuletzt den soziokulturellen Wandel der westlichen, postindustriellen Gesellschaft hin zu (zumindest was das Selbstverständnis anbelangt) intellektualisierend-selbstreflektierten Modi in weiten Teilen der Bevölkerung.

Im **zweiten Fall,** Bertold B., wird der Überlastungs- und Erschöpfungsaspekt deutlicher, wobei ungeachtet dessen die Kriterien als erfüllt zu betrachten sind. Auch von Christof C., dem **dritten Fall,** werden schwergradige depressive Symptome als vorhanden kommuniziert und zudem Erschöpfung bzw. „Burnout" behauptet. Gleichzeitig wird bei ihm der strategische Aspekt sehr deutlich. Spürbar sind vor allem Ärger und Wut aufgrund erlittener Kränkungen. Jenseits seiner Arbeit geht es dem Betreffenden de facto uneingeschränkt gut. Würde man ein Gutachten über ihn schreiben, so wie es von Gerichten im Rahmen von Renten-Streit-Verfahren angefordert wird, könnte und sollte man diese Aspekte diskutieren (Rauh und Svitak 2008; Hillert 2011; Deutsche Rentenversicherung 2012; Linden 2014). Im Sinne von DSM und ICD wäre diese Diskussion allerdings nicht: Wenn man dem Patienten glaubt (ihm nicht zu glauben, ist zumindest in den betreffenden Diagnosesystemen nicht vorgesehen), dann ist die Diagnose zu vergeben. Basta.

Wenn alle die formalen Kriterien einer Depression erfüllenden Menschen mit dem gleichen Medikament be-

handelt werden (was in Pharmastudien üblich ist, da hier DSM-/ICD-Diagnosen zugrunde gelegt werden), dann könnte es sein, dass ein Patient mit „eher biologischer" Komponente bzw. **„Melancholischem Subtyp"** tendenziell besser auf das Medikament anspricht als andere.
Ob dem so ist, ist aktuell eine Glaubensfrage. In den meisten Studien, zumal im Psychopharmaka-Bereich, wurden und werden die hier diskutierten Differenzierungen nicht oder nur vage vorgenommen. Die dazu aussagekräftigeren Studien weisen für Patienten mit „Melancholischem Subtyp" keine signifikant besseren Antidepressiva-Behandlungsergebnisse aus, was aber auch methodische Gründe haben könnte (Arnow et al. 2015).

Es bleibt zu konstatieren, dass die ICD-10/11 psychopathologisch gesehen erhebliche blinde Flecken hat. Da alternative Möglichkeiten bzw. Kategorien psychische Störungen zu klassifizieren und zu diagnostizieren nicht in Sicht sind (bzw. nur solche, die absehbar ebenfalls blinde Flecken haben) müssen derzeit alle Beteiligten mit den DSM-/ICD-Perspektiven leben. Die Grenzen dieser Diagnosesysteme und die ihnen immanenten Grundannahmen mitzudenken, in der Forschung wie in der Therapie, wäre wünschenswert und perspektivisch weiterführend. Es ist aber leider nicht die Regel.

Unabhängig von allem: Es ist essenziell wichtig, schwergradige seelische Störungen – wie hier beim ersten Patient Andreas A. – zu erkennen. Patienten, die derart in sich gefangen sind, ist mit Stressbewältigung bzw. Coaching absehbar nicht angemessen zu helfen. Ihnen fehlen der Antrieb, die Konzentrationsfähigkeit und nicht zuletzt eine tragfähige, ein positives Ergebnis antizipierende Therapiemotivation. Nach allem, was man weiß, helfen bei schwerstgradig ausgeprägten Depressionen, neben einer guten sozialen und therapeutischen Einbindung – letztere in Form geduldiger, stützender Gespräche – die Zeit, Medikamente/Antidepressiva und ggf. andere Behandlungsformen (Schlafentzug, Elektrokrampftherapie etc., ➤ Kap. 10).

9.6 Sind die Fallbeispiel-Personen „ausgebrannt"?

Alle vier Personen fühlen sich irgendwie „ausgebrannt", wobei dieser Aspekt wiederum ganz unterschiedlich konnotiert ist: **Andreas A.** weiß, dass man seinen Zustand heute so nennen kann. Er selbst identifiziert sich damit aber nur bedingt, weil er sein Befinden als fremd (bzw. als „depressiv") empfindet und die eindimensionale Kausalität, wonach vor allem die Arbeit und Stress schuld seien, auf seine Konstellation bezogen nicht nachvollziehen kann.

Bertold B. identifiziert sich bzw. seinen Zustand mit dem Burn-out-Begriff, übereinstimmend mit dem, wie Burn-out üblicherweise (etwa in der ICD-11) konnotiert wird.

Christof C. lässt in seiner vehementen Außendarstellung keinen Zweifel daran, dass er total ausgebrannt sei. Er tut dies mit derartigem Ärger und Wut in Richtung seines Arbeitgebers, dass von Kraftlosigkeit und Energiemangel – die im Sinne des Bildes „ausgebrannt" zu erwarten wären – zumindest nichts zu spüren ist. Wenn man ihn darauf ansprechen würde, wäre seine Antwort: „Ich habe gelernt, meine Fassade aufrecht zu erhalten. Dahinter sieht es ganz anders aus.".

Auch **Detlef D.** könnte auf seinen Arbeitgeber ärgerlich bis wütend sein. Er ist von der Persönlichkeit aber anders ausgerichtet als Christof C., geht mit höherer innerer Distanz an seine Situation heran, übernimmt Verantwortung und sucht eine konstruktive Lösung, weshalb eine quasi-diagnostische Selbsteinschätzung als „ausgebrannt" für ihn nicht relevant ist.

MERKE

Zudem und nicht zuletzt wird anhand unser vier exemplarischen Patienten/Klienten deutlich: Burn-out ist ein prägnantes subjektives Störungsmodell. Nicht mehr, aber auch nicht weniger.

KAPITEL

10 Diagnose „Depression“: Behandlung, Therapie, Coaching

Behandlung von Depression

Die Behandlung von Depressionen setzt eine entsprechende **Diagnostik** voraus und ist daran anschließend, der Literatur entsprechend, in drei Behandlungsabschnitte unterteilbar (u. a. Lorenzen und Bschor 2019) (➤ Abb. 10.1).

Anmerkung Strukturierte Konzepte haben viele Vorteile. Sie geben Orientierung und Sicherheit. Ihre Nachteile liegen im hohen Abstraktionsgrad und unvermeidlichen Simplifizierungen. Was das oben beschriebene Konzept anbelangt: Oft fluktuiert der Schweregrad einer depressiven Symptomatik erheblich, was widerholte Akutbehandlungen nötig macht. Erhaltungstherapie und Rezidivprophylaxe gehen realiter unmittelbar ineinander über. Zudem passt das Schema, das offenkundig von der Pharmakotherapie her gedacht ist, nicht bzw. nur bedingt auch für eine Psychotherapie oder ein Coaching: Wie sähe z. B. eine psychotherapeutische „Erhaltungstherapie“ aus?

Akutbehandlung	Erhaltungstherapie	Rezidivprophylaxe
→ Die Symptomatik klingt idealerweise unter medikamentöser und/oder psychotherapeutischer Behandlung ab.	→ Primär von der Antidepressiva-Medikation aus gedacht, wird die Medikamenteneinnahme mittelfristig weitergeführt, um einen Rückfall zu verhindern.	→ Verhalten und/oder Situation des Patienten sollen sich so verändern, dass ein Rückfall unwahrscheinlich wird bzw. dass emotionale Schwankungen frühzeitig erkannt werden, um adäquat reagieren zu können.

Abb. 10.1 Behandlung von Depressionen in drei Abschnitten nach Lorenzen und Bschor 2019

10.1 Diagnose „Depression" in der Hausarztpraxis

Der Hausarzt

„Die Diagnosekriterien einer Depression kenne ich seit dem Studium. Dass die meisten meiner Patienten auch psychische Probleme haben, weiß ich. Wenn ich die Zeit dazu hätte, könnte ich bei jedem Patienten die Kriterienliste der ICD-10 durchgehen. Eine Checkliste liegt auf meinem Schreibtisch. Für mich ist eher die Frage wichtiger: Was tue ich, wenn ich eine Depression diagnostiziere: Kann ich es dem Patienten vermitteln und, vor allem, was hat er dann davon?

Ergänzend zu dem, was der jeweilige Patient berichtet, ist es für mich eine Frage des Gesamteindrucks. Welche Symptome eine Depression ausmachen, das kann man heute in jeder Illustrierten lesen und im Internet finden. Nennt ein Patient nur Symptome oder erlebt und erleidet er sie? Mein Eindruck mag nicht objektiv sein, aber was ist in diesem Bereich objektiv?

Der erste Patient aus ➤ Kap. 9, **Andreas A.,** ist offenkundig schwer krank. Das spürt man sofort. In ihm läuft etwas ab, was er selbst nicht versteht und ihn hilflos macht. Er macht mir keinen Druck, verlangt nichts von mir. Dass der Zustand, unter dem er leidet, eine Depression ist, wird aus allem, was er sagt und wie er es sagt, so deutlich, dass ich mir Sorgen mache.

Der zweite Patient, **Bertold B.,** sagt, dass er keine Depression habe, obwohl er formal dafür hinreichend viele Kriterien erfüllt (➤ Kap. 9). Er macht auf mich den Eindruck, nahe an einem spürbaren depressiven Einbruch – dem, was der erste Patient so deutlich zeigt – zu stehen, aber eben noch davor.

Und der dritte Patient, **Christof C.,** bei dem ist es ganz anders: Der macht mir von Anfang an erheblichen Druck, indem er hochgradig appellativ eine Depression schildert (➤ Kap. 9). Er nennt viele relevante Symptome. Jeder müsste bei ihm umgehend zumindest eine mittelschwere Depression diagnostizieren. Er verlangt geradezu danach und das vehement, dass der Eindruck entsteht, dass er keineswegs so krank ist, wie er vorgibt zu sein. Er klagt über Energielosigkeit und tritt dynamisch-kraftvoll, sogar grenzwertig aggressiv auf. Das passt so nicht.

Das weitgehend intuitive Abwägen von kommuniziertem Inhalt, Auftreten und Art der Kommunikation eine Patienten ist letztlich das, was, dann sorgfältig ausformuliert, einen **‚psychopathologischen Befund'** ausmacht, wie er etwa im Rahmen eines Gutachtens zu erstellen wäre (Linden 2014). Die Beschwerden und Klagen eines Menschen sind kein Befund! Natürlich geht es Christof C. nicht gut. Aber deshalb muss er nicht krank sein. Er nutzt die Möglichkeiten, die unser Sozialsystem bietet, bedient sich der bekannten Symptomatik einer Depression (wie weit ihm das bewusst ist, wäre eine andere Frage). Und ist dabei, mich in seinem Sinne zu instrumentalisieren, was mir wiederum unangenehm aufstößt.

Zum Klienten **Dieter D.** müsste ich mich, da er nie in meine Praxis gekommen ist, nicht äußern (➤ Kap. 9). Formal betrachtet gibt er hinreichend Symptome an, um eine Depression diagnostizieren zu können, auch wenn er sich selbst quasi als ‚gesund in bedrückender Lebenssituation' schildert. Er leidet spürbar unter depressiven Symptomen, fühlt sich aber noch als Herr der Lage und hat einen Plan, wie er seine Probleme lösen kann."

Angesichts der vorgestellten „depressiven" Personen wird exemplarisch deutlich, wie **heterogen** das Spektrum dessen ist, was nach DSM/ICD als **„Depression"** zu diagnostizieren wäre. Dass alledem und dieselbe umschriebene „Funktionsstörung des Gehirns" zugrunde liegen soll, erscheint per se wenig wahrscheinlich. Die Patienten in den Beispielen bzw. in einer Hausarztpraxis sind eher das **Integral aus depressiven Aspekten, aus der jeweiligen Persönlichkeit und deren sozialer Situation.**

Mit den aktuellen DSM/ICD-Diagnosekriterien lässt sich das nicht angemessen abbilden (vgl. Fähndrich 2006).

10

Der Hausarzt

„Ob und wenn ja, welche Diagnose ich dann stelle? Das kommt nicht nur auf den Zustand des Patienten, die von ihm geschilderte Symptomatik und meinen Gesamteindruck an. Ebenso wichtig ist, was der Patient erwartet, welche Diagnose er sich selbst stellt und welche Behandlungsoptionen ich habe. **Andreas A.** würde ich, so gut es geht, an die Hand nehmen und unabhängig davon, ob er – oder seine Ehefrau – Burn-out diagnostiziert haben will, dafür sorgen, ihn zu einem Psychiater oder gleich in eine Klinik zu schicken. So nachdrücklich, wie irgend möglich!

Bertold B., der sich als ‚Burn-out' erlebt, würde ich vermutlich eben diese Diagnose, die natürlich keine ist, geben. Wozu soll ich ihn damit schocken, dass er laut den Kriterien eine Depression hat, also die gleiche Diagnose wie die Mutter seines Freundes (die ich kenne und deren Zustand ähnlich der von Andreas A. ist)?

Und **Christof C.,** der macht so viel Druck, dass ich ihm die Diagnose ‚Depression' gebe und sie, wo immer er sie dokumentiert haben will, dokumentiere. Schon deshalb, weil ich ihn ansonsten kaum aus dem Sprechzimmer herausbekomme."

10.2 Diagnose „Depression" in der psychotherapeutischen Praxis

Die Psychotherapeutin

„Psychiatrische Diagnostik nach ICD-10 war Teil meiner Ausbildung (Mader und Riedl 2018; vgl. Delker et al. 2019). Bei jedem meiner Patienten eine Diagnose zu stellen und diese anhand der zuvor sorgfältig beschriebenen Symptomatik zu begründen, habe ich vom ersten Fallbericht an gelernt. In den Anträgen, die ich bei Privatversicherten schreibe, ist eine Diagnose unabdingbar, die einen zumindest so hohen Schweregrad hat, dass die Behandlung damit zu rechtfertigen ist. Was Depressionen anbelangt, ist das nicht schwer, respektive eine Frage der Rhetorik. Jeder Mensch, der sich psychotherapeutisch behandeln lassen will, hat Probleme. Das wiederum geht oft damit einher, dass die Stimmung gedrückt ist, man sich nicht mehr so freuen kann, dass es an Energie fehlt, der Schlaf gestört und die Lebensqualität reduziert ist. Womit bereits hinreichend viele der geforderten Hauptsymptome erfüllt wären. Bei allen vorgestellten Personen ließe sich die Diagnose einer Depression unschwer begründen. Wenn diese zu mir in Behandlung kämen, dann müsste ich quasi zwangsläufig diese Diagnose stellen und würde es auch den Patienten entsprechend darlegen.

Dass **Andreas A.** an einer schweren Depression leidet, ist offensichtlich (➤ Kap. 9). Spontan würde ich bei ihm zunächst die Suizidalität abklären (➤ Kap. 8) und ihn am liebsten gleich zu einem Psychiater oder, nachdem es zumindest in meiner Region oft Wochen dauert, bis ein Patient einen ambulanten psychiatrischen Termin bekommt, gleich in eine psychiatrische Klinik schicken.

Sehr gerne würde ich sofort beginnen, mit **Bertold B.** therapeutisch zu arbeiten. Der hat spürbar Potenzial. Es geht ihm um die Klärung seiner Ressourcen und seiner Perspektive. Angesichts der Vorbehalte, die er gegen die Diagnose „Depression" hat würde ich ihm sachlich darlegen, dass man seinen Zustand zwar in die entsprechende Kategorie einordnen kann, seine Form der Depression aber etwas anderes ist als die Depression, unter der die Mutter seines Freundes leidet.

Christof C. würde ich, wenn es keine zwingenden – strategischen oder diplomatischen – Gründe gibt, nicht als Patienten annehmen. Er erfüllt zwar die Kriterien, hat aber spürbar keine Motivation, hinter seine eigenen Muster zu sehen und daran zu arbeiten. Wenn er privat versichert ist, zu einer Zeit, wo ich wenig Anmeldungen habe (was de facto in den letzten Jahren nicht vorgekommen ist), wenn er von einem befreundeten Kollegen überwiesen wird und / oder wenn er irgendwie so viel Druck macht, dass ich ihn nicht ablehnen kann, dann muss es eben sein. Den Antrag zu schreiben und die Diagnose ‚Depression‘ zu stellen, ist wie gesagt kein Problem.“

10.3 Diagnose „Depression“ im Business Coaching

Der Business Coach

„Medizinische und psychiatrische Diagnostik: Das ist für mich ein schwieriges Kapitel. Wenn ich davon ausgehen muss, dass ein Klient die Kriterien einer relevanten psychischen Störung erfüllt, muss ich ihn als Coaching-Klienten ablehnen und an einen Arzt, Psychologen oder approbierten Psychotherapeuten verweisen. Diese Konstellation hat mehrere Haken. Ich habe zwar in meiner Ausbildung (was leider für die meisten Coaching-Ausbildungen nicht zutrifft) einen Überblick über psychische Störungen bekommen, aber Klienten in meiner Tätigkeit praktisch nie aus dieser Perspektive heraus gesehen. Wenn ein apathisch wirkender Mensch vor mir sitzen würde – aber solche kommen nicht zu mir – dann weiß ich, was zu tun ist. Leichtere Formen erkenne ich mutmaßlich nicht. Kollegen, die eine Health-Care-Coach-Ausbildung haben, sind diesbezüglich deutlich besser geschult.[i] Strategisch wäre es für mich unter den gegebenen Bedingungen nicht günstig, wenn ich eine Depression erkennen würde.

Daniel D., mein Coaching-Klient, schildert ein Problem, das zum Spektrum dessen zählt, wo ich mich gut auskenne (➤ Kap. 9). Wenn Daniel D. im Kontakt für mich reflektiert und authentisch „spürbar“ ist sowie hinreichend belastbar wirkt, dann kann ich mit dem Coaching starten. Ob die Basis hinreichend tragfähig ist, klärt sich in den ersten Gesprächen: Ich lege dar, welche Aufgaben der Klient und welche der Coach hat. Wir klären das Ziel und ich skizziere die nächsten Schritte. Wenn ich hingegen merke, der Klient kann oder will nicht kooperieren, wäre das ein Grund, ihm nahezulegen, sich einen anderen Coach oder ggf. einen Therapeuten zu suchen. Ob er die Kriterien einer psychischen Diagnose erfüllt, ist für mich weniger entscheidend.

Übrigens hat auch Berthold B. Probleme, die offenkundig aus dem Arbeitsleben herrühren (➤ Kap. 9). Wenn er zu mir käme, dann hätte ich schon eine Idee, woran wir arbeiten könnten. Vorausgesetzt, er wäre als Klient hinreichend soweit stabil und belastbar, um mit ihm an Veränderungen zu arbeiten. Ansonsten gilt: **Erst eine Therapie und dann das Coaching,** quasi nachdem der Psychologe oder Psychiater den betreffenden Kandidaten „freigegeben“ hat. Inhaltlich würde sich in vielen Fällen ein Coaching parallel zur therapeutischen Intervention anbieten. Entsprechende Modelle bzw. Kooperationen sind bislang allerdings rar. Wenn Coach und Therapeut sich gut kennen, kann es funktionieren.

Es mag den Patienten X geben, der für mich unauffällig zu sein scheint, aber doch unter einer gravierenden psychischen Störung leidet. Ein erfahrener Coach könnte das gegebenenfalls merken, ein unerfahrener eher nicht. Im Zweifelsfall sollte sich ein Coach absichern, etwa indem er mit Ärzten und Psychotherapeuten kooperiert. Geht das? Grundsätzlich ja, wobei der Patient sein Einverständnis geben muss, dass der betreuende Arzt oder Psychologe mir gegenüber von der Schweigepflicht entbunden wird. Idealerweise gibt es einen gemeinsamen Austausch in Anwesenheit des Patienten. Leider sind solche Modelle derzeit noch weitgehend Zukunftsmusik. Die Vorbehalte der betreffenden Professionen einem Coach gegenüber, wenn dieser nicht auch Arzt oder psychologischer Psychotherapeut ist, sind erheblich. Man lebt zumeist in anderen sozialen Kontexten und kennt sich schlicht nicht.

[i] Das wird neuerdings möglich, indem ausgebildete Coachs sich weiterbilden lassen zum Health Care Coach, welche die Schönkliniken in Kooperation mit dem Munich Business Coaching Institute (MBCI) seit 2019 in Deutschland (weltweit) erstmalig anbieten

10.4 Diagnose „Depression" aus Sicht des Arbeitgebers

Der Arbeitgeber

„Ich weiß, dass psychische Erkrankungen häufig sind. Die Statistiken der Krankenkassen sind eindeutig. Im Rahmen des betrieblichen Gesundheitsmanagements ist der Betrieb bemüht, die Arbeitsplätze und die Abläufe so zu gestalten, dass sie möglichst wenig belastbar sind, etwa indem Führungskräfte im ‚gesunden Führen' geschult werden (Jaehrling 2000; Nieder 2000; HVBG 2002; Matyssek 2011; Hillert 2014; vgl. Wastian et al. 2015). Seit einigen Jahren muss auch die psychische Belastung der Mitarbeiter erfasst werden. In meiner Firma macht das ein Institut, das Gesprächsrunden organisiert oder auch Fragebögen an die Mitarbeiter verteilt bzw. online ausfüllen lässt (z. B. Kristensen et al. 2005) und mir dann anonym die Rückmeldungen zukommen lässt. Dabei werden aber keine Diagnosen gestellt, weil das, laut Anbieter, nicht mit dem Datenschutzgründen vereinbar sei. Somit weiß ich de facto nicht, ob in meinem Betrieb bzw. in einzelnen Abteilungen mehr Mitarbeiter unter psychischen Störungen leiden als in der Bevölkerung zu erwarten wäre bzw. als in anderen Abteilungen. Wenn ich das wüsste, müsste ich zwangsläufig handeln. So gesehen ist es strategisch geschickter, es nicht so genau zu wissen (Hillert 2017).

In der aktuellen Form sind die Ergebnisse der Befragungen letztlich Stimmungsbarometer, die mich zumeist nicht überraschen. Ich weiß ja, wie die Stimmung in den verschiedenen Abteilungen ist. Wenn es eklatante Probleme gibt, etwa Konflikte mit einer Führungskraft, versuche ich schnell zu intervenieren – wenn es im Rahmen der Gesamtsituation möglich ist. Ich möchte verhindern, dass unnötig Porzellan zerschlagen wird. Natürlich gibt es auch einen Arbeitsmediziner, an den sich Mitarbeiter, die sich überlastet und krank fühlen, wenden können. Was aber nur selten geschieht. Üblicherweise flattert dann eine Krankschreibung ins Haus. Viel mehr erfahre ich nicht.

Sicher, wenn wir beobachten, dass ein Mitarbeiter sich schwertut und nicht gesund wirkt, dann versuchen wir ihn anzusprechen. Aber wenn er darauf nicht reagiert, haben wir, solange es nicht zu gravierenden Problemen im Betrieb kommt, kaum eine Handhabe. Privat ist privat. Einem Mitarbeiter zu sagen, man glaube, er sei seelisch krank? Wenn man da an den Falschen gerät, dann steht der Betriebsrat vor meinem Büro, um sich über ‚Diskriminierung verdienter Mitarbeiter' zu unterhalten. Es wäre sicher gut, wenn man das Thema ‚psychische Belastungen im Betrieb' offener kommunizieren könnte. Aktionen wie ‚Jeder hat Psyche' (in der AUDI-AG) befürworte ich sehr. Aber bis solche Ideen flächendeckend umgesetzt und realiter so in den Abteilungen gelebt werden, ist der Weg noch weit, reich an juristischen, politischen und menschlichen Stolpersteinen. Wir haben in der Firma heute leider andere Probleme – zumal in der Schwer- und Automobilindustrie, aber auch im Banken- und Finanzwesen massive Einbußen drohen – und entsprechend nicht wirklich Zeit, das Thema eingehender zu verfolgen."

KAPITEL

11 Expertenblock IV: Zielklärung aus Patienten-/Klientenperspektive

Sind die Ziele von Patienten bzw. Klienten kongruent und realistisch (➤ Kap. 9)? Patienten wollen „gesund" werden. Klienten möchten Probleme lösen. Wäre damit alles klar?

11.1 Ziele des Patienten/Klienten

„Welche Ziele haben Sie, welche Behandlung bzw. welche Form der Therapie erwarten Sie bzw. halten Sie für sich am besten geeignet?"

Auf diese Fragen antworteten unsere Patienten bzw. Klienten wie folgt:

Der Patient/Klient

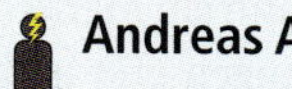

Andreas A

„Gesund werden? Ich weiß es nicht. Erholung und weniger Stress reichen sicher nicht. Auch am Wochenende geht es mir nicht besser. Ich möchte zunächst wieder Ruhe finden, der Druck sollte geringer werden. Und wieder schlafen zu können, wäre auch wichtig. Wenn es sein muss, dann nehme ich auch Tabletten."

Der Patient/Klient

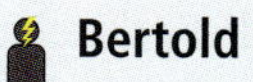

Bertold B

„Am besten wäre, wenn ich wieder unter fairen Bedingungen arbeiten könnte. Das ist utopisch, ich weiß. Zum einen muss ich wieder zu Ruhe kommen. Und dann muss ich klären, wo ich hinwill, ob es so weiter gehen kann oder ob es Alternativen gibt. Und auch warum ich im Stress so reagiere, wie ich es tue. Es gibt Kollegen, die können das besser wegstecken."

Der Patient / Klient

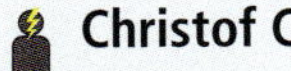

Christof C

„Das weiß ich doch nicht! Bin ich Arzt oder Therapeut? Zunächst einmal brauche ich Ruhe. Ich kann und will den Scheißladen einfach mal nicht mehr sehen!"

Der Patient / Klient

Detlef D

„In meiner aktuellen Position, in der betreffenden Firma, fühle ich mich seit Längerem nicht wohl. Egal, welche Ideen ich entwickle, ich werde umgehend blockiert, wenn es um die Umsetzung geht. Das frustriert und drückt auf die Stimmung. Soll ich mich zusammenreißen, weitermachen, soll ich mich weiterentwickeln? Ich fühle mich nicht krank, aber … blockiert. Ich will herausfinden, was mich blockiert und eine Lösung finden. Warum sollte ich zum Arzt gehen? Eine Krankschreibung hilft mir nicht weiter. Ich hoffe, dass mir ein Coach helfen kann, eine gute Entscheidung zu treffen. Wenn das gelingt, ist das, was der Coach kostet, in jedem Fall gut investiertes Geld."

11.2 Fragestellung des Experten

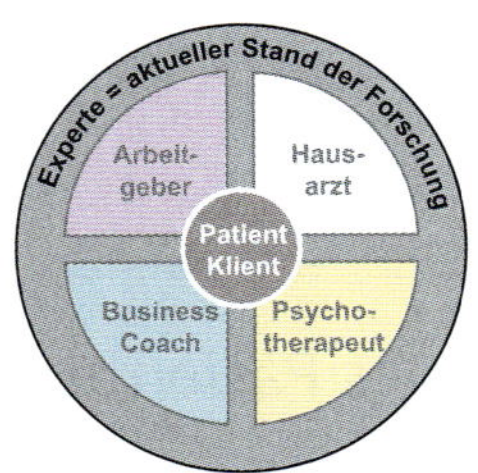

Patienten wollen „gesund" werden, **Klienten** möchten ihre Probleme lösen. So gesehen, hat jeder Patient und jeder Klient in dem Moment, in dem er eine Praxis betritt, seine Zielklärung bereits vollzogen und dies eben dadurch auch offen kommuniziert. Diese Annahmen sind einerseits plausibel. Andererseits beinhalten sie ein erhebliches Missverständnis-Potenzial und limitieren potenziell den Erfolg der Behandlung bzw. des Coachings.

11.2.1 Was versteht ein Patient unter „gesund werden"?

Die WHO definiert es folgendermaßen: „*Gesundheit ist ein Zustand des vollständigen körperlichen, geistigen und sozialen Wohlergehens und nicht nur das Fehlen von Krankheit oder Gebrechen.*" (Verfassung der Weltgesundheitsorganisation, New York 1946). Wenn man diese idealistische Definition zugrunde legt, dann wird jede Therapie zu einem utopischen Unterfangen. Auch der häufig geäußerte Wunsch „es soll wieder so sein bzw. ich möchte mich wieder fühlen wie zuvor" ist so nachvollziehbar wie unerfüllbar. Schon deshalb, weil: Niemand steigt zweimal in den gleichen Fluss. Das wussten bereits die alten Griechen.

Eventuell kommt beim geneigten Leser an dieser Stelle Ärger auf: „Da wird etwas philosophisch zerredet, was im Alltag doch absolut klar ist!"
Dieser Ärger spiegelt leider nur, dass es unbequem ist, die jegliche Behandlung tragende Zielklärung hinreichend zu konkretisieren und als das, was sie ist, nämlich persönlich zu nehmen.

So ganz genau, wo es hingehen soll, wissen zumindest unsere drei Patienten nicht (➤ Kap. 9). Also: Behandeln wie üblich und zunächst einmal alle gegebenenfalls schwierigen situativen und perspektivischen Fragen ausblenden? Kann ein Mensch, der angesichts beruflicher Überlastungen erkrankte (und sich „ausgebrannt" fühlt), gesund werden, solange die ihn krankmachende berufliche Konstellation fortbesteht und ihn am Ende der Krankschreibung bzw. der Behandlung geduldig erwartet? Aber auch „das Problem lösen" ist nur dann ein konkretes Ziel, wenn das Problem einschließlich seiner Rahmenbedingungen definiert wurden und es einen realistischen Lösungsweg gibt.

Die Hoffnung, dass sich Stress- und Druckkonstellationen des Patienten / Klienten, während er krankgeschrieben ist bzw. an was auch immer arbeitet, in Luft auflösen, wird sich in der Regel nicht erfüllen. Warum sollte sie auch? Eher im Gegenteil. Natürlich darf man hoffen, beten (letzteres ist inzwischen aus der Mode gekommen) und sich freuen, wenn sich Gewitterwolken in Wohlgefallen auflösen. Eine angemessene Zielklärung ersetzt das nicht.

Das Spektrum potenzieller Lösungen ist einerseits groß. Leider ist andererseits im Normalfall jede mögliche Lösung durch Bedenken, Gegenargumente und/oder unzureichende Möglichkeiten des Patienten/Klienten blockiert. Sonst hätte er sie absehbar bereits beschritten und wäre zumindest nicht zum Patienten/Klienten geworden. Aus Betroffenen-Perspektive ist „mein Problem" nie trivial, sondern (praktisch) unlösbar. Angesichts dessen: Lieber nicht genau hinschauen (weil es „es belastet mich zu sehr") und darauf hoffen, dass es mithilfe des Arztes/Therapeuten besser wird?

Ist es einem Patienten überhaupt zumutbar, sich mit Problemen, die ihn derart belasten, zu beschäftigen? Ist der dafür nicht viel zu krank?
Diesbezüglich sollten Ärzte und Therapeuten ihre eigenen diesbezüglichen Standpunkte und Maßstäbe reflektieren, die so oder so schnell zum limitierenden Faktor werden können.

11.2.2 Was versteht ein Klient unter „gesund werden"?

Relativ zur Perspektive der Patienten ist die der **Klienten,** was Zielklärung und mögliche Lösungen anbelangt, offensiver. Im Alltag sind die Grenzen fließend: Es gibt Patienten mit Klienten-Perspektive und Klienten, die eher wie Patienten auftreten. Abgesehen von schwergradigeren Depressionen (etwa Andreas A., ➤ Kap. 9) hängt dies oftmals weniger mit dem objektiven Schweregrad der jeweiligen Symptomatik zusammen, sondern spiegelt Persönlichkeit und Situation der betreffenden Personen.

11.2.3 Patient oder Klient?

Ob sich ein belasteter Mensch eher als Patient oder Klient definiert, wird nicht zuletzt durch die Herangehensweise und Haltung des Behandlers beeinflusst:

- Jede **„medizinische Maßnahme",** von der Krankschreibung bis zur Medikamentenverordnung, macht die Betreffenden zu Patienten.
- Der Beginn eines **„Coachings"** impliziert, dass es sich um einen aktiven, potenziell belastbaren und zur Übernahme von Eigenverantwortung fähigen Klienten handelt.
- In der **psychotherapeutischen Praxis** sind beide Varianten und alle dazwischen liegenden Abstufungen möglich: je nach Patienten, insbesondere aber auch, je nach Therapeutin.

MERKE
Eine explizite **Klärung der (über „gesund werden" hinausgehenden) Ziele von Patienten/Klienten** ist mit Blick auf eine effiziente Behandlung bzw. Problemlösung unverzichtbar.

„Ich habe dazu leider keine Zeit, das Wartezimmer ist voll" bleibt diesbezüglich eine halbherzige Entschuldigung. Kurzfristig hat es zugegebenermaßen mitunter Vorteile, auf eine explizite Zielklärung zu verzichten. Wenn beide, Patient und Arzt, intuitiv davon ausgehen, dass ein „Burn-out"-Betroffener zunächst einmal 2–6 Wochen ausruhen und dazu krankgeschrieben sein muss, sind ein entspannter Praxisablauf und eine gute Arzt-Patienten-Beziehung gesichert.

11.3 Störungs- bzw. Krankheitsmodelle stressbedingter/depressiver Symptome

Hinsichtlich der Behandlungserwartungen von Patienten/Klienten im westlichen Kulturkreis, aber auch ihrer Behandler können derzeit folgende (in unterschiedlichen „Mischungsverhältnissen" auftretende) Modelle unterschieden werden:

- Erholungs- bzw. Regenerationsmodell
- Medizinisches Behandlungs- und Genesungsmodell
- Akzeptanz- und Veränderungsmodell

Nachdem nach derzeitigem Wissensstand keines der Modelle als uneingeschränkt richtig gelten kann, läuft es stets auf eine inhaltliche Abwägung hinaus. Die verschiedenen Modelle haben jeweils unterschiedliche Vor- und Nachteile bzw. Wirkungen und Nebenwirkungen.

11.3.1 Erholungs- bzw. Regenerationsmodell

Dem Betroffenen war zuvor „alles zu viel". Pate steht die Vorstellung, wonach Menschen so funktionieren wie eine Batterie, die sich durch zu viel Belastung („Stress") entlädt. Je länger eine Taschenlampe brennt, umso schwächer glimmt das Birnchen. Durch Erholung können Batterien wieder aufgeladen werden. Das prägnante Batterie-Modell ist für die meisten Menschen unmittelbar überzeugend und damit konsensfähig.

Selbstverständlich haben Menschen „Energiereserven" und hinsichtlich jeder Leistung begrenzte Kapazitäten. Das Batterie-Modell, so zwingend es erscheinen mag, geht gleichwohl an der biologischen Realität des Menschen vorbei, besonders dann, wenn es um beruflich-soziale Belastungskonstellationen geht. Wo konkret sollten die Batterien im Körper liegen? Wie sollten sie aussehen, angesichts des ständig aktiven Stoffwechsels in allen lebenden Geweben? Wenn Zellen so „schwach" sind, dass sie ihr elektrisches Potenzial nicht aufrechterhalten könnten, dann wäre das mit dem Leben unvereinbar. Burn-out-Erleben geht, entgegen der Selbsteinschätzung und soweit nicht die Kriterien einer Depression erfüllt werden, oft kaum bis gar nicht mit psychologisch messbaren Einschränkungen einher (vgl. Taris 2006).

Auf die (im Sinne des Modells banale) Frage, wie lange Menschen brauchen, bis sich als entladen erlebte „Batterien" durch Erholung wieder aufladen, gibt es keine über „es kommt darauf an" hinausgehenden, also **keine konkreten Antworten** (geschweige denn tragfähige wissenschaftliche Erkenntnisse). Was es gibt, sind soziale Gepflogenheiten und gesellschaftsimmanente Vorstellungen: Mindestens eine, eher zwei bis sechs und mitunter auch mehrere Wochen Krankschreibung braucht man derzeit in wirtschaftlich und sozial gesicherten Verhältnissen. Je sensibler bis hochsensibler und gekränkter ein Mensch ist, umso länger? Die Krankschreibung kann sich um weitere Wochen verlängern, zumal dann, wenn die Arbeitssituation als frustran und/oder der Vorgesetzte als wenig wertschätzend erlebt wird. Mitmenschlich ist das Bedürfnis Betroffener, entsprechende Konstellationen zu vermeiden, unmittelbar plausibel. Und leidenden Menschen zu helfen, ist der Beruf von Ärzten und Therapeuten. Entsprechende Krankschreibungen, in denen außer der Krankschreibung praktisch nichts an Therapien oder Behandlung geschieht, als medizinisch-therapeutische Maßnahme zu deklarieren, ist gleichwohl: Etikettenschwindel.

Das Bild der entladenen Batterie, die Zeit zur Regeneration braucht, ist einerseits ein in sich vermeintlich schlüssiges, gut kommunizierbares Bild. Und andererseits kaum mehr als ein Alibi.

Längerfristige Krankschreibungen, um aversive Situationen zu vermeiden, sind definitiv keine Behandlung und haben zudem Nebenwirkungen: Konflikte am Arbeitsplatz werden dadurch absehbar nicht gelöst und oft verschärft. Gleichzeitig wird der „Burn-out-Patient" immer mehr mit eben dieser Rolle sozialisiert und erlebt seine Symptome als Belege für seine schwergradige, nur durch passives Abwarten und „intensive Erholung" (vermeintlich) lösbare Problematik. Dass sich Betroffene aktiv um eine Problemlösung bemühen, wird dabei zunehmend unwahrscheinlicher, dokumentiert doch die ärztliche Maßnahme, dass sie dafür zu krank sind. „Ausgebrannte", Menschen „mit leeren Batterien", die sich selbst helfen? Unvorstellbar.

11.3.2 Medizinisches Behandlungs- und Genesungsmodell

Um (wieder) genesen zu können, muss man krank sein. Die Symptome einer Krankheit sind dabei letztlich Folge einer organischen Schädigung bzw. umschriebener Fehlfunktionen des Körpers. Dass ein Mensch, der sich krank fühlt, auch krank ist, wird vorausgesetzt (wobei umgekehrt viele objektiv kranke Menschen sich subjektiv nicht so fühlen, bei erhöhtem Blutzucker, bei zu hohem Blutdruck etc.).

Wie bereits bezüglich der Diagnose „Depression" diskutiert (➤ Kap. 8), hat sich die in den Jahren um 2000 gehegte Hoffnung, wonach sich die psychischen Störungen begründenden „Fehlfunktionen" im Gehirn auffinden und dann spezifisch medikamentös behandeln lassen, nicht erfüllt. Gleichwohl hält sich die Vorstellung, wonach „psychische Störungen normale Erkrankungen, eben nur des Gehirns" seien, als akademisch-psychiatrisches Weltbild bis heute. Die Gründe dafür liegen auf unterschiedlichen Ebenen. Zum einen ist diese These die Grundlage einer sich als Naturwissenschaft definierenden (biologischen) Psychiatrie. Zum anderen mag dies Betroffenen die „Krankheitsakzeptanz" erleichtern. Und nicht zuletzt: Die Hilflosigkeit angesichts der de facto unendlichen Komplexität des Phänomens „psychische Erkrankungen" wird reduziert. Wenn ich Medikamente geben kann, wirken diese auf definierte Weise, was aus einem Mysterium eine logische Gleichung macht. Die mit letzterem verbundenen Erwartungen begründen Placebo-Effekte (übrigens einschließlich der Tatsache, dass Placebos ähnliche Nebenwirkungen haben wie die Medikamente, die sie „quasi" vertreten, s. Crichton et al. 2014; Rief et al. 2016). Und als „normale körperliche Erkrankungen" entfallen die abgründigen Aspekte, die das Stigma psychischer Erkrankungen ausmachen. Auf diese Vorteile des medizinischen Modells affektiver Störungen kann und will derzeit niemand wirklich verzichten.

Der Haken am medizinischen Modell ist, dass sich die postulierten Ursachen auf somatischer Ebene weiterhin nicht darstellen lassen und es wenn, dann eher Hinweise darauf gibt, dass u. a. Depressionen keinem eindimensionalem Ursache (auf somatischen Gebiet) und Wirkung (auf psychischem Gebiet) Logarithmus folgen. Die gesamte Konzeption hängt schließlich nicht an somatischen Befunden, sondern an den jeweils als diagnoseweisend postulierten Symptomen. Deren Ausprägung hängt wiederum nicht zuletzt davon ab, wie sensibel oder unsensibel und durch welche soziokulturelle Brille ein Individuum sich selbst und damit die Symptome wahrnimmt, benennt und kommuniziert. Bereits diese Aspekte machen den Ansatz, wenn man es denn wahrnehmen will, recht komplex.

BEISPIEL

Ab wann genau liegen „verminderte Konzentration und Aufmerksamkeit" vor und müssen als pathologisch gewertet werden?

„Sicher, meinen Job schaffe ich noch, aber es fühlt sich viel schwerer an als zuvor, ich vergesse auch häufig etwas. Früher war das nicht so. Ich mache mir wirklich Sorgen" Manager, 42 Jahre, derzeit wird die Firma „umstrukturiert". Zudem werden unter anderem vermindertes Selbstvertrauen und Verlust am Interesse an Hobbys angegeben (bei einer Arbeitszeit von täglich > 10 Stunden). Testpsychologisch ist seine kognitive Leistungsfähigkeit (Konzentrationsfähigkeit, geteilte Aufmerksamkeit, Gedächtnis etc.) in diversen Tests absolut unauffällig bzw. liegt am oberen Ende der Altersnorm.

Entspricht der vom Betroffenen berichtete Zustand dem genannten diagnostischen Kriterium? Ist er ein als „vorhanden" zu wertendes Symptom einer Depression nach ICD-10?

Wie würden ein Hausarzt, eine Therapeutin und ein Coach mit entsprechenden Angaben eines Patienten/Klienten umgehen, zumal dann, wenn keine Testung durchgeführt wurde?

Der Umstand, wonach z. B. die für eine Diagnose geforderte Zahl an Symptomen und deren geforderte Dauer (warum zwei Wochen, warum nicht vier?) schlicht auf Konventionen beruht, wird ebenfalls kaum diskutiert (➤ Kap. 8). Zusammengenommen: Es wird zwar behauptet, dass das „Rätsel" Depression wissenschaftlich bereits (fast) gelöst sei. Wenn man auch nur ein wenig hinter die Kulissen schaut, überzeugen solche Einschätzungen nicht.

MERKE

Hinsichtlich „Burn-out" ging bereits Herbert Freudenberger davon aus, dass Betroffene nicht krank sind, sondern nur – quasi auf gesunde Art und Weise – unter nicht-angemessenen Arbeitsbedingungen leiden (entsprechend der ICD-10/-11, ➤ Kap. 8).

11.3.3 Akzeptanz- und Veränderungsmodell

Die Symptomatik bzw. die schwierige Konstellation ist die Folge davon, dass aktuelle Anforderungen nicht hinreichend bewältigt werden. Die damit einhergehende Überlastung verursacht dann quasi die jeweilige Symptomatik. Wenn es gelingt, die ursächlichen Probleme zu lösen, etwa indem das Spektrum individueller Handlungsmöglichkeiten vergrößert wird, bessert sich automatisch die Symptomatik. Eine andere Möglichkeit die Überlastung zu reduzieren, ist, die Situation und/oder die Symptomatik als solche zu akzeptieren und damit leben zu lernen, nach dem Motto: Change it, love it or leave it.

So oder so, der Betroffene, der eben nicht nur ein geduldig seine Symptome erleidender, auf Heilung hoffender Patient (von Lateinisch: *pati* – dulden, leiden, zulassen, ertragen) ist, kommt nicht daran vorbei, sich zu positionieren.

Akzeptanz- und Veränderungsmodelle erfordern eine Standortbestimmung des Betroffenen, Verantwortungsübernahme und Veränderungsmotivation.

Einerseits: die leidige Schuldfrage Wenn ich mich entschließe, an meinem Verhalten etwas zu ändern, könnte das im Umkehrschluss behaupten, dass mein vorheriges Verhalten mit zur Problematik beigetragen hat. Ich bin zumindest daran mit-schuldig. So „un-therapeutisch" solche Überlegungen auch sein mögen, sie sind im Alltag für viele Menschen unseres westlichen Kulturkreises derart naheliegend bzw. in unserem Denken verankert, dass Betroffene auch deshalb, wenn möglich, oft lieber dem „schuldfreien" Genesungsmodell zuneigen. Mitschuldig sein geht gar nicht. Es ist ungemütlich und hat einen anrüchigen Beigeschmack.

Andererseits: Akzeptanz nicht-akzeptabler Umstände ist unehrenhaft und unzumutbar. Die Akzeptanz dessen, dass sich bestimmte Probleme nicht oder nur mit unverhältnismäßig großem Aufwand lösen lassen – respektive dass die volle Gesundheit nicht wiederhergestellt werden kann – mag weise sein (vgl. Baumann und Linden 2008). In unserer auf Optimierung und Beschwerdefreiheit abonnierten Epoche („Es gibt nichts, was sich nicht verbessern ließe" – „jeder hat das Recht auf maximale Lebensqualität"), in der jeder das Recht auf uneingeschränkte Gesundheit und Glück hat, ist diese Art der Weisheit für viele gleichwohl eine „Zumutung". Das macht Achtsamkeit für Menschen, die in der Lage sind, die Grenzen menschlicher Möglichkeiten zu reflektieren (Segal et al. 2008; Hofmann et al. 2010), und *Acceptance- und Commitment-Therapy* (Hayes et al. 1999; Eifert 2011) so zeitgemäß (Pignotti et al. 2015).

11.3.4 Das biopsychosoziale Modell: integrativ und allseits offen

Alle hier aufgeführten, inhaltlich diverse Überschneidungen aufweisenden Krankheitsmodelle sind Varianten des biopsychosozialen Modells (➤ Kap. 8). Die Frage, welche Variante im konkreten Fall „richtig" bzw. angemessen wäre, ist akademisch und offen. Einerseits sind, wie gesagt, Art und Ausmaß der Symptomatik (und die dahinter vermutete Störung) relevant, andererseits spielen die Persönlichkeit und die soziale Situation des Betroffenen eine Rolle und drittens sind alle diese Faktoren wiederum abhängig vom jeweiligen ideologisch-therapeutischen Kontext.

Derzeit dürften z. B. in der Kommunikation gestresster Kollegen einer Firma untereinander das (eher passive) **Erholungs- und Genesungsmodell** bevorzugt werden. Wenn einfühlsame Behandler dies uneingeschränkt übernehmen, sind die Demarkationslinien der Behandlung zementiert. Ein Patient wiederum, dem von einem charismatischen Arzt – im Rahmen der „Psychoedukation" (➤ Kap. 14) – nachdrücklich dargelegt wird, dass Depression „eine richtige Erkrankung" sei, für die man nur die richtigen Medikamente finden müsse, wird sich eher in Richtung **Genesungsmodell** ausrichten.

MERKE

Diskussionen dieser Art sachlich und emotional zu führen, auch wenn es an den Grenzen der eigenen Vorstellungen rüttelt, erweitert absehbar Behandlungs-, Therapie- und Coaching-Spielräume. Die Auseinandersetzung mit der Grenzenlosigkeit und Vorläufigkeit des Themas ist und bleibt eine Zumutung. Wer sich diese Zumutung nicht zumutet, weil er sich auf überzeugende Modelle, prägnante Begriffe und wissenschaftlichen Konsens berufen kann, **gewinnt Sicherheit auf Kosten seines Handlungsspektrums.**

KAPITEL 12 Expertenblock V: Psychopharmaka – zwischen Wissenschaft, Ideologie und Pragmatismus

Noch vor wenigen Jahren galten Psychopharmaka angesichts relevanter depressiver Zustände praktisch aller Schweregrade als das Mittel der Wahl: günstig und, relativ zu Psychotherapeuten, jederzeit verfügbar.

12.1 Psychopharmaka aus der Sicht des Experten

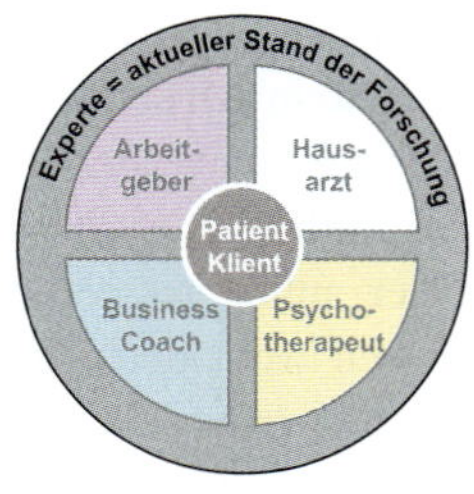

Heute sind Antidepressiva, laut der einschlägigen S3-Leitlinie, bei mittelschweren (als gleichberechtigte Alternative zur Psychotherapie) und bei schweren Depressionen (in Kombination mit Psychotherapie) indiziert (➤ Tab. 12.1).

Die Wirksamkeit und Verträglichkeit von Antidepressiva kann man heute selbst in biologisch-psychiatrischen Kreisen kritisch diskutieren, ohne als romantisch-verklärter Außenseiter belächelt zu werden. In einer psychiatrisch-akademischen Welt, in der die Lehrstühle über viele Jahre weit überwiegend mit „Pharmakopsychiatern" besetzt wurden, ist das bemerkenswert.

Antidepressiva: zunächst eine Erfolgsgeschichte

Die Entdeckung, wonach es Substanzen gibt, die depressive Symptome zum Abklingen bringen, erfolgte wie vieles, was zur heutigen High-Tech-Medizin führte, zunächst zufällig und wurde dann systematisch weiter verfolgt. Dass bestimmte Antihistaminika, also u. a. bei allergischen Reaktionen hilfreiche Substanzen, müde machen, wusste man bereits um die Mitte des 20. Jahrhunderts. Depressionen gehen oft mit Schafstörungen einher. Im Rahmen seiner Studien verordnete der Schweizer Psychiater **Roland Kuhn** (1912–2005) endogen depressiven Patienten (oft ohne deren Wissen und Einverständnis, König et al. 2019) entsprechende Mittel, wobei eine Neben- zur Hauptwirkung gemacht wurde. Der Schlaf der Patienten verbesserte sich erwartungsgemäß, im Verlauf dann aber auch die übrigen depressiven Symptome. Ausgehend von dieser Beobachtung, die dann in zahlreichen offenen und kontrollierten Studien bestätigt wurde, stellte sich

Tab. 12.1 State-of-the-Art-Behandlung von Depressionen entsprechend der aktuellen S3-Leitlinie (DGPPN et al. 2019)

Einteilung	Therapieempfehlung
Leichte Episode	Angesichts hoher Spontanremissionsraten: zwei Wochen „aktive Beobachtung"
Mittelgradige Episode	Pharmakotherapie und Psychotherapie als „gleichberechtigte" Alternativen
Schwere Episode	Kombination aus Pharmakotherapie und Psychotherapie

die Frage, auf welchen Mechanismen die antidepressive Wirkung („Thymoleptika") beruht. Da die zunächst eigesetzten Substanzen, von denen das **Amitripyilin** am bekanntesten wurde (Barbui und Hotopf 2001; Benkert und Hippius 2019), Acetylcholinrezeptoren „blockieren", wurde die Ursache von Depressionen in einem **Funktionsungleichgewicht im Acetylcholin** als Überträgersubstanz „verwendenden" System vermutet.

Später, nachdem sich antidepressiv wirkende Substanzen fanden, die keine anticholinerge Wirkung (bzw. Nebenwirkung) haben, wurde klar, dass der Wirkmechanismus eher auf **Effekten der Substanzen auf den Serotonin-Haushalt** beruht. Sind Depressionen somit „Funktionsstörungen des mit Serotonin als Überträgerstoff arbeitenden Systems im Gehirn"? Die Vermutung lag nahe, zumal sich u. a. in Reagenzglas-Versuchen und „Rezeptorbindungsstudien" zeigen ließ, dass zumindest einige Antidepressiva die Rückaufnahme von Serotonin in Nervenzellen hemmen, mit der Folge, dass der Serotoninspiegel zwischen den Zellen ansteigt. Auf diese Weise wird das Funktionsgleichgewicht zwischen verschiedenen Überträgerstoffen und u. a. die Sensibilität und Häufigkeit von Serotoninrezeptoren in den Zellmembranen verändert.

Tatsache ist, dass alle als solche zugelassenen Antidepressiva **nicht sofort wirken.** Eine hinreichende Menge muss zumindest 2–3 Wochen eingenommen werden, bis sich mit einiger Sicherheit klinisch relevante Verbesserungen einstellen. Dies weist darauf hin, dass längerfristige Anpassungsprozesse des Gehirns auf Antidepressiva die antidepressive Wirkung bedingen.

Nachdem das Gehirn ein immanent interaktives Organ ist, bleibt offen, ob und welcher der diversen neuronalen Effekte von Antidepressiva nun für die klinische Wirkung verantwortlich sind. Nicht klar ist auch, ob Antidepressiva die „ursprünglichen gesunden" Funktionszustände wiederherstellen oder (was wahrscheinlicher ist) nur diesen im Ergebnis ähnliche Konstellationen hervorrufen.

Nachdem in den Jahren um 2000 („decade of the brain") die Forschung noch optimistisch war, diese Fragen alsbald klären und individuell passgenaue, nebenwirkungsfreie Antidepressiva entwickeln und produzieren zu können, ist zwischenzeitlich Ernüchterung eigetreten. Unser Gehirn erwies sich – auch hier – als zu komplex.

Antidepressiva: ein „Big Business"

Angesichts der Häufigkeit von Depressionen entwickelte sich die Psychopharmakologie antidepressiver Substanzen zu einem Milliardengeschäft. Es galt, immer neue, damit unter Patentschutz (der dem Patentinhaber 20 Jahre die Nutzungsrechte garantiert) fallende, kommerziell verwertbare Substanzen zu entwickeln. Zieldimension: möglichst weniger Nebenwirkungen als die altbekannten Mittel (u. a. Müdigkeit, trockenen Mund, Gewichtszunahme etc.; u. a. zur Gewichtszunahme: Gafoor et al. 2018) bei verbesserter (schneller eintretender, noch stärkerer) Wirksamkeit! Diesbezüglich versuchte man zunächst möglichst selektive, insbesondere auf das **serotonerge System wirkende Substanzen** zu entwickeln (sog. Serotoninwiederaufnahmehemmstoffe, SSRIs, z. B. Baldwin et al. 2007). Als sich abzeichnete, dass der antidepressive Wirkmechanismus so umschrieben wohl doch nicht ist, sollten Substanzen gefunden werden, die möglichst wenige Einflüsse auf die nebenwirkungsträchtigen Systeme des Körpers (anticholinerg, antihistaminerg) und möglichst selektive Wirkungen auf die potenziell mit (negativer) seelischer Befindlichkeit in Zusammenhang stehenden Systeme haben. Zwischenzeitlich wurden die Standards, auf deren Grundlage Wirksamkeitsnachweise zu erbringen waren, immer anspruchsvoller.

Das betrifft zum einen ethische Aspekte. Zu Recht war es tabu, depressiven Patienten ein neues Medikament quasi versuchsweise zu geben, ohne sie eingehender informiert und deren dezidierte Einwilligung eingeholt zu haben. Patienten müssen heute schriftlich ihren **„informed consent"** geben, d. h. über mögliche Vor- und Nachteile des neuen Medikaments in Güterabwägung zu bisher üblichen Behandlungsmethoden eingehend informiert werden. Schwer depressive Patienten sind dazu absehbar nicht in der Lage. Zudem wurde 1980 in Amerika ein neues Diagnosesystem (DSM-III) eingeführt (➤ Kap. 8), womit sich das Spektrum der als „Depression" diagnostizierten Konstellationen über die in den Anfangsjahren der Antidepressiva-Forschung vorzugsweise behandelten „endogen Depressiven" hinaus verbreiterte. Insgesamt hat sich dadurch die Gruppe der in Studien behandelten Patienten in Richtung weniger schwer Betroffene verschoben, was unter anderem erklären könnte, dass die Wirkung selbst der Referenzsubstanz Amitriptylin über die Jahrzehnte hinweg (scheinbar) abgenommen hat.

Zudem wurden **randomisierte Doppelblindstudien** zum Goldstandard. Hier wissen (idealerweise) weder der die Behandlung durchführende Arzt noch der Patient, ob die neue oder eine alte Substanz bzw. ein Placebo eingenommen wird. Nachdem es antidepressiv wirksame Substanden – die „alten" Antidepressiva – gab, wurde es in der Regel als ethisch nicht mehr vertretbar angesehen, neue Substanzen gegen Placebos (als „Zuckertabletten" ohne Wirkstoff) zu testen. Seitdem werden die jeweils neuen gegen alte, als Standard geltende Substanzen (zumeist Amitriptylin) getestet, was einen Wirksamkeitsnachweis erschwert. Die „alten" Substanzen haben typische Nebenwirkungen (Mundtrockenheit, Müdigkeit etc.), die neuen haben diese idealerweise nicht, was den Charakter einer Doppelblindstudie praktisch aushebelt. Nebenwirkungen implizieren für den Patienten, dass eine (und bei „erfahrenen" Patienten und Studienärzten auch welche) Substanz im Spiel ist. Hinzu kommt die bereits erwähnte veränderte Grundgesamtheit der Studienpatienten (s. o.).

Der Umstand, dass stets nur einige Patienten auf Antidepressiva ansprechen, andere aber nicht, kann als Hinweis darauf verstanden werden (zumal wenn man die individuell unterschiedliche Aufnahme und Verstoffwechselung der Substanzen berücksichtigt und z. B. durch Messung von Plasmaspiegeln kontrolliert; Hiemke et al. 2018), dass von den Symptomen her ähnliche depressive Störungsbilder auf neuronaler Ebene heterogene Entitäten sind. Wenn heute eher Patienten für Studien rekrutiert werden, bei denen Amitriptylin weniger gut wirkt, was sagt dann der Nachweis einer Gleichwirksamkeit aus? Gleichwirksamkeit muss dann nicht zwingend überhaupt Wirksamkeit bedeuten. Diese und diverse andere Eventualitäten zu berücksichtigen, macht gute Pharmaforschung aus.

Leider gehört die Erforschung von Antidepressiva nicht zu den Ruhmesblättern, weder der Pharmaindustrie noch der involvierten Psychiater. Der Markt ist offenkundig gigantisch. Wer die attraktivsten Produkte hat, der macht das Geschäft. Die einfachste Art, Wirksamkeitsnachweise zu manipulieren, war und ist, Studien, die nicht das erwünschte Ergebnis zeigen, schlicht unter den Tisch fallen zu lassen und nicht zu publizieren. In der Regel werden Patienten mit umfangreichen Fragebögen befragt (acht Seiten voller Fragen sind keine Seltenheit) und durch „Fremd-Ratings" dokumentiert. Wenn einige der Skalen einen Vorteil des betreffenden Medikaments zeigen, andere weniger, welche wählt man für Vorträge und Publikationen aus? Nicht wenige Psychiater profitierten von den Zuwendungen der Industrie, von Kugelschreibern bis zu Kongressbesuchen in Luxushotels, was mutmaßlich Einfluss auf die Interpretation der Studiendaten und die Verordnungspraxis hatte (Lieb et al. 2018).

Seit der Aufdeckung dieser Aspekte sank die Reputation von Antidepressiva. Die problematische Wirksamkeit sowie Nebenwirkungen von Antidepressiva wurden nun auch wissenschaftlich eingehender thematisiert. Zwar rufen Antidepressiva keine Abhängigkeit hervor, im Sinne einer, um die Wirksamkeit zu erhalten, nötigen Dosissteigerung. Dass es sehr wohl Absetzeffekte (u. a. einhergehend mit einer Symptomverschlechterung) geben kann, dürfte heute kaum noch zu bezweifeln sein (Fava et al. 2015; Henssler et al. 2019). Aus alledem ergeben sich folgende, eher nüchterne Empfehlungen und Einschätzungen der ehemals auch über die Behandlung on depressiven Störungen hinaus als „happy pills" gepriesenen Antidepressiva:

State oft he Art

Antidepressiva in der Behandlung von Depressionen

Fast alle Antidepressiva bewirken eine **Erhöhung von Serotonin und / oder Nordadrenalin im intrasynaptischen Spalt im Gehirn,** entweder durch Wiederaufnahmehemmung (trizyklische AD, Serotonin-Wiederaufnahmehemmer [SSRI]), Hemmung des Serotoninabbaus durch Hemmung der Monoaminooxidase (MAO-Hemmer) oder durch Hemmung des präsynaptischen α2-Rezeptors (Mirtazapin, Mianserin, Trazodon).

Laut aktueller Metaanalysen sind die „alten" **Trizyklika (Amitriptylin)** die wirksamsten Substanzen, haben aber stärker ausgeprägte Nebenwirkungen. Klinisch unterschiedliche Depressionstypen unterscheiden sich in nicht bezüglich ihres Ansprechens auf Antidepressiva (Arnow et al. 2015, s. u.). Die Wirklatenz aller Substanzen ist gleich (minimal 2–3 Wochen bei ausreichendem Plasmaspiegel). Die Indikationsentscheidung geht in der Praxis zumeist vom Nebenwirkungsprofil aus (mit Blick auf Komorbiditäten und Arzneimittelinteraktionen). Ein in der Vergangenheit bei einem Patienten gut wirksames und verträgliches Mittel sollte erneut eingesetzt werden. Nach kurzer Aufdosierungsphase wird eine Substanz über ca. 4–6 Wochen eingenommen. Der Verlauf der Symptomatik wird idealerweise über standardisierte Fragebögen (Beck Depression Inventar BDI oder Hamilton-Depressionsskala) dokumentiert. Bei gutem Respons erfolgt dann eine Erhaltungstherapie mit dem gleichen Präparat über 4–9 Monate.

Bei fehlendem oder nur geringem Ansprechen sind mögliche **Fehlerquellen** zu klären: unregelmäßige bzw. nicht vorschriftsmäßige Einnahme des Medikaments, zu geringe Dosis (Plasmaspiegel!), Fehldiagnose (depressive Symptomatik z. B. auf Grundlage körperlicher Erkrankungen), im sozialen und / oder beruflichen Kontext liegende, die depressive Symptomatik aufrechterhaltende Gründe (Krankheitsgewinn).

Außerdem gilt:

- Dafür, dass ein Wechsel des Antidepressivums den Therapieverlauf verbessert, gibt es aus systematischen Studien keine Belege (Bschor et al. 2018).
- Bei ausbleibender Wirkung kann bei TZA eine Hochdosistherapie versucht werden. **Cave:** erhöhte NW!
- Für eine Kombination sollten immer Antidepressiva aus unterschiedlichen Substanzklassen zusammen gegeben werden: SSRI mit z. B. Mirtrazapin oder Mianserin.
- Lithiumaugmentation: Die Einstellung auf Lithium erfolgt parallel zur weiteren Therapie mit Antidepressiva (Ochs und Bschor 2017).
- Für eine Kombination mit einem Antipsychotikum ist zurzeit nur Quertiapin zugelassen.
- **Cave:** Bei Einstellung auf den irreversiblen MAO-Hemmer Tanylcypromin soll eine tyraminarme Diät eingehalten werden, um Blutdruckkrisen vorzubeugen.
- Wenn diverse medikamentöse Therapieversuche nicht wirksam waren, soll die Medikation abgesetzt werden.
- Eine Wachtherapie ist in 80 % wirksam. Sie wirkt allerdings nur kurzfristig, meist kaum länger als 2 Tage.
- Bei den genannten Therapie-resistenten Verläufen ist Elektrokrampftherapie indiziert (und oft hilfreich).
- Zukünftig: Erste Berichte zum Einsatz von Esketamin (ein Narkotikum) als Nasenspray klingen vielversprechend (was sie aber auch bei anderen, heute als unwirksam geltenden Verfahren waren): Experten sind auch deshalb eher skeptisch, gleichwohl etabliert sich derzeit die Ketamin-Therapie am kundenorientierten Markt.

Antidepressiva-Verordnung

Eine auch nur annähernd vollständige Darstellung aller im Handel erhältlichen Substanzen, einschließlich deren Dosierung, Nebenwirkungen und Interaktionen mit anderen Medikamenten, ist an dieser Stelle weder möglich und beabsichtigt. Diesbezüglich wird auf die einschlägige Literatur u.a. Benkert und Hippius 2019; Laux und Dietmaier 2019 verwiesen.

Voraussetzungen der Wirksamkeit

Antidepressiva wirken nur, wenn sie in ausreichender Dosierung über ausreichend lange Zeit eigenommen werden. Ob im individuellen Fall eine Wirkung eintritt, kann frühestens nach 3 Wochen abschließend beurteilt werden. Tritt keine Wirkung ein, wobei die zuverlässige Einnahme vorausgesetzt wird, kann dies an einer schnellen / effektiven Verstoffwechselung des Patienten liegen: Die Substanz wird durch bestimmte Enzyme in der Leber zu schnell metabolisiert / abgebaut und ausgeschieden. Ob dem so ist, kann durch Messung des Plasmaspiegels festgestellt werden (Hiemke et al. 2018). Sollte dieser außerhalb des üblicherweise mit Wirksamkeit einhergehenden Bereichs liegen, liegt eine Dosissteigerung nahe. Üblicherweise wird bei Nichtwirksamkeit auf ein anderes Antidepressivum einer anderen Substanzgruppe gewechselt. Dafür, dass dies die Erfolgsaussichten relevant erhöht, gibt es keine wissenschaftlich-empirischen Belege. Zur „Augmentation", zur Erhöhung der Wirksamkeit, werden zudem Kombinationen mit anderen Medikamenten, u. a. mit sog. Neuroleptika empfohlen, wobei die Kombination mit Lithium die höchste Evidenz hat.

Nebenwirkungen

Nebenwirkungen hängen in hohem Maße von der jeweiligen Substanzklasse ab. „Traditionelle" sog. **trizyklische Antidepressiva** haben eine sedierende, schlafanstoßende Wirkung, oftmals machen sie Mundtrockenheit, haben Auswirkungen u. a. auf den Blutdruck und gehen im Langzeitverlauf mit einer relevanten Gewichtszunahme einher. **Serotonin-wiederaufnahmehemmer** haben als häufige initiale Nebenwirkungen oft Übelkeit bis hin zum Erbrechen, sie gelten als eher antriebsteigernd (d. h. haben wenig bis keine schlafanstoßende Wirkung). Bei allen Substanzen können Beeinträchtigungen von Konzentration und Aufmerksamkeit sowie Beeinträchtigungen der Sexualfunktionen vorkommen (was aber auch Symptome der Depression sein können). Zu Beginn der Einnahme auftretende Nebenwirkungen reduzieren sich oftmals im Verlauf deutlich.

Antidepressiva ja oder nein? Kriterien in der Praxis – Einschätzung der Wirksamkeit

Antidepressiva, bei kritischer Sichtung der aktuell vorliegenden Studien, sind wenn, dann schwach bis mittelstark wirksame Medikamente (Effektstärken ab 0,2 gelten als klein, solche ab 0,5 als mittelstark, solche ab 0,8 als stark). Die Effektstärke für Antidepressiva liegt insgesamt bei 0,3 (vgl. Cipriani et al. 2014; Kraus et al. 2019; Plöderl und Hengartner 2019). In Einzelfällen, zumal bei schwer depressiven Patienten, kann es zu einer deutlichen Verbesserung der Symptomatik kommen. In den meisten Fällen jedoch sind Antidepressiva Placebos bezüglich der antidepressiven Wirksamkeit nicht überlegen (das gilt nicht für die schlafanstoßende Wirkung einiger Antidepressiva, s. o.). Es müssen etwa 8–9 depressive Patienten mit Antidepressiva behandelt werden, um zumindest bei einem davon ausgehen zu können, dass er von dem Medikament mehr profitiert, als wenn er ein Placebo eingenommen hätte. Die häufig auftretenden Nebenwirkungen von Antidepressiva wiegen entsprechend ihren Nutzen oftmals nicht auf. Konkret: Acht Patienten von neun haben zwar Nebenwirkungen, aber keine Wirkung, die spezifisch auf das Medikament zurückgeführt werden kann.

Der Experte

„So gut begründet die Therapieleitlinien, die aktuell bei mittelschweren Depressionen (optional) und bei schweren Depressionen vorrangig die Verordnung von Antidepressiva empfehlen (DGPPN et al. 2019), auch sein mögen, de facto **entscheidet heute der Patient,** ob er Antidepressiva bzw. Psychopharmaka einnehmen möchte oder nicht. In beide Richtungen.

Es gibt Patienten, die erwarten auch dann, wenn es nach Leitlinie nicht indiziert ist, ein Medikament. Wer daran glaubt, dass ihm ein Antidepressivum hilft, dem ist bereits durch die Placebo-Qualität (zumindest ein Stück weit über den Spontanverlauf hinaus) geholfen. Zudem wird durch die Medikamentenverordnung dokumentiert, dass ein Mensch tatsächlich krank ist, was für die innere (primärer Krankheitsgewinn) und äußere Buchführung (bis hin zum Rentenwunsch als finale Größe des sekundären Krankheitsgewinns) wichtig sein kann.

Andererseits sind Antidepressiva, die wie alle Psychopharmaka ‚irgendetwas im Körper machen' Menschen suspekt, die sich (anscheinend nicht ganz zu Unrecht) davor sorgen, dass irgendetwas in ihrem Empfinden und Denken durch die Medikamente verändert wird und sie sich damit von sich selbst ‚entfremden': ‚Auch wenn ich mich dann besser fühle, aber bin ich dann noch ich?‘ Dass Benzodiazepine, mit Valium verwandte Substanzen, ‚abhängig machen‘ gehört heute zum Allgemeinwissen. Hinsichtlich von Antidepressiva kann dies ein Stück weit relativiert werden. Gleichwohl, wenn ein Patient ‚ich will es alleine schaffen‘ als Prämisse hat und nicht zu den extrem schweren Betroffenen gehört, ist es aktuell zumal im ambulanten Setting praktisch fast unmöglich (und damit therapeutisch unsinnig), ihn zur Einnahme von Antidepressiva bewegen zu wollen. Patienten, die Antidepressiva ablehnen, werden entsprechende Rezepte nicht einlösen. Und falls doch, landen die Medikamente früher oder später in der Mülltonne.“

12.2 Psychopharmaka aus Sicht des Hausarztes

Der Hausarzt

„Das Thema Psychopharmaka, wie bereits vom Experten kritisch beleuchtet, ist für mich ambivalent besetzt: Früher kamen die Pharmavertreter mit bunten Broschüren, auf denen offenbar umgehend von Depressionen geheilte, lachende Patienten zu sehen waren. Sie verteilten Kugelschreiber, praktische Elektrogeräte und Einladungen zu Fortbildungsveranstaltungen in teure Hotels. Heute ist die Werbung deutlich zurückhaltender, die Zahl der Vertreter, die speziell Psychopharmaka verkaufen wollen, ist in meiner Praxis fast auf null zurückgegangen.

Dass Antidepressiva besonders bei schwer Erkrankten hilfreich sein können, insbesondere solche, die den Schlaf fördern, kann ich aus eigener Erfahrung bestätigen. Noch vor einigen Jahren haben nicht wenige Patienten direkt nach Antidepressiva gefragt. **Serotoninwiederaufnahmehemmstoffe,** etwa Fluoxetin, habe ich in solchen Fällen ohne lange Diskussion verordnet. Die meisten Patienten, zumal solche, die sich vom darunter anfangs nicht selten auftretenden Übelkeitsgefühl nicht abschrecken ließen, waren zufrieden und berichteten nach ein paar Wochen, dass es ihnen besser ginge. Einen Psychotherapieplatz zu bekommen, war und ist langwierig. Viele Patienten wollen das auch gar nicht. Jede Woche zu einem bestimmten Zeitpunkt irgendwo hinzufahren, um vor dem Hauseingang von einem Bekannten gefragt zu werden, was sie denn in der betreffenden Praxis wollen, das kostet Überwindung. Entweder stimmt die Ideologie, im Sinne von ‚Psychotherapie hilft mir‘, oder aber es muss einem richtig schlecht gehen, damit sich ein Patient tatsächlich zur Psychotherapeutin begibt. So gesehen sind Medikamente der einfachere Weg, selbst wenn es nur der Placebo-Effekt ist, der wirksam wird.

In den ersten Jahren des 21. Jahrhunderts kam dann die **Johanniskraut-Welle:** ‚Wenn es schon ein Antidepressivum sein muss, dann wenigstens etwas Pflanzliches, Herr Doktor.‘ In dieser Zeit habe ich vorzugsweise Johanniskraut-Präparate verschrieben (Apaydin und Maher 2016), wobei Patienten nicht selten ganz schnell eine gute Wirkung erlebten, obwohl die Dosis eigentlich – laut Angaben der Hersteller – viel zu niedrig war. Dass auch Johanniskraut Nebenwirkungen hat, insbesondere eine Sensibilisierung der Haut für Sonneneinstrahlung, hat praktisch niemanden gestört. Und dann kam etwas später noch eine Substanz auf den Markt (Agomelatin), die ähnlich wie der ‚natürliche Botenstoff‘ Melatonin, unmittelbar beim Schlafrhythmus ansetzen und Depressionen zum Verschwinden bringen soll (u. a. Benkert und Hippius 2019; im Rahmen der Zulassung wurde ein Behandlungseffekt von „marginaler klinischer Relevanz“ beschrieben). Nebenwirkungen habe ich darunter nie beobachtet, allerdings auch keine mich überzeugende Wirkung.

Bestimmte Formen von Depression gehen für die Patienten mit erheblicher **innerer Unruhe und Anspannung** einher. Einige können gar nicht stillsitzen, was besonders abends, wenn es ans Schlafengehen geht, zum Problem wird. In solchen Fällen haben sich, neben Beruhigungsmitteln (wie u. a. Lorazepam; Ameer und Greenblatt 1981) die aber – was heute alle Patienten, die es wissen wollen, auch wissen – ein erhebliches Abhängigkeitspotenzial haben, **Neuroleptika** bewährt. Ein Beispiel ist die berühmt berüchtigte Fluspirilen / Imap-Spritze (arznei-telegramm 1997), für die die Hausärzte üblicherweise gescholten werden, weil hochpotente Neuroleptika erhebliche Nebenwirkungen haben können: Frühdyskenisien (krampfartige Zustände, die die unmittelbare Gabe von Akineton erfordern; Benkert und Hippius 2019), Parkinson-ähnliche Symptome und sog. Spätdyskinesien, die unter anderem in einer Art ständigem leichten Zittern und Unruhe sowie Zuckungen in der Gesichtsmuskulatur („Rabbit-Syndrom") zum Ausdruck kommen können. Schon aus haftungsrechtlichen Gründen weisen die Hersteller dezidiert darauf hin, dass solche Mittel in der Behandlung von Depressionen tabu sind. Zumal bei älteren Patienten, habe ich sie gleichwohl recht häufig eigesetzt. Eine Spritze impliziert, dass ein wirksames Medikament im Spiel ist. Den meisten damit behandelten Patienten ging es zumindest eine Woche lang besser. Zudem habe ich gute Erfahrungen mit anderen Neuroleptika, etwa mit Sulpirid (in niedriger Dosierung, z. B. 100 mg / Tag) gemacht, auch wenn diese bei Depressionen offiziell nicht indiziert sind. Anscheinend hat es dazu nie kontrollierte Studien gegeben. Pharmastudien sind teuer. Kein Pharmahersteller würde Geld investieren, um eine Substanz, die lange auf dem Markt ist und somit von jedem Konkurrenten auch vertrieben werden könnte, zu testen, ob sie nicht ggf. ein gutes Antidepressivum wäre. Leitlinien berücksichtigen schlicht nur die vorliegenden Studien, vorzugsweise doppelblind kontrollierte. So gesehen sind Leitlinien in hohem Maße das Resultat der wirtschaftlichen Überlegungen folgenden Pharmaindustrie. Die Erfahrungen der Hausärzte interessieren dabei leider wenig bis gar nicht. Sie sind selbstverständlich weder randomisiert noch doppelblind. Meine Patienten wollen in erster Linie Sicherheit.

In den letzten Jahren wurden Patienten immer kritischer, auch was Antidepressiva anbelangt. Die **Angst vor Nebenwirkungen,** insbesondere vor Abhängigkeit und davor, irgendwie nicht mehr ganz sie selbst zu sein, ist groß. Sobald nach der ersten Tablette irgendwelche Nebenwirkungen auftreten oder auch nur Phänomene, die für Nebenwirkungen gehalten werden, wird die Einnahme von den Patienten unmittelbar beendet: „Ich war total benommen, ich vertrage das nicht!" Solche Aussagen werden zumeist derart nachdrücklich getroffen, dass alle Argumente, etwa wonach sich der Körper in vielen Fällen im Laufe der Einnahme an diese eigentlich nicht besonders schlimmen Nebenwirkungen gewöhnt (von Müdigkeit, über Benommenheitsgefühle bis zur Übelkeit), verpuffen angesichts dessen. Nicht zuletzt die – bei mehreren relativ gut wirksamen Substanzen (von den ‚alten' Trizyklika, z. B. Amitriptylin bis zu ‚modernen' Mitteln wie Mirtazapin) leider berechtigte Angst vor einer medikamentenbedingten Gewichtszunahme bringt jede Argumentation zum Erliegen. Auch mit Absetzerscheinungen ist zu rechnen (Gafoor et al. 2018). Übrigens können auch Placebos Nebenwirkungen haben. Üblicherweise die, über die Patienten zuvor aufgeklärt werden (Rief et al. 2016). Antidepressiva wirken ja ohnehin überhaupt nur dann, wenn sie ausreichend hoch dosiert sind und ausreichend lange eingenommen werden, also mindestens über drei Wochen. Deshalb versuche ich Patienten, die Antidepressiva gegenüber ablehnend sind, gar nicht erst umzustimmen. Andererseits, wenn ein Patient, der nur eine minimale Dosis eines Antidepressivums toleriert, davon ausgeht, dass ihm diese Minidosis hilft, auch wenn das pharmakologisch gesehen hochgradig unwahrscheinlich ist, dem lasse ich selbstverständlich seinen Glauben. Psychiater, wenn sie diese Patienten später sehen sollten, halten mich dann für einen pharmakologischen Analphabeten."

12.3 Psychopharmaka aus Sicht der Psychotherapeutin

Die Psychotherapeutin

„Antidepressiva sind für mich kaum jemals ein Thema. Wenn Patienten bereits damit behandelt werden, dann ist das für mich okay. Das mögen sie mit dem behandelnden Psychiater oder dem Hausarzt besprechen. Patienten, die davon ausgehen, dass ihnen Antidepressiva gut helfen, kommen selten zu mir. Nur dann, wenn ich das Gefühl habe, dass ein Patient derart schwer drinhängt, dass das, was ich mit ihm erarbeiten will, nicht ankommt, dann dränge ich darauf, dass er sich von einem Psychiater entsprechend behandeln lässt. Das kommt aber selten vor, auch deshalb, weil ich Patienten, mit denen ich in den ersten Sitzungen keinen für mich spürbaren emotionalen Kontakt aufnehmen kann, nicht als Patienten annehme."

12.4 Psychopharmaka aus Sicht des Business Coachs

Der Business Coach

„Ob meine Klienten Antidepressiva nehmen? Wenn ich wüsste, dass ein Klient Antidepressiva nimmt, dann wäre ich in einer rechtlichen Grauzone. Wenn ich solch eine Frage stelle, fühlt sich der Klient sofort als Patient. Das würde das Vertrauensverhältnis stören. Außerdem ist der Klient ist ja nicht als Patient bei mir, auch wenn er Patient sein sollte, was er aber nicht sein darf, da ich ihn ja sonst nicht coachen dürfte. Eigentlich. In dem Moment, wo ich das Gefühl habe, dass das Coaching nicht funktioniert, weil ein Klient derart eingeschränkt ist, dass mehr dahinterstecken könnte als ein ‚Durchhänger', beende ich das Coaching und verweise ihn an einen Arzt oder Psychotherapeuten."

KAPITEL

13 Behandlung von depressiven Patienten in der Hausarztpraxis

Aus psychiatrischer Perspektive ist die State-of-the-Art (Akut)-Behandlung von Depressionen geregelt (➤ Abb. 13.1).

Anmerkung: Allgemeinmediziner ist nicht gleich Hausarzt: Das im Text unserer Hausarzt-Persona anklingende Bild des Hausarztes hat offenkundig „romantische" Aspekte, die in hausärztlichen Gemeinschaftspraxen mit mehreren (teils Teilzeit-tätigen) Mitarbeiterinnen so nur noch in reduzierter Form möglich sind.

13.1 Die Perspektive des Hausarztes

Der Hausarzt

„Wenn Hausarzt und Patient langjährig miteinander vertraut sind, bestehen eine Nähe und ein Vertrautheitsgrad, die langwierigen Explorationen überflüssig machen. Vermutlich bin ich eben deshalb Hausarzt geworden. Vertrauen in einen Menschen haben, ihm vertraut sein und eine alle Patientendaten zusammenführende Gesundheitskarte sind nicht dasselbe. Der Hausarzt darf gewissermaßen ein Freund der Familie sein, der auf dieser Basis sagt, was er denkt und für richtig hält. Psychotherapeuten hingegen pflegen idealerweise eine „professionelle therapeutische Beziehung. (Wobei vermutlich nicht alle Psychotherapeuten so gesehen professionell sind und viele Patienten intuitiv daran arbeiten, ihre Psychotherapeuten zu ihren Freunden zu machen.)"

„Wie und ob ich Depressionen diagnostiziere, war bereits Thema (➤ Kap. 10). Wichtig dabei war mir, dass auch ‚richtige' psychische Diagnosen Nebenwirkungen bzw. erhebliche negative Konsequenzen für die Betroffenen haben können. Nachteile, die von den Vorteilen einer ‚richtigen' Behandlung (was bis vor einigen Jahren mit der Verordnung von Psychopharmaka gleichgesetzt wurde) mitunter nicht aufgewogen werden.

Diagnose und Behandlung von depressiven Konstellationen sind im Praxisalltag keine getrennten, aufeinanderfolgenden Schritte. In der Praxis läuft es integrativ. Angesichts eines Patienten habe ich schnell einen Eindruck davon, was er will, worunter er leidet und auch, ob ihm mit einer ICD-10-Diagnose geholfen wäre. Im Sinne des State-of-the-Art-Ideals der Depressionsbehandlung (➤ Abb. 13.1) bin ich, sobald der Patient mein Sprechzimmer betritt, bereits dabei das zu tun, was dort als ‚Kardinalmaßnahmen' bezeichnet wird. Als langjährig vertrauter

13

Hausarzt kann ich das Therapiebündnis voraussetzen. Mit wenigen Fragen nach der aktuellen Situation und Befindlichkeit, und den Patienten in seiner Sicht der Dinge bestätigenden Worten ist das ‚therapeutische Bündnis' umgehend aktualisiert."

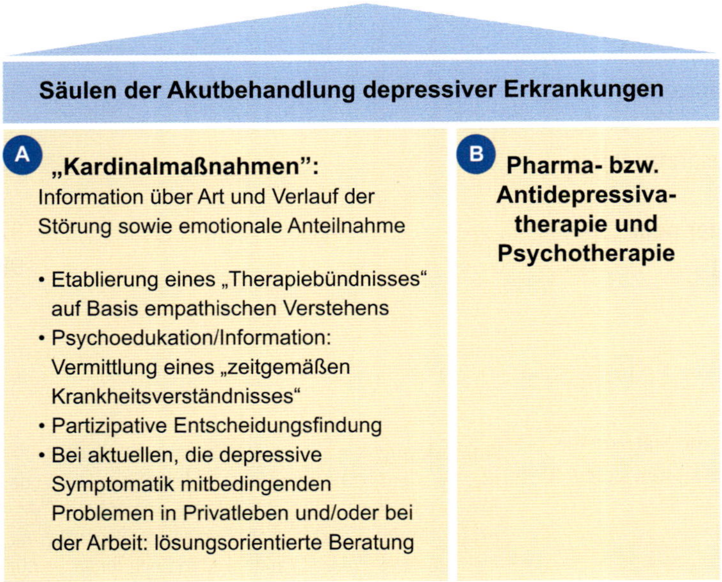

Säulen der Akutbehandlung depressiver Erkrankungen

 **„Kardinalmaßnahmen":**
Information über Art und Verlauf der Störung sowie emotionale Anteilnahme

- Etablierung eines „Therapiebündnisses" auf Basis empathischen Verstehens
- Psychoedukation/Information: Vermittlung eines „zeitgemäßen Krankheitsverständnisses"
- Partizipative Entscheidungsfindung
- Bei aktuellen, die depressive Symptomatik mitbedingenden Problemen in Privatleben und/oder bei der Arbeit: lösungsorientierte Beratung

 **Pharma- bzw. Antidepressiva-therapie und Psychotherapie**

Abb. 13.1 Behandlung von Depressionen (nach DGPPN et al. 2019)

Der Hausarzt

Patienten wollen in erster Linie „richtig" verstanden werden

„Ich kann mir zwar vorstellen, was die psychiatrischen Kollegen mit ‚Psychoedukation' und ‚Vermittlung eines zeitgemäßen Krankheitsverständnisses' meinen. Dabei übersehen sie, dass viele Patienten, wie oben skizziert, nicht mit einer psychiatrischen Diagnose umgehen könnten oder wollen. Solange es nicht um die Verordnung von Antidepressiva geht, ist das meines Erachtens auch nicht nötig. Wenn sich Patienten ihren Zustand im Sinne des Erschöpfungsmodells erklären (➤ Kap. 11), wozu soll ich sie über – was die wissenschaftliche Evidenz anbelangt – hochgradig vage Vorstellungen bezüglich Transmitter-Ungleichgewichten informieren?

Selbstverständlich lege ich die Behandlung im Sinne einer partizipativen Entscheidungsfindung an, wobei die Sache subtiler ist. Es hängt auch davon ab, mit welchen Informationen man sich als Behandler positioniert. Wenn ein Psychiater (was de facto keiner tun dürfte) realitätsnah darüber aufklärt, dass 8–9 Patienten mit Antidepressiva behandelt werden müssen (von denen alle irgendwelche Nebenwirkungen und einige heftige Absetzeffekte haben), damit ein Patient davon profitiert (verglichen mit Placebos; Plöderl und Hengartner 2019), dann geht partizipative Entscheidungsfindung absehbar in eine andere Richtung, als wenn die Depression als eine Art unmittelbar behandlungsbedürftiger Hormonmangel im Gehirn dargestellt wird. Welcher Standpunkt bzw. welche Nuance dazwischen wären ‚zeitgemäß'?

Insofern, solange bei einem Patienten keine Depression vorbekannt und die Symptomatik noch im alltagstauglichen Rahmen ist, fokussiere ich zunächst auf die aktuellen, die Symptomatik aus Sicht des Patienten mitbedingenden Probleme. Den meisten ist es ein Anliegen, darüber zu sprechen und ihr persönliches Krankheitsmodell darzulegen. Mindestens genauso wichtig und de facto oft der Grund, warum überlastete Patienten überhaupt zu mir kommen, ist der Wunsch nach einer Krankschreibung. Wenn berufliche und / oder andere Belastungen als Ursache depressiver Symptome erlebt werden, kommen Betroffene oft mit der selbstgestellten Diagnose ‚Burn-out'. Seit einigen Jahren werden zunehmend auch Belastungen jenseits des Berufs (z. B. Ärger mit pubertierenden Kindern, zu pflegende Eltern, Ehekonflikte etc.) als Burn-out-Ursachen erlebt. Die Idee der ICD-11-Autoren, Burn-out ausschließlich als Folge beruflicher Überlastung zu definieren (➤ Kap. 7), ist anachronistisch und wird in der Praxis schnell Makulatur werden.

Die meisten Patienten kommen mit konkreten Erwartungen in meine Praxis. Diese Erwartungen beziehen sich weniger darauf, dass ich eine ICD-Diagnose stelle, sondern:

- ‚Ich will verstanden und in meinem Leid wahrgenommen werden. Dazu gehört, dass der Doktor mich in meiner Sicht der Dinge bestätigt.'
- ‚Ich will, dass der Doktor sieht, wie sehr ich belastet bin, dass ich nicht mehr kann und er mich krankschreibt.'
- ‚Ich brauche eine Bestätigung dafür, dass ich nicht mehr kann, etwas, was mir meine Verwandten, Freunden und Arbeitskollegen glauben.'
- ‚Ich hoffe, dass der Doktor bei mir eine Krankheit feststellt, die die Krankschreibung rechtfertigt, aber nicht wirklich schwerwiegend oder gar lebensbedrohend ist.'
- ‚Ich erwarte zudem, dass er mir etwas rät und / oder verschreibt, was mir gegen meine Beschwerden hilft.'

Anmerkung: All das muss von mir in zehn Minuten erledigt werden.

Selbst dann, wenn ich das Gefühl habe, dass eine Krankschreibung im betreffenden Fall nicht angebracht wäre, etwa weil ein Patient durch die Krankschreibung eine Konfliktklärung mit seinem Chef langfristig noch schwieriger macht, werde ich ihm dies nur dann sagen, wenn wir ein gutes, belastbares Verhältnis haben. Wenn nicht, dann werde ich den Patienten krankschreiben. Wenn ich es nicht täte, sucht er sich einen anderen Arzt. Das wäre zwar nicht tragisch, aber man weiß nie, was die Patienten-dann in ihren sozialen Kontexten über mich erzählen.

Zielklärung? Das ist für meine Patienten, zumal wenn sie zum ersten Mal wegen einer depressiven Symptomatik zu mir kommen, zu abstrakt. Wenn sie hinsichtlich ihres Problems ein Erholungs- bzw. Regenerationsmodell haben, dann werde ich sie kurzfristig nicht davon abbringen. Zunächst einmal ist das weitere Prozedere klar: Ich kann und werde diese Patienten in ihrer Sicht bestätigen und emotional stützen: ‚Ich kann Sie gut verstehen. Mit dem Chef und in Ihrer Situation, da würde es mir ähnlich gehen.' Und ich werde Entwarnung geben: ‚Ihr Problem ist mir und der Wissenschaft bekannt, du bist damit also nicht alleine. Wir finden einen Weg.' Auf dieser Grundlage besprechen wir dann, dass es auch in der Krankschreibung wichtig ist, eine geordnete Tagesstruktur beizubehalten: im Rahmen des Möglichen am Tag aktiv zu bleiben, Sport, joggen, Spaziergänge, mit dem Hund Gassi gehen, je nach Person und Situation, gerne auch mit Angehörigen. Bezüglich der oft mit hohem Leidensdruck verbundenen Schlafstörungen kommt man an der Frage nach **Schlafmedikation** selten vorbei. Soweit Patienten dazu bereit sind (viele sind es aus Angst vor Abhängigkeit zunächst nicht), verschreibe ich, wenn nicht dezidiert z. B. Baldrian-Präparate gewünscht werden, zumeist Benzodiazepin-Analoga wie Zopiclon (➤ Kap. 12). Deren Abhängigkeitspotenzial ist geringer als das „klassischer" Benzodiazepine. Zum anderen geht es um **Schlafhygiene,** was aber in wenigen Minuten bestenfalls in Schlagworten (‚Wenn Sie nachts nicht schlafen können, nicht im Bett liegen bleiben') vermittelbar ist. Womit die 5–10 Minuten, die ich zur Verfügung habe, bereits locker überschritten sind. Meine Patienten, mit der Krankschreibung in der Hand, ein paar guten Tipps und ggf. einem Rezept für ein Schlafmittel, sind gleichwohl zumeist zufrieden.

13

Für mich alarmierend sind die Fälle, in denen offenkundig eine **gravierende Symptomatik** besteht – etwa dann, wenn ich keinen emotionalen Kontakt mehr zu den Patienten herstellen kann – und die Diskrepanz zwischen der geschilderten Belastung und den Symptomen gewaltig ist. Also: kleiner Anlass, wenn überhaupt, aber massive emotionale Folgen. Dann ist es in der Regel leichter, dem Patienten und seinen Angehörigen, auch wenn diese von ‚nur einem Burn-out' ausgehen, darzulegen, dass es sich um eine ernste seelische Erkrankung bzw. um eine Depression handelt. Diese muss man über Erholung und Entlastung hinaus ‚richtig' behandeln mit Medikamenten, bei einem Psychiater oder auch gleich in einer Klinik.

Wenn ich **Antidepressiva** verordne, dann zumeist solche mit schlafanstoßender Wirkung (z. B. Mirtazapin in Dosen zwischen 7,5 und 15 mg zur Nacht – Anttila und Leinonen 2001), da diese nicht das Abhängigkeitspotenzial von Bezodiazepinen haben und in vielen Fällen als Schlafmedikation gut wirksam sind. Meine Erfahrungen, Patienten auf Antidepressiva in einer antidepressiv wirksamen Dosis einzustellen (➤ Kap. 12) sind ambivalent. Wenn Patienten direkt danach fragen, etwa weil sie aus vorherigen Episoden damit gute Erfahrungen haben, funktioniert es in der Regel. Dagegen ist es meist schwierig, einen Patienten, der Antidepressiva gegenüber ambivalent ist, davon zu überzeugen z. B. ein SSRI – etwa Cipramil (Baldwin et al. 2007; zur Gruppe s. Benker und Hippius 2019; Laux und Dietmaier 2019) zu nehmen. Wenn der Patient es dann überhaupt einnimmt, treten so starke für ihn nicht tolerable Nebenwirkungen auf, dass er die Einnahme kurzfristig wieder beendet.

Patienten, die offenkundig mit den Anforderungen, die ihnen das Leben stellt, nicht zurechtkommen, empfehle ich, einen **Psychotherapeuten** oder auch einen **Coach** aufzusuchen: ‚Wenn ich die Probleme hätte, die Sie haben, würde ich mir auch einen suchen.' Wenn ich einen solchen Schritt für alternativlos halte, dann werde ich auch direkter und schreibe eine Überweisung. Das Problem ist dann, ebendort ein Termin zu bekommen (➤ Kap. 3.3.2).

Bevor der Patient die Praxis verlässt, wird ein **Folgetermin** vereinbart, wobei die Zeit der Krankschreibung üblicherweise den Zeittakt vorgibt, also in schweren Fällen in einer, ansonsten in zwei Wochen. Einige Patienten wollen es aber auch offenlassen, im Sinne von: Wenn es mir bis dahin nicht besser geht, mache ich einen neuen Termin. Mindestens die Hälfte dieser Patienten kommt nicht wieder, was für mich dann ein gutes Zeichen ist."

13.2 Behandlung in der Hausarztpraxis

Die Behandlung von depressiven Patienten in der Hausarztpraxis ist eine sehr persönliche, erst in zweiter Linie medizinisch-fachliche Angelegenheit. Selbst wenn man als Hausarzt psychotherapeutisch kompetent ist (viele Hausärzte haben die Weiterbildung „psychosomatische Grundversorgung" absolviert), geben die Rahmenbedingungen (Ausnahmen und Projekte mögen die Regel bestätigen, etwa Freytag et al. 2017; Petersen et al. 2018; Tesky et al. 2019) nicht viel mehr her als Verständnis, Informationsvermittlung, praktische Unterstützung, Entlastung (Krankschreibung) und die Vermittlung von Zuversicht. Gemessen an psychotherapeutischen Standards ist das sehr wenig.

MERKE

Die der hausärztlichen Behandlung depressiver Patienten immanenten Aspekte sind zusammengenommen so gewichtig, dass die meisten Patienten nach ein paar Wochen wieder in der Arbeit und im Leben zurechtkommen. Und das zumeist ohne Antidepressiva.

Der Hausarzt

„Wenn Sie kein wirkliches, chemisches Schlafmittel wollen, verstehe ich das. Wobei ich Ihnen schon raten würde, etwas Wirksames zu nehmen. Dann versuchen Sie es mit Baldrian, zwei Wochen. Und wenn es nichts bringt, dann versuchen wir anschließend etwas anderes."

Wenn das in ein paar Wochen nicht hilft, dann kann man immer noch Psychotherapie nahelegen bzw. „verordnen".

Wenn man Hausärzte auf „evidence based medicine" reduziert, machen sie oft einen eher schlechten Eindruck. Das ist insofern tragisch, weil damit die hausärztliche Beziehung und die ihr immanenten Qualitäten auf ein Nichts zusammengeschrumpft werden. Der Hausarzt und viele seiner Patienten gehen davon aus bzw. erleben, dass seine Interventionen effektiv sind (und zudem kostengünstig). Hausärzte kleben gewissermaßen Pflaster auf wunde Seelen. Wenn dem nicht so wäre, dann würden jedes Jahr Millionen depressive Menschen mehr in den Wartezimmern von Psychiatern und Therapeuten auftauchen. Der Umgang des Hausarztes mit depressiven Patienten ist ein unserer Gesellschaft immanentes, über Generationen erfolgreich praktiziertes Modell. Es gibt Patienten die Möglichkeit, mit erhobenem Haupt etwas Abstand von bedrückenden Konstellationen und auch von sich selbst zu bekommen. Solange die in solchen Fällen im sozialen Kontext als tolerabel angesehenen zeitlichen und sonstigen Grenzen eingehalten werden, ist es so für alle Beteiligten am besten. Schwierig wird es dadurch, dass die Spielregeln, nennen wir sie „Fairness", im Rahmen des gesellschaftlichen Wandels brüchig geworden sind.

13.3 Krankschreibung: ja oder nein?

Wie man es auch dreht und wendet, in Terminen, die maximal 15 Minuten dauern können, weil das Wartezimmer voll ist, muss sich auch die Akut- bzw. Erstbehandlung einer depressiven Symptomatik – wie hier skizziert – auf das Wesentliche beschränken. Damit es nicht zu lange dauert, müssen Kompromisse gemacht werden.

Bei allem Zeitdruck, an der Frage „Krankschreibung, ja oder nein?" kommt kein Hausarzt vorbei. Es gibt fundierte Konzepte dazu, wann ein Patient krankzuschreiben ist. De facto geht es nicht nur um die Feststellung, ob jemand krank ist oder nicht, sondern um die Frage, ob er a) eine als solche diagnostizierbare Erkrankung hat, die es ihm unmöglich macht (bzw. es dem Patienten oder Dritten nicht zumutbar erscheinen lässt), b) seine konkrete Tätigkeit ausführen. Es gibt Erkrankungen, die jegliche Arbeitstätigkeit ausschließen (d.h. mit 40 °C Fieber ist jede Tätigkeit unmöglich).

Ansonsten ist die spezielle Tätigkeit relativ zu den konkret feststellbaren Einschränkungen entscheidend: Ein depressiver Mensch, der unter Antriebsmangel, Freudlosigkeit und leichten Konzentrationsstörungen leidet, kann nicht als Mathematiker tätig sein und wäre für diese Arbeit arbeitsunfähig und krank. Tätigkeiten, die keine höheren Konzentrationsleistungen erfordern, etwa die eines Parkplatzwächters, einer Reinigungskraft oder eines Rezeptionisten könnte eine vergleichbar eingeschränkte Person hingegen ausführen (Linden und Weidner 2005; Ertl et al. 2016; vgl. zur ICF: World Health Organization 2001). Zudem: Wenn keine Krankheit vorliegt, etwa wenn sich ein Mensch in der Arbeit gekränkt, frustriert und „ausgebrannt" fühlt, aber nicht die Kriterien einer Depression (oder einer anderen Erkrankung) erfüllt, dann ist er arbeitsfähig, auch wenn sich alles in ihm sträubt, an den Arbeitsplatz zu einem „mobbenden" Chef zu gehen.

MERKE

Präventive Krankschreibungen („Wenn ich da weiter hinmuss, dann … wollen Sie das Risiko tragen, wenn ich dann einen Herzinfarkt bekomme, Herr Doktor?") wären paradox und sind schon deshalb abzulehnen. Was nicht heißt, dass sie in der Praxis nicht vorkommen.

Das wäre dann die eine, eher akademische Seite der Medaille.

Ergebnisse Ärzte und Psychologen in Leitungsfunktion

a Letztlich entscheiden die Patienten selber, ob sie arbeitsfähig sind oder nicht

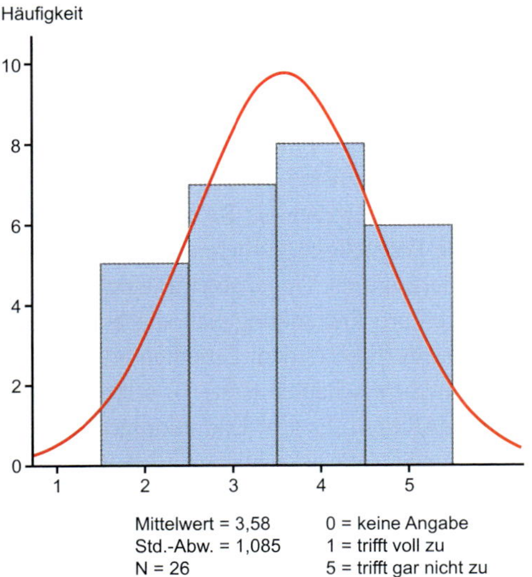

b Ärzte haben im Studium gelernt, wie die Arbeitsfähigkeit von Patienten beurteilt wird

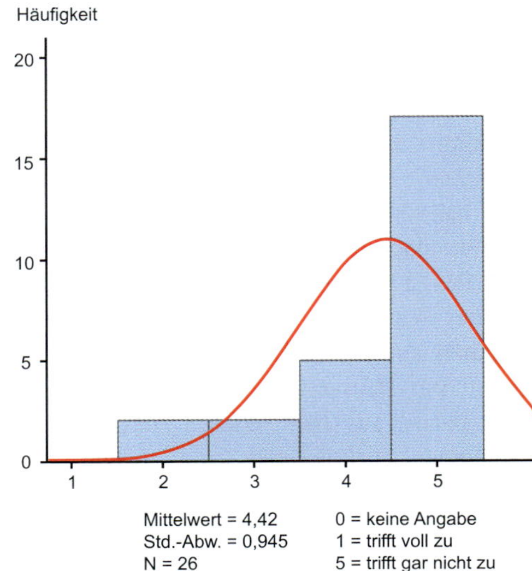

Abb. 13.2 Eine kleine (nicht repräsentative) Umfrage unter 26 leitenden (Fach-)Ärzten für psychosomatische Medizin und/oder Psychiatrie zum Thema „Arbeitsunfähigkeit/Krankschreibung": a) zur Ausbildungssituation. b) Wer entscheidet, ob ein Patient arbeitsunfähig ist? (Tabea Bauman und Andreas Hillert, in Vorbereitung)

Die andere Seite ist schlicht und lebenspraktisch: Letztlich entscheiden heute viele Patienten selbst, ob sie krank sind oder nicht (> Abb. 13.2). Wenn es ein oder zwei Wochen sind, die ein Patient sich aufgrund schlechter Stimmung und Antriebmangel als nicht arbeitsfähig sieht, dann ist das gewissermaßen normal und wird toleriert. Einen Menschen in die Arbeit zu zwingen, der dezidiert sagt, dass er sich nicht arbeitsfähig fühlt (auch wenn er absolut nicht krank wirkt: „das ist nur meine Fassade, Herr Doktor") funktioniert in 99 % der Fälle nicht. Solche Entscheidungen mögen Gutachter oder Sozialrichter treffen. Hausärzte sind diesbezüglich die falsche Adresse. Zwei Wochen Arbeitsunfähigkeit werden den Arbeitsplatz, soweit vorhanden, nicht gefährden. Krankgeschriebene Patienten fühlen sich vom behandelnden Arzt ernst genommen. Sie können sich – dem Erholungsmodell entsprechend (> Kap. 13) – erholen, und „die Batterien wieder aufladen". Einige haben auch das Gefühl, dass auf diese Weise wieder Gerechtigkeit hergestellt wird: „Ich habe so viel für die Firma getan, da darf ich mir auch mal, wenn die mich derart unter Druck setzen, eine Auszeit nehmen". Wenn nach sechs Wochen die Lohnfortzahlung endet, dann werden psychisch belastete Patienten von den Hausärzten mit höherem Nachdruck an Fachärzte oder Psychotherapeuten überwiesen.

13.3.1 Exkurs: „Medikalisierung"

Ist „Medikalisierung" die notorische Brille des Hausarztes? Ganz offenkundig ist nicht jedes Problem, mit dem der Hausarzt konfrontiert wird, ein Symptom einer diagnostizierbaren Erkrankung.

BEISPIEL

„Hausarzt, die schönste Art der Medizin, die ich mir vorstellen kann!", so ein junger, 28-jähriger, diesen Beruf anstrebender Kollege im ersten Jahr seiner Ausbildung.

„Im Prinzip ja, wenn man die Zeit dazu hätte. Bei 30–40 Patienten jeden Tag bleibt vieles auf der Strecke", erwidert ein 62-jähiger, langjährig als Hausarzt tätiger Kollege.

Wie sollten Hausärzte idealerweise mit Patienten umgehen, deren Probleme primär im sozialen und beruflichen Bereich liegen? Und: Wie gehen sie realiter damit um?

Auch diese Frage wurde im Rahmen einer Studie zum Thema „Medikalisierung" untersucht (Schneider 2013; Wilfer et al. 2018). Wobei bereits der Begriff „Medikalisierung" nahelegt, dass die durchführenden universitären Wissenschaftler die Situation bzw. das, was in den Hausarztpraxen diesbezüglich passiert, kritisch sehen. Sprich: Menschen, die soziale und / oder berufliche Probleme haben, bekommen, obwohl sie objektiv gar nicht krank sind, eine Diagnose „angehängt", die sie zu Versorgungsberechtigten im medizinischen System macht und damit u. a. auch eine Krankschreibung rechtfertigt. Die arbeitsbezogenen Probleme werden somit auf eine falsche, eben die medizinische Ebene transferiert. Das wiederum führe u. a. dazu, dass Beschwerden chronisch werden. Ohne Beschwerden keine Diagnose, ohne Diagnose kein Krankengeld etc. Und schließlich hängt die Liquidation des Arztes ebenfalls an den Diagnosen. Keine Diagnose – keine Abrechnungsfähigkeit.

Gelingt es Hausärzten, sozial / beruflich belastete Patienten von tatsächlich Erkrankten zu unterscheiden? Hierzu wurden alle Hausärzte eines Bundeslandes angeschrieben und um die Beantwortung von Fragen zum Thema „Soziale Probleme in der hausärztlichen Praxis" gebeten. Wie häufig kommen Menschen mit „primär sozialer Problemstellung" in die Praxis? Wie gehen die Hausärzte mit diesen Problemen um? Wollen sich die Ärzte „an vertiefenden Gesprächsrunden zum Umgang mit sozialen Problemen im medizinischen Versorgungssystem" beteiligen? Nur etwa 20 % der angeschriebenen Hausärzte nahmen überhaupt an der Befragung teil. War Zeitmangel der Grund für die bemerkenswert geringe Rücklaufquote und / oder bestand kein Interesse daran, sich gegebenenfalls selbst bloßzustellen?

Laut den Ergebnissen gehen die Hausärzte davon aus, dass nur (oder so viele?) 25 % der Praxisbesuche „primär" durch soziale Probleme motiviert sei. Bei einem weiteren Viertel seien gleichermaßen soziale und medizinische Anliegen relevant. Nur ganz wenige Patienten (3 %) kämen ausschließlich wegen sozialer Probleme. Bei den sozialen Problemen der Patienten sind demnach „zwischenmenschliche Konflikte im Arbeitsbereich", gefolgt von „Belastungen am Arbeitsplatz" und „Arbeitslosigkeit" am häufigsten. Minimal seltener wurden „beruflichen und private Probleme", „Beziehungsprobleme" und „familiäre Belastungen" angegeben. Wenn Hausärzte soziale Probleme erkennen, dann werden diese häufig bzw. immer mit den Patienten „vertieft". Gemeint ist wohl, dass darüber gesprochen wird. Zu 94 % werden dann von den Hausärzten Arbeitsunfähigkeitsbescheinigungen ausgestellt, in 78 % aus „allgemeiner Sorge um den betreffenden Patienten". Einerseits: Zirka 80 % der Hausärzte gehen davon aus, dass eine Trennung zwischen sozialen Problemen und krankheitswertigen Störungen nicht oder nur vage möglich ist. Aber irgendwie ist zumindest eine klare Gewichtung möglich. In mehr als 90 % der Praxen „kommt es vor, dass eine AU-Schreibung erfolgt, obwohl vorrangig soziale Probleme vorliegen". Die meisten Hausärzte besprechen mit den Patienten deren sozialen Probleme eingehend.

Wie interpretiert man solche Ergebnisse bzw. welche Konsequenzen haben sie? Erwarten die Autoren wirklich, dass Hausärzte systemimmanente Probleme lösen? Wie sollte ein Arzt Leistungen, die er bei Gesunden erbringt, abrechnen? Wie sollte eine „eingehende Vertiefung" von Problemen in der Hausarztpraxis im Rahmen von durchschnittlich zehn Minuten aussehen? Nur sehr wenige Hausärzte weisen auf die „mögliche Dysfunktionalität einer AU-Bescheinigung" hin. Wie viele Patienten hätten – in wenigen Minuten – Interesse daran, darüber informiert zu werden?

Natürlich erwarten die Autoren nicht, dass die Hausärzte das Problem lösen. Durch spezifizierte neue Diagnosekriterien psychischer Störungen könnte einer Medikalisierung entgegengewirkt werden (das klingt nach dem Glauben an den Weihnachtsmann, zumal andere Studien belegen, dass Hausärzte solche Diagnosekriterien kaum berücksichtigen). Hausärzte sollten ihren sozial belasteten Patienten (die dann ja eigentlich keine wären) klar darlegen, dass Stress und Emotionen gesunde Reaktionen des Körpers sind. Inhaltlich angemessen wäre das sicher, aber offenkundig gehen Hausärzte nicht davon aus, dass sie diesbezüglich relevante Spielräume haben. Eben darauf verweist offenbar das geringe Interesse von Hausärzten an den im Rahmen des Projektes angebotenen „vertiefenden Gesprächsrunden". Schließlich kommen Menschen nicht als leidende, ansonsten unbeschriebene Blätter in Hausarztpraxen, um sich vom Arzt nach dessen fachlich-fundierter Entscheidung leiten zu lassen, sondern in der Regel mit festen Erwartungen. Wenn Hausärzte konsequent die richtige medizinische, nicht die medikalisierende Brille aufsetzen würden, wäre dann das Problem gelöst? Was aus der fachärztlichen bzw. Experten-Perspektive der Autoren (Wilfer et al. 2018) offenbar plausibel erscheint, ist im hausärztlichen Alltag derzeit de facto praktisch nicht umsetzbar. Gesellschaftsimmanente Erwartungen an die hausärztliche Behandlung müssten in solchen Fällen in wenigen Minuten relativiert werden, was Patienten – die mit entsprechenden Erwartungen in die Praxis kommen – absehbar erheblich verunsichern würde (➤ Kap. 20).

Ein Beispiel

Vor dem Jahr 2000 erreichten keine 10 % der Lehrkräfte den Altersruhestand. Aktuell sind es ca. 65 %. Hintergrund bzw. die absehbar entscheidende systemische Intervention bestand darin, Versorgungsabschläge bei vorzeitiger Berentung einzuführen bzw. zu erhöhen. Krankheit, jenseits fataler Konstellationen, muss man sich leisten können (Hillert et al. 2016).

KAPITEL

14 Psychotherapeutische Behandlung von Stressfolgen und depressiven Störungen

Die Psychotherapeutin

„**Grundsätzlich:** Mit dem Begriff „Akutbehandlung" (➤ Kap. 12), der offenkundig aus der Behandlung mit Antidepressiva stammt, kann ich wenig anfangen. Natürlich soll es allen meinen Patienten möglichst schnell besser gehen. Wenn es um Suizidalität geht, müssen alle Register gezogen werden, bis zur umgehenden psychiatrischen Einweisung (➤ Kap. 8). Ansonsten wäre es geradezu paradox, eine Überlastungs- oder depressive Symptomatik akut und schnell ‚wegtherapieren' zu wollen. Druck haben und machen sich die Patienten, die in solchen Konstellationen zu mir kommen, selbst schon genug.

Aus der psychologischen Grundlagenforschung wissen wird, dass Emotionen nicht direkt beeinflusst werden können. Anliegen: ‚Ich will mich gut fühlen und nicht mehr depressiv sein.' Lösung: ‚Am besten lernen Sie dann ganz schnell ein Entspannungsverfahren! Und wenden es dann mit Nachdruck an!' So funktioniert es natürlich nicht! Im Gegenteil, eben solche ‚Leistungsorientierung', die von vielen bei entsprechend sozialisierten Patienten quasi automatisch eingesetzt und für unabdingbar richtig gehalten wird, trägt substanziell dazu bei, dass sich belastende Situationen gefühlt immer weiter zuspitzen und unlösbarer werden."

Wenn, dann lassen sich Emotionen indirekt beeinflussen, was im Dreieck von „Denken – Handeln – Fühlen" (➤ Abb. 14.1) pragmatisch auf den Punkt gebracht wird. Denkmuster reflektieren, Handlungen verändern und dann wird sich, früher oder später, auch die Stimmung verbessern. Das Ganze ist ein längerfristig angelegter Prozess. Dabei geht es am Anfang, soweit nötig, um die Vermittlung von Strategien zur Verbesserung und / oder Stabilisierung der Stimmung. Diese Strategien, die gleichermaßen Teil der Akutbehandlung, der Erhaltungstherapie und der Rezidivprophylaxe sind,

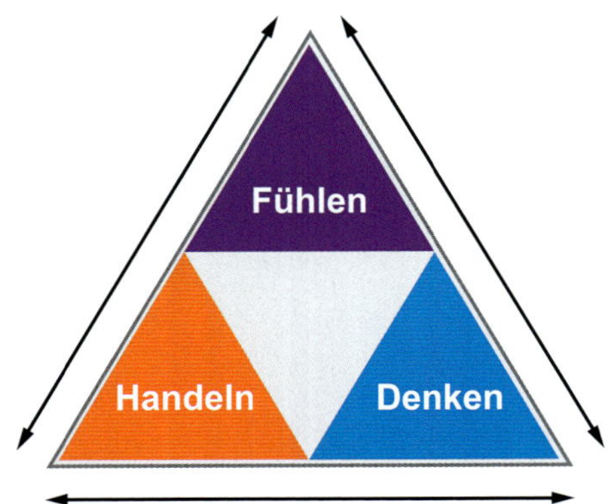

Abb. 14.1 Das Depressionsdreieck. Handeln, Denken und Fühlen.

werden dann im Verlauf, bezugnehmend auf die Befindlichkeit und Situation des Patienten, angepasst und ausgebaut. Parallel dazu bietet sich das systematische Erlernen von Entspannungstechniken wie der Progressiven Muskelentspannung nach Jacobsen oder des Autogenen Trainings an (was heute in jeder Volkshochschule oder auch online möglich ist; Petermann und Vait 2014).

14.1 Vertrauen und eine therapeutische Beziehung

Eine therapeutische Beziehung ist eine asymmetrische, damit potenziell instabile Angelegenheit. Psychotherapeuten bleiben darin, was ihre eigenen privaten Aspekte anbelangt, abstinent. Patienten hingegen sollen maximal offen sein und ihre intimsten Erlebnisse auf den Tisch legen. Das setzt gegenseitiges Vertrauen voraus. Wie Beichtvater und beichtender Sünder? Letztlich schon.

MERKE

Wer sich nicht empathisch auf eine Ebene der Wertschätzung mit dem Patienten begeben kann, der hat als Therapeut verloren, bevor die Therapie beginnt. Mitunter ist bereits das der zentrale, entscheidende Baustein der Therapie (➤ Kap. 13).

Die Psychotherapeutin

„Im Gegensatz zum Hausarzt kann und muss ich, auch wenn es zunächst nur ‚probatorische Sitzungen' sind, mit Patienten von Anfang an eine längerfristige Perspektive für eine intensive therapeutische Arbeit mit wöchentlichen Sitzungen entwickeln. In der Regel bestehen die Symptomatik und Problematik schon viele Monate. Niemand erwartet von mir und von einer Psychotherapie, dass es Patienten nach zwei Wochen wieder gut geht. Und auch nicht, dass es ohne aktive Mitarbeit des Patienten funktioniert. Der Patient hat und braucht Zeit dafür, Erfahrungen zu machen, eigene Muster zu reflektieren und neue Strategien im Umgang mit seinen Belastungen zu etablieren. Eben das macht Psychotherapie aus."

Die Psychotherapeutin

„Üblicherweise habe ich die Patienten, die mit mir einen Termin ausmachen, niemals zuvor gesehen. Dass man Angehörige oder Menschen aus dem engeren und weiteren Bekanntenkreis nicht therapieren sollte (wo hört der „weitere Bekanntenkreis auf?) sollte selbstverständlich sein. Persönliche Nähe jenseits der Therapie erschwert tragfähige therapeutische Interventionen erheblich. Entsprechend haben der Patient und ich keine gemeinsame persönliche Geschichte und wenn, dann wäre es eher unprofessionell, diese mehr als oberflächlich (‚Ach, sie waren auch auf dem Goethe Gymnasium?') zu streifen. Wenn mich ein anderer, meist ehemaliger Patient empfohlen hat, dann ist das eine vertrauensbildende Eintrittskarte.

Viele meiner Patienten kommen, weil sie neben erheblichem Stress Verluste und / oder Kränkungen erlitten haben. Der Symptomatik nach sind sie depressiv. Der Dynamik nach oft vorzugsweise ‚narzisstisch gekränkt'. Was solche Patienten von mir erwarten, ohne dass es ihnen bewusst sein muss, ist: Wertschätzung und nochmals Wertschätzung."

Die Psychotherapeutin

„Wie man eine tragfähige therapeutische Beziehung aufbaut? Zuhören, empathisch sein, Patienten validieren, bestätigen, nachfragen, Interesse bekunden, Verständnis zeigen, zuhören, empathisch sein, validieren, bestätigen. Was wiederum **nicht zu ‚professionell‘** (im Sinne von ‚die ist nur nett zu mir, weil sie dafür bezahlt wird‘) rüberkommen darf. Mitunter ist es hilfreich, dann doch eine kleine Prise Persönliches einzubringen. Vertrauen zwischen Menschen ist nun einmal nichts, das sich rein sachlich konstatieren ließe. Patienten mögen ihre Therapeutin, finden sie sympathisch, wobei ein wenig ‚gute Freundin‘ oder ‚ältere, kompetente Schwester‘ oder mitunter, wenn ich deutlich jüngere Patienten habe, eine ‚einfühlsam liebevolle Mutter‘, mitschwingt. Das, was Sigmund Freund ‚Übertragung‘ genannt hat, ist für alle Beteiligten wahrnehmungspsychologische Realität. Wir erleben Mitmenschen immer durch eine Brille, die von unseren Erfahrungen mit anderen Menschen geprägt ist. Im Falle einer guten therapeutischen Beziehung sollte die Brille des Patienten bezüglich der Therapeutin nicht allzu schwarz sein. Respektive, je mehr eine Therapeutin spontan z. B. als autoritär, distanziert und abwertend erlebt wird, umso mehr muss sie versuchen, dies durch dem konträres, wertschätzendes Verhalten ‚aufzufangen‘. Wenn das nicht gelingt und der Patient nicht in der Lage ist, seine diesbezügliche ‚Brille‘ hinreichend zu reflektieren, sollte man die Therapie lieber lassen bzw. spätestens nach den Probesitzungen einvernehmlich beenden.

Man kann ‚negative Übertragungen‘ auch therapeutisch bearbeiten. Wenn der Patient jedoch wichtigere Probleme hat als seine negative Übertragung auf meine Person, respektive seine diese triggernden Erfahrungen, dann macht es im ambulanten Setting oftmals wenig Sinn, Zeit und Energie in solche Konstellationen zu investieren.“

14.2 Formales

Jede über die fünf ohne Antrag abrechnungsfähigen „Probestunden" hinausgehende ambulante Behandlung bei privatversicherten Patienten muss beantragt und dann von der Kasse – die dazu Gutachter beschäftigt – genehmigt werden.

Die Psychotherapeutin

„Im Verlauf der ersten Gespräche spreche ich alles an, was hierfür und für die Therapieplanung wichtig ist. Eine klinische Diagnose mit hinreichendem Schwergrad ist unabdingbar, um einen Fall abrechnen zu können. Ohne Diagnose keine Behandlung (➤ Kap. 3.3.2. Im Antrag wird die Symptomatik beschrieben, auf dieser Grundlage eine Diagnose – z. B. die einer Depression – gestellt und dann eine Bedingungs- bzw. Verhaltensanalyse formuliert, in Kurzform oder, wie von manchen Kassen dezidiert gewünscht, nach dem SOKR-Schema.“

Beispiel: Bedingungs- bzw. Verhaltensanalyse in Kurzform (die für die meisten Kassen ausreicht)

„… Bedingt durch die depressive Symptomatik und den damit einhergehenden Antriebsmangel kam es, im Sinne eines Teufelskreises, zu einem weitgehenden sozialen Rückzug des Patienten, was wiederum negative Rückwirkungen auf seine Stimmung hatte. …"

14.2.1 Das SORKC-Schema: Verhaltens- bzw. Bedingungsanalyse

Üblicherweise wird in Anträgen eine „Bedingungsanalyse“ nach dem SORKC-Schema (➤ Tab. 14.1) bzw. einer der diversen Varianten davon erwartet (z. B. Kanfer et al. 2012). Dieses gemeinsam mit dem Patienten zu erarbeiten, hat den Vorteil, dass es gleichzeitig als Einstieg in die Therapie dient: Individuelle Muster werden anhand des formalen Schemas schnell transparent.

Entsprechend der Logik des Schemas werden so die für die Symptomatik **ursächlichen und aufrechterhaltende Faktoren** expliziert. Dies mit dem Patienten zu erarbeiten und ihm damit quasi

Tab. 14.1 Das SORKC-Schema

	Parameter	Beispiel
S	Stimulus, Situation	Zunehmender Stress am Arbeitsplatz: fordernde, wenig wertschätzende Vorgesetzte.
O	Organismus-Variable	Neben genetischen Faktoren hohe Leistungsansprüche. Patient ist gewohnt, für alles die Verantwortung zu übernehmen, bei geringem Selbstwertgefühl.
R	Reaktion, Verhalten auf kognitiver, motorischer und vegetativer Ebene	Massive Überforderung, Kränkungs- und Frustrationserleben (auch im Sinne einer „Gratifikationskrise", ➤ Kap. 14.5), selbstabwertende Kognitionen, sozialer Rückzug, damit Vermeidung positiver Sozialkontakte, erhöhte Anspannung, gestörter Schlaf etc.
K	Kontingenz	Immer, wenn der Chef zum Gespräch bittet …
C	Konsequenzen, Folgen	Eskalation der Dynamik, auch im Sinne eines Teufelskreises, durch zunehmenden Druck vonseiten des Vorgesetzten („Bestrafung") und / oder Wegfall von Unterstützung (indirekte Bestrafung)

nebenbei einen Einblick in die hinter seiner Problematik stehende Dynamik zu geben, ist bereits ein therapeutisch wichtiger Schritt und die Grundlage, für darauf aufbauende Veränderungsstrategien.

Exploration

Ausgangspunkt ist eine einfühlsame und intensive („sokratische") Exploration:

- Welche Symptome stehen im Vordergrund? Wie war deren Verlauf?
- Wie ist die aktuelle private und berufliche Situation des Patienten?
- Welche aktuellen Probleme / Belastungen gibt es? Gibt es gegebenenfalls Diskrepanzen zwischen dem Ausmaß der erlebten Beeinträchtigungen und der Größe des Stressors?
- Welche Funktion hat die Symptomatik für den Patienten (Funktionalität bzw. Krankheitsgewinn)?
- Gab es in seinem Leben zuvor ähnliche Konstellationen? Wie wurden diese seinerzeit bewältigt? Was ist an der aktuellen Situation anders?
- Wie erleben andere Menschen, Partner, Kinder, Kollegen die Situation und Symptomatik des Patienten?

Neben äußeren Aspekten geht es, was man so nicht direkt fragen kann, darum „Was hat Ihre Symptomatik mit Ihnen zu tun?"

- Was waren die Leben und Persönlichkeit prägenden Ereignisse?
- Mussten schwerwiegende Verlusterlebnisse bewältigt werden?
- Welches Repertoire an Werten, Zielen und Strategien, mit Belastungen umzugehen, hat der Patient bislang in seinem Leben erlernt bzw. entwickelt? Etc.

Die daraus ableitbaren Aspekte sind, über die sich jeweils auf umschriebene Situationen beziehenden SORKC-Schemata hinausgehend, für die Erstellung des Therapieplans wichtig:

- Persönlichkeit des Patienten (z. B. vermeidend-selbstunsicher)
- Hinweise auf eine mögliche biologisch-genetische Veranlagung zu Depressionen bzw. psychischen Störungen (vergleichsweise minimaler Stressor, erhebliche Symptomatik, Gefühl der Gefühllosigkeit, Morgentief etc.)
- Aktueller privater sozialer Kontext (Einsamkeit?)
- Aktuelle berufliche Situation (Konflikte am Arbeitsplatz, Rentenwünsche etc.)
- Subjektives Störungsmodell, bisherige Bewältigungsversuche, Therapiemotivation

Die Psychotherapeutin

„Alle diesbezüglichen Überlegungen sind zunächst einmal Hypothesen, die sich im Therapieverlauf bestätigen oder aber revidiert werden müssen. Auf dieser Grundlage erarbeite ich zusammen mit dem Patienten einen Therapieplan. Ein solcher Plan ist wichtig, um nicht den Faden zu verlieren, zumal dann, wenn ein Patient ‚viele Baustellen' hat und dazu neigt, von einen Problemthema zum anderen zu ‚springen'. Wobei Therapie gleichwohl ‚work in progress' bleibt. Wenn deutlich wird, dass der Plan unrealistisch ist, etwa weil bestimmte Aspekte nicht hinreichend berücksichtigt wurden, wird er angepasst."

Die **Diagnose „Depression"** alleine hilft bezüglich der Therapieplanung nicht viel weiter: Es gibt depressive Patienten, bei denen es vorrangig um die Bewältigung der depressiven Symptomatik geht, die aber ansonsten stabile Persönlichkeiten und sozial adäquat eingebunden sind. Es gibt aber z. B. auch depressive Patienten mit ausgeprägt abhängiger (dependenter) Persönlichkeitsstruktur, die im Rahmen einer Partnerschaftskrise depressiv wurden. Sobald der Konflikt beigelegt ist, gesunden sie oft umgehend. Es gibt im Beruf massiv gekränkte Patienten, deren Zustand sich jeweils kurz vor Ende der Krankschreibung verschlechtert. Und es gibt einsame Depressive, die notorisch unter ihrer Lebenssituation leiden, aber aus prinzipiellen Gründen bzw. Ängsten und sozialen Inkompetenzen daran energisch festhalten, und diverse Konstellationen dazwischen.

Von diesen Aspekten ausgehend wird im Antrag abschließend die Behandlungsplanung skizziert und ein Hinweis darauf gegeben, dass der Patient hohen Leidensdruck hat und therapiemotiviert ist.

Die Psychotherapeutin

„Weil ich rhetorisch hinreichend geschickt bin, wird mein Antrag in aller Regel bewilligt. Jeder, der ein paar Jahre im Geschäft ist, weiß, was Gutachter lesen wollen."

14.2.2 Therapeutisch ausbalanciert: persönliche Bedürfnisse und störungsspezifische Behandlung

Die Psychotherapeutin

„Zum einen gibt es die Überlastungs- bzw. die depressive Symptomatik des Patienten. Zum anderen hat dieser Patient „Probleme", die ursächlich für und / oder Folge der Symptome sein können. Einerseits holt eine gute Psychotherapeutin den Patienten bei den Problemen ab, die für ihn im Vordergrund stehen und über die er sprechen möchte. Andererseits macht sie einen (Therapie-)Plan, der über eben die aktuellen Probleme, Konflikte und Belastungen hinausführt und auf die dahinter beim Patienten vermutete Dynamik fokussiert.

Mitunter ist es schwierig, diese beiden Aspekte auszubalancieren. Redet der Patient nur über das, was ihn belastet, dann wird er mich zwar als einfühlsame, verständige Person schätzen. Eine Therapie, die diesen Namen verdient, wird es nicht. Im anderen Fall, wenn ich ‚meinen Plan durchziehe', fühlt sich der Patient nicht verstanden. Auch dann funktioniert die Therapie nicht."

In vielen Fällen erhalten depressive Patienten **Antidepressiva** (➤ Kap. 12), was eine psychotherapeutische Behandlung gut ergänzen kann. In jedem Fall sollte die Psychotherapeutin sich vom Patienten über dessen (regelmäßige oder nur sporadische?) Medikamenteneinnahme sowie über Wirkungen und Nebenwirkungen informieren lassen. Wenn sich der Patient nach drei Wochen deutlich besser fühlt, ist das ein erfreuliches Ereignis, was die Psychotherapie keineswegs überflüssig macht. Im Gegenteil: Mit einem energiereicheren, emotional stabileren Patienten kann umso intensiver u. a. an den Hintergründen der depressiven Episode gearbeitet werden.

14.3 Auf die depressive Symptomatik bezogene Behandlung

Depressionsbewältigung, soweit diese im ambulanten Rahmen vertretbar ist (zur Suizidalität ➤ Kap. 8), beginnt mit **Psychoedukation** (u. a. Hautzinger und Kischkel 1999).

Aus psychotherapeutischer Sicht beinhaltet eine „zeitgemäße" Aufklärung von Patienten zum Thema Depression, neben Fragen und Hinweisen auf eine mögliche erhöhte biologische Disposition und die „Krankheitswertigkeit" depressiver Störungen, Informationen über die Eigendynamik der Depression, also über den **„Depressions-Teufelskreis"**.

Teufelskreis-Modell Depression

Depression ist ein Zustand, den man unter die Kategorie einer **„Störung"** bzw. **Erkrankung** subsummieren kann. Er ist durch bestimmte Symptome gekennzeichnet, Symptome, die auf verschiedenen Ebenen liegen: emotional, motivational, motorisch, somatisch, kognitiv und interaktiv. Welche Symptome auftreten bzw. erlebt werden, hängt von der Persönlichkeit und dem Umfeld eines Patienten ab und selbstverständlich vom Schweregrad (wobei die Fachwörter dem Verständnis des

jeweiligen Patienten entsprechend ausformuliert werden sollten).
Dieser Zustand entwickelt eine **Eigendynamik.** Wenn man immer weniger positive Erlebnisse hat, drückt das auf die Stimmung. Wer eine gedrückte Stimmung und reduzierten Antrieb hat, zieht sich zurück, womit die Wahrscheinlichkeit weiter sinkt, etwas Angenehmes zu erleben, was die Stimmung zusätzlich belastet. Und weil man sich in solchen Konstellationen notorisch mit der negativen Sicht auf sich selbst und seine Situation beschäftigt, reduziert dies die Chance, etwas Positives – wenn es sich denn ereignet – überhaupt wahrzunehmen, zunehmend in Richtung des Nullpunkts.

Das Teufelskreis-Modell ist zwingend-logisch. Selbst sehr in depressiven Gedanken befangenen Menschen lässt es sich vermitteln. Das, was die Depression ausgelöst hat, kann auf unterschiedlichen Ebenen liegen. Eine Veranlagung / Disposition zu psychischen Erkrankungen erhöht die Wahrscheinlichkeit, auf „Stress" (➤ Kap. 5) mit der Ausbildung einer solchen Symptomatik zu reagieren. Auf dieser Grundlage entwickelt sich dann eine psychologisch gesehen letztlich „ganz normale" Eigendynamik:

- Es ist normal, in Überlastungskonstellationen den Rückzug anzutreten.
- Es ist normal, wenn Menschen, die sich zurückziehen, immer weniger Antrieb und Lust haben, etwas zu unternehmen.
- Es ist normal, dass es Menschen, die bereits erheblich überlastet sind, immer schwerer fällt, anstehende Aufgaben zu bewältigen.
- Es ist normal, wenn die Stimmung von Menschen, die immer weniger Erfolgserlebnisse haben und sozial isoliert sind, in den Keller geht.
- Es ist normal, dass Menschen, die nachts schlecht schlafen, sich am Tag ausruhen wollen. Das führt dazu, dass der Tag-Nacht-Rhythmus durcheinanderkommt und man sich immer weniger fit fühlt.
- Das führt dann, zusammengenommen, wiederum ganz normal, dazu, dass sich die Schraube immer weiter nach unten, in Richtung „Depression" dreht.

Die depressive Symptomatik beinhaltet, dass der Patient sich und seine Möglichkeiten notorisch falsch wahrnimmt („dunkle Brille" bzw. er wird von „der Depression belogen"): Er könne „gar nichts mehr". Alles, seine eigene Person eingeschlossen, sei gleichermaßen absolut sinnlos, wertlos, hoffnungslos. Die Therapie besteht konsequenterweise darin, diese depressiv verzerrte Wahrnehmung als solche deutlich zu mache. Die **„depressive Brille"** zeigt nicht die Wahrheit, sondern ist selbst das Problem. Entsprechend geht es darum

- trotz des Gefühls, zu (fast) nichts mehr in der Lage zu sein, so aktiv wie möglich zu bleiben bzw. zu werden und
- bewusst wahrzunehmen, dass die kategorisch dunkle Brille in dieser Form ein Irrtum ist. Es gibt durchaus Differenzierungen, bessere und schlechtere Momente. Wobei es dann herauszufinden gilt, wie man selbst die Wahrscheinlichkeit guter Momente erhöhen kann. Eben diese Möglichkeiten gilt es anschließend praktisch umzusetzen.

Und aus der Perspektive des Patienten betrachtet:
Wer sich antriebsarm und kraftlos fühlt, wird versuchen, sich vermehrt zu erholen, sich zurückzuziehen und Anstrengungen zu vermeiden. Dass dies zu reduzierten positiven Erlebnissen führt, ist nur konsequent, was dann wiederum die gedrückte Stimmung, einschließlich einer negativen Perspektive auf sich selbst und die Welt, verstärkt.
Wer sich tagsüber schont, reduziert die Wahrscheinlichkeit nachts gut zu schlafen – und unter letzterem leiden die meisten depressiven Menschen.
Wer nicht zur Arbeit geht, erhöht die Wahrscheinlichkeit, dass seine Tagesstruktur gänzlich die Bodenhaftung verliert.
Wer ungelöste Konflikte am Arbeitsplatz quasi vor sich herschiebt, bestätigt auf diese Weise notorisch, dass er dem Problem eigentlich nicht gewachsen ist.

Wenn diese Inhalte vermittelt wurden, dann ist die Frage, auf welche Weise sich eine depressive Symptomatik verändern lässt, fast schon beantwortet.

Angesichts des Dreiecks aus „Denken – Fühlen – Handeln" (➤ Abb. 14.1) lässt sich aufzeigen, dass sich niemand unmittelbar zu positivem Fühlen zwingen kann. Ein hartnäckiges „Ich will, dass ich mich besser fühle, ich halte es einfach nicht mehr aus!" oder auch „ich muß einfach wieder positiv denken" führt absehbar zu nichts oder noch schlimmer, es macht hilflos und verschlimmert die Symptomatik. Auf direktem Wege geht es nicht. Aber indirekt, durch Handeln: Wenn ich mich „zwinge"; obwohl ich mich kaum dazu in der Lage fühle, aktiv zu werden, dann erhöhe ich die Wahrscheinlichkeit, etwas Positives erleben zu können. Das wird dann über mehrere Wochen reflektiert, beobachtet und geübt. Realistisch sind dabei kleine Schritte. Ein engmaschig geführtes **Depressionstagebuch,** in dem die anfangs unscheinbar erscheinenden Fortschritte notiert werden, kann hilfreich sein, weil es die generell-absolutistische Wahrnehmungsverzerrung („alles immer gleich absolut schlecht") als solche relativiert. Damit wäre der Patient bereits auf dem Weg aus der Depression.

Die Psychotherapeutin

„Meine zentrale therapeutische Arbeit besteht wie gesagt darin, die Balance zwischen ‚den Patienten zu verstehen und ihn in seinem Leiden anzunehmen' und ihn anzuleiten, zu motivieren und zu coachen, damit er nach und nach die Erlebnisse machen kann, die ihn schrittweise aus der depressiven Konstellation herausführen.

Die Theorie alleine bringt letztlich gar nichts. Gelegentlich gehe ich mit Patienten ihr Empfinden in Zeitlupentempo durch, etwa: ‚Genau in dem Moment, als Sie wieder die Musik hörten, die Sie früher gerne gespielt haben, da war für einen Moment die Stimmung wieder da? Genau, darum geht es!'"

14.4 Der Umgang mit dem, was als Ursache einer Depression erlebt wird

Der inhaltliche Fokus der Therapie liegt da, wo der Patient ihn sieht. Das diesbezügliche Spektrum ist so heterogen, wie die Lebensgeschichten und Persönlichkeiten der Patienten. Kränkungen, Zurückweisungen, als solches erlebte ungerechte Behandlung, Vernachlässigung bzw. Einsamkeit dürften die mit Abstand häufigsten Gründe sein, die Patienten als Auslöser und aufrechterhaltende Faktoren ihrer Symptomatik erleben.

Ausschlaggebend ist, dass sich die Betreffenden diesbezüglich letztlich hilflos bzw. handlungsunfähig fühlen, wobei sie dies entweder schon vorab waren, entweder weil die Situation de facto unbeeinflussbar war (von Kündigungen im Rahmen von Firmenschließungen bis zum Tod von nahen Angehörigen) oder aber, weil die Situation relativ zu den Möglichkeiten des Betreffenden überfordernd war:

- z. B. Trennung des Ehepartners, weil dieser es mit dem zwanghaften, passiven, ängstlichen etc. Patienten nicht mehr aushielt
- z. B. „Mobbing" durch Vorgesetzte (Schwickerath 2014), angesichts von Problemen des Patienten, Konflikte offen anzusprechen etc.)

Durch die depressive Symptomatik reduzieren sich die Möglichkeiten des Patienten, seine Probleme adäquat zu lösen zusätzlich, womit wir wieder beim Teufelskreis wären (s. o.).

Ein prägnantes Modell, gerade was arbeitsbedingte Problemkonstellationen anbelangt, ist das der **„beruflichen Gratifikationskrise"** (Siegrist 2000; ders et al. 2008, vgl. Hillert et al. 2017; ➤ Kap. 14): Wenn ein Mitarbeiter das Gefühl hat, mehr Energie in seine Arbeit investieren zu müssen, als er an „Gratifikationen" (materielle wie immaterielle) herausbekommt, dann bedeutet das chronischen Stress, der wiederum potenziell die Manifestation von psychischen Störungen fördert. In allen Fällen stellt sich, nachdem der Patient in seinem Leid angenommen und emotional gestützt wurde, die Frage nach einer die jeweilige Problemkonstellation beschreibenden Bedingungsanalyse (➤ Kap. 14.2), die wiederum Lösungsmöglichkeiten aufzeigt: Was muss bzw. könnte der Patient tun, um eine aktuelle Belastungssituation zu entschärfen bzw. präventiv daran zu arbeiten, dass Entsprechendes so nicht wieder auftritt?

Behandlung und Prävention sind an dieser Stelle de facto identisch: Es geht darum, die Kompetenz des Patienten zu erhöhen, die ihn relevant belastenden Aspekte „besser bewältigen" und damit seinen „Stress" reduzieren zu können.

Oft läuft es auf eine Reflexion ggf. problematischer persönlicher Muster hinaus, einschließlich der Identifikation sog. **„Stressverstärker":** Warum erlebe ich bestimmte Situationen als belastender als ein Kollege, der vor derselben Situation steht? Um die Antwort auf diese Frage (Perfektionismus, der Wunsch, von anderen gemocht zu werden, Ängste im Umgang mit Unsicherheit, der Wunsch, dass andere meinen Erwartungen entsprechen sollen etc.) zu erkennen, prägnant darzustellen und zu entschärfen, gibt es eine Vielzahl therapeutischer Techniken (Inneres Team, Problemaufstellungen, Rollenspiele etc.; z. B. Hillert et al. 2016). Entscheidend dabei ist, schnell von der Theorie in die Praxis, von der intellektuellen Reflexion ins Fühlen zu kommen. Erkenntnis ist wichtig, die Arbeit an möglichen Veränderungen hingegen entscheidend. Oft sind es entweder persönliche Muster und / oder der jeweiligen Situation nicht angemessene soziale Kompetenzen, die letztlich in depressive Konstellationen führende Dynamiken zur Folge haben. Diese lassen sich nur lösen, wenn der Patient seine Defizite realitätsnah aufgezeigt bekommt.

Auch im realen therapeutischen Alltag liegt der Teufel oft im Detail. Nicht wenige Patienten (und andere Menschen) verbeißen sich gewissermaßen in bestimmte Themen, in den Streit mit der Partnerin, in den Konflikt mit dem als menschenverachtend und inkompetent erlebten Chef, das ausbeuterische System (wogegen die einig angemessene Lösung dann die Frühpensionierung zu sein scheint), worin auch immer. „Wenn ich als Therapeutin darauf einsteige, dann ist mir die Sympathie des Patienten sicher, ebenso wie ein weitgehend frustraner Therapieverlauf."

Vor einigen Jahren noch war die Frage der „Therapieschule" essenziell. Heute ist **„integrativ"** eher die Regel als die Ausnahme, was auch angesichts dessen, dass die „Schulen" jeweils andere Perspektiven auf die nämlichen psychologischen Phänomene sind, naheliegend erscheint. In obigen Darlegungen werden sich unschwer tiefenpsychologische und systemische Aspekte erkennen lassen.

Die Psychotherapeutin

„Nach dem Rollenspiel frage ich den Patienten: ‚Wenn Sie, wie wir es eben im Rollenspiel versucht haben, ein Konfliktgespräch mit Ihrem Chef führen, ihn dabei nicht ansehen und gleich mit Vorwürfen beginnen, wie würden Sie, wenn Sie Ihr Chef wären, reagieren?'

Davon ausgehend übt er angemessenere Strategien: ‚Probieren wir es nochmal. Schauen Sie mich an. Prima! Womit könnten Sie das Gespräch beginnen, was Ihrem Chef und Ihnen die Chance gibt, dass es ein offenes Gespräch wird?' Vielen Patienten fällt es schwer, eigene ideologische Scheuklappen als solche zu realisieren und halten daran fest, weil sie es als Charakterstärke bewerten (‚Wer in dieser Firma Chef ist, dem kann man nicht vertrauen. Das System ist krank!'). Im Verlauf der Therapie zeigt sich recht schnell, inwieweit ein Patient bereit ist, sich eigeninitiativ einzubringen. Jeder will gesund werden, was nicht heißt, dass er Verantwortung übernimmt. Einige Patienten verwechseln mich mit einem Hausarzt (oder einer geduldigen Mutter, je nachdem), der bzw. die nett ist und sehr viel Zeit hat. Die Patienten erzählen und erzählen, erwarten Bestätigung, können davon nicht genug bekommen. Sobald sie Übungen machen und Erfahrungen sammeln sollen, geht es ihnen erklärtermaßen schlechter. Sie fangen dann von vorne an, dass es nie schlimmer war. Wenn Patienten so oder ähnlich ständig die Handbremse ziehen, bevor die Therapie Fahrt aufnehmen kann, ist das zunächst einmal in Ordnung. Es macht die persönlichen Muster / Schemata der betreffenden Patienten deutlich (Roediger 2010), die es dann wieder und wieder aufzuzeigen bzw. zu bearbeiten gilt.

Zum einen kann die **psychische Störung so ausgeprägt** sein, dass Patienten überfordert sind: Wenn die Konzentrationsfähigkeit zu gering, der Antrieb de facto aufgehoben und die affektive Schwingungsfähigkeit auf null ist, dann gehört ein Patient nicht in die ambulante Psychotherapie, sondern in eine Klinik. Meist werden solche Konstellationen schnell offenkundig.

Zum anderen ist **in bestimmten Kulturkreisen und sozialen Kontexten** die Vorstellung, wonach Patienten passiv und Ärzte / Therapeuten aktiv zu sein haben, derart internalisiert, dass sich Patienten ‚merkwürdig' fühlen, wenn ich von ihnen aktive Mitarbeit erwarte. Deren Krankheitsmodell spielt eine entscheidende Rolle. Wer glaubt, dass ein Ungleichgewicht seiner Körpersäfte oder der böse Blick, um historisch weiter zurückzugehen, hinter seiner Depression steht, dem dürfte die Idee, dass ein Stimmungstagebuch und Aktivitätenaufbau hilfreich sind, bizarr anmuten. Umso kurioser ist, dass bis vor kurzem in der Psychiatrie den Patienten ein ähnlich paralysierendes Weltbild ‚verkauft' wurde. Wenn Depression eine ‚normale' Erkrankung wie etwa eine Schilddrüsenunterfunktion ist, wogegen man nur die richtigen Medikamente einnehmen muss, dann kann man als Psychotherapeut vom Patienten auch nur verlangen, dass er regelmäßig seine Medikamente nimmt.

Zum dritten und vierten hat jede **Erkrankung** jenseits akuter vitaler Gefährdung auch Vorteile, eben das, was Sigmund Freud ‚Krankheitsgewinn' nannte. Je weniger einschränkend und bedrohlich die Erkrankung und je größer die Vorteile, umso schwieriger wird es – auch für den Patienten – daraus einen Ausweg zu suchen und zu finden. Womit wir unmittelbar wieder bei der sozialen und beruflichen Situation eines Patienten angekommen wären. Wenn es Probleme am Arbeitsplatz gibt, dann heißt Gesund-werden Wieder-hin-zu-müssen. Wenn letzteres auf finanziellen Gründen unabdingbar ist, dann motiviert dies. Wenn man sich eine Frühberentung ausrechnen kann oder sowieso genug Geld da ist, dann ist die Motivation naheliegenderweise geringer. Es ist schwierig, mit eben diesen Patienten einen angemessenen Umgang zu finden. Wenn ich mich als Therapeut solidarisiere, etwa weil ich die betreffende Firma auch ‚unmöglich' finde und den Patienten als ‚rentenbedürftig' erachte, dann erübrigt sich eine Therapie, die das Ziel ‚Depressionsbewältigung' hat. Falls sie gelingen würde, gäbe es keine Rente. Angesichts dessen Depressionsbewältigung anzustreben, bleibt absehbar halbherzig. Dass es in vielen Fällen für Patienten ungünstig ist, zu früh in Ruhestand zu gehen, etwa weil sie dann kaum noch die ‚Krankenrolle' loswerden (‚Ach, Sie sind in Rente? So krank sehen Sie aber gar nicht aus'), kann man ansprechen. Aber letztlich bleibt jeder Patient Herr seiner Entscheidungen bzw. muss damit leben, was auf seine Entscheidung hin von Gutachtern festgestellt und von Amtsärzten bzw. Sozialgerichten entschieden wird.

Und ich als Therapeutin bleibe Herrin meiner Entscheidungen: Eine Therapie, die kein Ziel hat, was durch meine Hilfe erreicht werden kann, muss ich nicht weiterführen. Wichtig ist, auch diese Aspekte offen anzusprechen und ggf. danach zu handeln. Es gibt immer Patienten, die auf den Therapieplatz warten. Andererseits: Ein pflegeleichter Langzeit-Patient, auch wenn sich wenig tut, ist angenehmer als ständig neue Anträge zu schreiben. Zumal man nicht weiß, was bzw. wer dann kommt.

In den meisten Fällen gelingt meinen Patienten die **Balance zwischen gestützt werden und Verantwortung übernehmen,** Schritt für Schritt, gelegentlich einen zurück. Ab wann sich die Depression im Therapieverlauf ändert? Das ist sehr unterschiedlich (was umgekehrt auch wieder belegt, dass es die Depression als spezifische Erkrankung nicht gibt). Ich hatte Patienten, die bereits vom ersten Gespräch bzw. ‚endlich jemanden gefunden zu haben' so angetan waren, dass es ihnen spontan besser ging. Es gibt Patienten, da wird es langsam kontinuierlich besser und solche, da kommt irgendwann der ‚Durchbruch', oft dann, wenn ein lange als unlösbar erlebtes Problem (Konfliktgespräch mit dem Partner oder mit dem Chef), ausgehend von vorheriger Reflexion und Übung, dann doch glücklich über die Bühne ging."

MERKE
Jede Therapie braucht einen roten Faden. Angesichts mündiger Patienten ist es die Aufgabe der Therapeutin, den geplanten Ablauf der Therapie dem Patienten nachvollziehbar zu vermitteln und sich im Therapieverlauf regelmäßig eben darauf zu beziehen. Wenn es Gründe gibt, die Planung zu verändern, ist das selbstverständlich okay, solange es kommuniziert wird.

14.5 Depression oder Burn-out?

Die Psychotherapeutin

„Wie bereits dargelegt: Für die Therapieplanung sind Diagnosen weniger wichtig. Wenn sich ein Patient als ‚ausgebrannt' vorstellt, gibt er in den meisten Fällen damit einen Hinweis auf eine als überfordernd, kränkend und / oder frustrierend erlebte Arbeitssituation. Soweit diese für den Patienten im Vordergrund steht, arbeite ich gerne ‚berufsbezogen'. Belastende Konfliktgespräche aus der Vergangenheit greife ich im Rollenspiel auf, um Patienten ihre ‚dysfunktionalen' Muster unmittelbar aufzuzeigen:

‚Wenn Sie Ihren Chef bei Gespräch nicht anschauen und so leise reden, wie Sie jetzt reden, dann glaube ich, meint der, Sie hätten ein schlechtes Gewissen. … Stimmt, ich weiß, dass Sie verärgert und gekränkt sind. Und ein bisschen Angst haben. Wie könnten Sie das so zum Ausdruck bringen, dass die Wahrscheinlichkeit steigt, dass bei Ihrem Chef die Botschaft ankommt, die Sie senden wollen? Probieren wir es mit Blickkontakt, kräftiger Stimme und klarer Aussage gleich noch einmal!'

Es macht eine Therapie lebendig, solche zentralen Konfliktkonstellationen mit dem Patienten in Form von Rollenspielen aufzugreifen, anhand dessen alternative Szenarien auszuprobieren und zu üben. Einerseits ist dies für den Patienten perspektivisch relevant, andererseits spiegelt sich in seinen bisherigen Mustern seine bisherige Lerngeschichte, was wiederum direkt angesprochen werden kann:

‚Gab es früher ähnliche Konstellationen, in denen Sie Probleme mit Autoritäten hatten? Wie haben Sie sie damals gelöst?' ‚Als Sie als Kind in der vierten Klasse vom Lehrer zusammengebrüllt wurden, wie hätten Ihre Eltern reagieren sollen? Was hätten Sie sich von ihnen gewünscht, wie hätte Ihr Vater dem Lehrer gegenüber auftreten sollen? Wenn ich für den Moment der Lehrer wäre und Sie sind Ihr Vater, sagen Sie es ihm bzw. mir.'

Nachdem ich die berufliche Realität der meisten meiner Patienten nur aus deren Berichten kenne, halte ich mich mit wertenden Stellungnahmen zurück und arbeite mit den **Beziehungsaspekten.** Wie kann mein Patient bei gegebener Situation das Beste daraus machen, sich entlasten, seine Freiheitsgrade erhöhen, Sinnaspekte entdecken etc.? Aussagen zur Arbeitsfähigkeit vermeide ich, so gut es geht. Das ist traditionell Aufgabe des Hausarztes oder Psychiaters. Ich lege die Therapie in der Regel so an, dass wir mit den beantragten Stunden (bei Privatpatienten maximal 80 Stunden, wobei ich kürzere Therapiedauern von z. B. 20–30 Stunden bevorzuge) realiter die Chance haben, ein gutes Stück voranzukommen. Einen Erwachsenen wird man nie zu einem ganz anderen, idealerweise durchsetzungsstark autonomen, substanziell resilienten, allen Belastungen trotzenden, psychisch ausgeglichenen Menschen machen (Nebenbei: Entsprechen Sie selbst allen diesen Prädikaten?). Eben das gilt es bei der Therapieplanung zu berücksichtigen und offen zu kommunizieren: Was konkret brauchen Sie, um mit Ihrem Leben und im Beruf wieder gut zurechtkommen zu können? (Hier bietet sich die **Wunder-Frage** an: Wenn ich eine gute Fee wäre, welche Fähigkeiten und Eigenschaften würden Sie sich von mir wünschen?)

Ziele der Therapie sind dann, so konkret wie möglich die **Bearbeitung und Lösung umschriebener Problemthemen,** selbstverständlich unter Einbeziehung der biografisch-persönlichen Dimensionen. Losgelöst von der realen Lebenssituation eine Depression oder Ängste ‚wegtherapieren‘ zu wollen, funktioniert praktisch nie. Und ‚so werden wie ich früher war‘ sowieso nicht. Daraus ergibt sich dann ein **Therapiefahrplan:**

- Zwei Stunden: Kennenlernen und Problemklärung
- Zwei Stunden: Was ist eine Depression / Burnout? Darstellung des Teufelskreises
- Zwei Stunden (mit Hausaufgaben): hinter die Kulissen der Depression schauen und erste Schritte in Richtung Aktivitätenaufbau
- Zwei bis zehn Stunden: persönlichkeitsimmanente Muster (u. a. anhand der Biografie und aktueller Probleme) reflektieren
- Zumindest jede zweite Stunde: eine Zwischenbilanz ziehen und die nächsten Zwischenziele konkretisieren

Vieles, was dabei essenziell ist, wird man in Lehrbüchern kaum finden. Das macht meinen Beruf so spannend!“

Stationäre Psychosomatik / Psychotherapie

Die räumliche Distanz zu Wohn- und Arbeitsort erleichtert unter anderem auch eine emotionale Distanzierung zu den Alltagsbelastungen, was den Zugang zu den eigenen Mustern erleichtern kann. Die Interaktion der Mitpatienten untereinander bietet ein erhebliches Übungs- und Erlebnispotenzial. In der ambulanten Therapie müssen die Arbeit auf Symptomebene, die Lösung aktueller Lebensprobleme, die Reflexion biografisch-geprägter Muster, die Erweiterung des Repertoires von Strategien unter anderem im Sinne allgemeiner und berufsbezogener sozialer Kompetenz jeweils gegeneinander abgewogen und priorisiert werden. Im stationären Setting können die einerseits unterschiedlichen, andererseits interagierenden Aspekte bzw. Ebenen in parallelen Einzel- und diversen Gruppentherapien („Indikativgruppen") bearbeitet werden, womit sich die therapeutische Intensität – zumindest potenziell – erhöht.

KAPITEL

15 Business Coaching: Aufgabenfeld und Klientel

15.1 Business Coaching: Prospektive Lösungsunterstützung

Der Business Coach hat, was die Erwartungen an seine Klienten anbelangt, vieles mit der kognitiv-verhaltenstherapeutisch arbeitenden Psychotherapeutin gemeinsam.

MERKE

Coaching, und Business Coaching im Besonderen, da es sich dezidiert auf den Beruf des Klienten bezieht, haben das Ziel, den Klienten darin zu unterstützen, einen **Perspektivwechsel** vorzunehmen, indem der Klient sich zunächst durch gezielte Fragen seinen Ist-Status transparent macht und auf dieser Basis **neue Lösungen** entwickelt bzw. erarbeitet.

Dabei ist der Business Coach (und der Klient) an keinerlei Krankenversicherungssysteme oder Leistungssysteme gebunden. Was der Coach nicht bieten kann, sind Krankschreibungen und kostenlose bzw. von Krankenkassen erstattete Dienste. Die Schwelle, ihn in Anspruch zu nehmen, zumal für privat weniger vermögende Personen, wird dadurch deutlich angehoben. Hinsichtlich der Motivation an Veränderungen zu arbeiten, kann dies durchaus günstig sein: Was nichts kostet, ist (oftmals) nichts wert. Wer für eine Beratung/Coaching gutes Geld investiert, wird motiviert sein und entsprechenden Einsatz zeigen, um diese Ausgabe zu rechtfertigen. Das wusste unter anderem bereits **Sigmund Freud,** der sich von seinen Patienten, bevor diese das Sprechzimmer betraten, einen angemessenen Betrag vorab bezahlen ließ. Selbstverständlich, zumindest in den allermeisten Fällen, ist das Problem des Klienten bzw. seine Hoffnung, es konstruktiv lösen zu können, der eigentliche „Treiber". Und dass ein Business Coach, ähnlich wie andere Dienstleister, etwa Handwerker, ein Honorar verlangt, sollte eigentlich ebenso selbstverständlich sein wie der Umstand, dass die Nachfrage den Preis bestimmt: erfolgreiche Coachs sind oft teurer als weniger erfolgreiche.

Dass Klienten motiviert, zuverlässig, aktiv und – was emotionale Turbulenzen anbelangt – eher unkompliziert bzw. bezüglich etwaiger problematischer Muster reflektiert und kritikfähig sind, versteht sich im Coaching von selbst. Zumindest erwartet der Coach eben dies, wenn er einem neuen potenziellen Klienten die Hand schüttelt. Ethisch moralisch gesehen dürfte er gar keine Klienten annehmen, die nicht von sich aus bereit sind, sich zu verändern. **Negativbeispiele** bzw. durchaus ein Teil der Realität sind gleichwohl auch Klienten, die von ihrem Partner geschickt werden: „Lass Dich einmal „coachen, damit es uns besser geht" oder Klienten, die von ihrem Chef (der selbst zumeist keine souveräne Führungspersönlichkeit ist) zum Coach gedrängt werden, damit er „besser kommunizieren lernt". Für den Coach selbst sind – auch kommerziell betrachtet – nur erfolgreich abgeschlossene Fälle eine gute Visitenkarte, die er wiederum als zentralen Bestandteil seiner Reputation und Außendarstellung nötig hat (neben Zertifikaten und Testimonials auf dem Türschild bzw. seiner Website). Im Vorgespräch oder spätestens beim ersten Gespräch wird der Coach den Kandidaten hinsichtlich seiner **Motivationslage** und **Belastbarkeit** prüfen. Im Zweifelsfall, wenn eines oder mehrere dieser Kriterien nicht erfüllt sind (und der Coach es sich leisten kann), wird er den Fall ablehnen. Weniger souveräne, mitunter **selbsternannte „Coachs"** – und da gibt es leider sehr viele – nehmen „jeden" und bearbeiten ihn mit manipulativen bzw. mit eher allgemeinen „Tools" mit dem primären Ziel, dass sich der Klient kurzfristig besser fühlt (und nebenbei die Methoden und die charismatische Person des Coaches bewundert), ohne dabei längerfristige Perspektiven im Auge zu haben. Die heterogene, oft insuffiziente Ausbildung vieler Personen, die als Coach arbeiten, ist ein eigenes, schwieriges Thema (➤ Kap. 3.3.4). Gehen wir davon aus, dass wir es mit einem seriösen Coach zu tun haben, der in einer zertifizierten Ausbildung sein Handwerk gelernt und aus dem Business-Kontext kommt, um die Sorgen und Umstände unserer Klienten zu verstehen!

MERKE

Coaching-Klienten sind definitionsgemäß nicht krank (theoretisch, zur praktischen Situation). Sie suchen professionelle Unterstützung, um Probleme zu lösen oder Entscheidungen zu treffen.

Gerade im Business-Kontext haben die Komplexität und Volatilität zugenommen. Wenn dann noch private oder Karriere-Fragestellungen dazukommen, sind bzw. fühlen sich manche Menschen „zerrissen" und „orientierungslos": Der Chef will das eine, die Familie sagt das andere, Freunde meinen wiederum, dass .... Und man selbst? Man wird zunehmend unsicherer, was man wirklich will!

Wer bekommt einen Coach von der Firma gestellt? Der Vorstand eines DAX30 mitunter, quasi kraft Amtes, ausgewählt von der Human Resources-(HR)-Abteilung, die sich unter anderem um die Karriere sowie Fort- und Weiterentwicklung von Mitarbeitern kümmert. Ansonsten kann sich ein Vorstandsmitglied selbstverständlich auch selbst einen Coach suchen. Aufgabe des Coachs ist es dann, das Vorstandsmitglied fachlich und menschlich zu beraten (was gar kein Coaching im engeren Sinne ist). Motto: Mal sicherheitshalber dem graumelierten Berater-Coach zuhören. Wie beim Arzt, eine Drittmeinung „kostet weniger" als eine Fehlentscheidung. Die Zahl der Führungskräfte, die einen Coach gestellt bekommen, ist jedoch recht klein. Darüber hinaus kommt es öfters vor, dass verdiente Mitarbeiter in gehobenen Positionen, die man unbedingt in der Firma halten will, kurz bevor sie einen „Zusammenbruch" erleiden, einen Coach zur Seite gestellt bekommen. Wobei es Kollegen oft als ungerecht empfinden, wenn jemand, der sowieso schon gut aufgestellt ist, hier einen zusätzlichen „Bonbon" erhält. Wenn wichtige Mitarbeiter (zu) viele Fehltage haben, ist die Kosten-Nutzen-Rechnung für die Firma relativ einfach und macht einen Coach-Einsatz plausibel.

Coaching-Maßnahmen für Kandidaten zu begründen, die bislang immer gesund und produktiv waren, also prophylaktisch, ist verglichen damit erheblich schwieriger. Zumindest für einen „Hardcore Controller" passt so etwas nicht in seinem Weltbild. Andererseits und nicht selten zahlen Firmen Coachings für Mitarbeiter, die „ausgestellt" werden (im Rahmen eines Sozialplans oder als Individualvereinbarung), als Unterstützung für deren berufliche Um- bzw. Neuorientierung (Lewison 2002). Solche **Outplacement-Aktivitäten** dienen aber eher dem sozialen Frieden und der Reputation des Unternehmens. Oft werden sie viel zu spät gestartet, als dass sie wirklich etwas nützen (Challenger 2005). Ein bereits im Brunnen liegendes Kind aus dem Brunnen zu holen, ist schwieriger als eines zu retten, das noch nicht abgestürzt ist.

Die zentrale, alles entscheidende Frage, in dem Moment, in dem der „Klient (oder umgekehrt der Coach) den Raum betritt, ist und bleibt: Wird es ein Erfolg? Mehrheitlich muss das Coaching-Ergebnis gut und die **Kosten-Nutzen-Bilanz** für den Klienten günstig sein.

Es ist nicht nur für den Coach strategisch wichtig und professionell, einen ihm unlösbar bzw. unrealistisch erscheinenden Coaching-Auftrag abzulehnen. Es ist darüber hinaus ethisch-moralisch integer. Der Klient erspart sich unnütze Ausgaben. Und noch viel gravierender: Ein falsch durchgeführtes Coaching kann eklatante persönliche Konsequenzen haben.

EIN BEISPIEL

Ein Familienvater hat, als Ergebnis eines Coachings, seine fünfköpfige Familie verlassen, eine gut dotierte Position gekündigt und seinen Besitz verkauft, um in einem fernen Land eine Strandbar aufzumachen. Nach einem halben Jahr hat er diese geschlossen, da er das Land und die Leute dort eigentlich doch nicht mag und „für das Leben dort nicht geschaffen ist".

Dieser Fall (der leider real und kein Einzelfall ist) ist ein Musterbeispiel für inhaltlich falsches, letztlich weltfremdes Coaching. Momentanes „feel-good" ist zwar kein Kunstfehler, der justiziabel wäre. Aber wenn sich das Coaching darauf beschränkt, dann kann es gravierende Neben- bzw. Folgewirkungen haben, die das Leben des Klienten oder, wie in dem beschriebenen Fall, die Existenz mehrerer Menschen–inklusive des Klienten selbst–zerstören.

15.1.1 Business Coaching von Patienten?

Wie dargelegt: Unter schwergradig-depressiven Symptomen leidende oder eine zielorientierte Arbeit ablehnende bzw. davon absehbar überforderte Klienten – wenn sie sich denn zu ihm verirren sollte – muss ein Coach ablehnen: Bei Erstgenannten muss das aus juristischen Gründen so sein. Coaching-Methoden sind nicht auf die Therapie von Patienten bzw. nicht belastbare Personen hin angelegt. Coaching-Begleitung in der Therapie eines beruflich belasteten Patienten wäre gleichwohl denkbar und kann potenziell sehr sinnvoll sein. Aber dazu müsste der Coach im Kontakt mit dem behandelnden Arzt oder Psychologen sein / bzw. selbst z. B. psychologischer Psychotherapeut sein) oder eine Zusatzausbildung haben.

15

15.1.2 Wie geht ein Coach vor?

Zunächst geht es um eine angemessen konkrete Zielklärung, einschließlich der Abwägung gegenüber alternativen Zielen (Fischer-Epe 2003). Hierzu und zu den dann folgenden Schritten, der Suche nach geeigneten Strategien, um eben diese Ziele auch zu erreichen, verwenden Coachs üblicherweise „Tools" („Werkzeuge") und Methoden, mit denen systematisch die Ist-Situation (auch vom Klienten!) verstanden und mögliche Veränderungswünsche abgeleitet werden (Klein 2007).

Der Business Coach

Coaching Methodik

„Wie gehe ich vor? Klassischerweise wird die Situation, in der sich der Klient befindet, systemisch und ‚ganzheitlich' analysiert (König und Volmer 2019), nicht unähnlich einem Mediziner: Er erhebt eine Art ‚Anamnese'. Je besser und genauer gefragt wird, desto genauer und besser können Fragen gestellt werden. Je besser ich zuhöre, desto mehr verstehe ich den Klienten und übersehe keine relevanten Details. Die subjektive Bedeutung und Interpretation von vielen, zumal emotionalen Worten (Gefühle, Glaubenssätze, Beziehungen u. ä.) könne bei jedem Menschen unterschiedlich sein und müssen durch den Coach hinterfragt und abgeklärt werden.

Im Business-Kontext kann mit der Methode **‚Flexibles Organigramm'** die Stellung des Mitarbeiters absolut und relativ zu seinen Kollegen, Vorgesetztem / en, Kunden und Mitarbeitern visualisiert werden (Rauen 2000). Durch schrittweises Durchgehen von Optionen – real möglicher, aber auch solcher, die zumindest auf den ersten Blick als nicht möglich erscheinen – werden potenzielle Lösungen generiert. Oft finden sich dabei erheblich mehr Alternativen, als der Klient anfangs zu haben glaubte. Das Spektrum, auf dem Lösungsmöglichkeiten liegen können, ist potenziell groß: von **Karrierecoaching** bis hin zu Problemlösungen mit dem aktuellen Chef oder mit dem Team. Andererseits kann es aber auch um die (prophylaktische) Verhinderung bzw. die Bewältigung von Überarbeitungsphänomenen (Delegationsschwierigkeiten, Reporting-Struktur-Unklarheiten, Matrixorganisation) gehen.

Diesbezüglich gibt es prägnante Tools. So werden in der **5-Säulen-Methode** die Bedeutung (**5 Säulen der Identität** von Petzold, 2003) von Arbeit / Leistung, (finanzielle) Sicherheit, sozialen Kontakten und Werten sowie Gesundheit in die Waagschale geworfen, um die Wichtigkeit und die Bedeutung von Lebenssituationen und mögliche Abänderungen ableiten zu können bzw. besser sichtbarer werden zu lassen. Während in der Psychotherapie, je nach Befinden des Patienten, dosiert und in kleinen Schritten vorgegangen werden muss, arbeite ich im Coaching gerne und bewusst mit, Aha-Effekten'. Gerne setzte ich **Powerfragen** ein, die dann durch den Klienten returniert werden: ‚Diese Frage habe ich mir noch nicht gestellt!' oder ‚diese Möglichkeiten habe ich bisher noch nie in Betracht gezogen!' (ICF 2020). Dem Klienten soll es ‚wie Schuppen von den Augen fallen', welche Folgen beispielsweise eine unveränderte Weiterführung seines bisherigen Führungsstils hat oder wie die Mitarbeiter ihn als ihren Chef sehen (könnten)! Dazu verwende ich auch oft **Provokationstechniken:** ‚Wenn Sie das machen wollen, was hindert Sie daran?' (Cordes und Höfner 2018).

Eine andere Möglichkeit, seine Gedankenhorizont zu erweitern, ist die Vorstellung einer **Wunderfrage** (de Shazer 2014): ‚Was wäre, wenn man alle Zeit und alles Geld der Welt hätte, was würde man machen?' Die meisten meiner Klienten zählen (eher irdische) Dinge auf. Die Erfinderischeren erzählen maximal zehn Minuten, den meisten fällt nach drei Minuten nichts mehr ein. Das führt dazu, dass sie Klienten nachdenken, was wirklich bedeutsam im Leben ist, oft nicht fassbare Werte oder Ausübungen von Funktionen und Vorlieben, die bisher unterdrückt waren!

Oft nutze ich auch die Methoden der **prospektiv-retrospektiven Sicht:** Wenn der Klient in 20 Jahren seine **Geburtstagsrede** zum 80. Geburtstag halten oder sich in einem **fiktiven Klassentreffen** wiederfinden würde (Albrecht 2004), werden alle seine Wünsche in einem Idealzustand komprimiert werden, die sich dann als ‚Checkliste' betrachten lässt: ‚Was würde ich noch gerne im Leben tun?'

Gerne wende ich auch Methoden an, die den Klienten dazu bringen, sich in neue Situationen ‚hineinzufühlen', z. B. die Methode des **‚Leeren Stuhls'**, der in einem solchen Fall für eine mögliche neue berufliche Situation stehen kann. Der Klient nimmt auf diesem Stuhl, der für eine zuvor eingehend konkretisierte veränderte Situation steht, Platz und reflektiert sich und seine Problematik nun aus dieser Perspektive heraus. Die dabei erlebten Aspekte, Gefühle, Ideen bis hin zu haptisch-taktilen Phänomenen (‚Wie fühlt es sich an, in der XY-bteilung zu arbeiten?') können dabei helfen, eine Entscheidung zu treffen und sich auf veränderte Konstellationen vorzubereiten. Steht beispielsweise eine Entscheidung für ein möglichen neue Karriereschritt an, so beschreibt der Klient seine jetzige Situation mit allen Details und Empfindungen während er auf seinem alten Stuhl sitzt. Dann wechselt er auf den ‚Leeren Stuhl', schließt die Augen und versucht sich in die (neue, zuvor bezüglich der Rahmenbedingungen definierte) Situation hineinzuversetzen, beispielsweise als Bereichsleiter in Asien mit viel Personalverantwortung, ohne Familie, aber mit neuen Herausforderungen. Er beschreibt auch seine Umgebung und das Leben. Dabei erfasst der Coach die Beschreibungen und nonverbalen Reaktionen des Klienten. Diese rationalen und emotionalen Aspekte bzw. Eindrücke werden dann, wenn der Patient wieder auf seinem ursprünglichen Stuhl zurückgekehrt ist, also sich wieder ‚in der realen Welt' befindet, gemeinsam reflektiert."

MERKE

Im Coaching können (und sollen) für den Klienten neue bzw. ungewohnte Methoden eingeführt und geübt werden, entsprechend der klassischen Vorstellung dessen, was Coaching ist:
Klienten werden dazu gebracht, emotional unterstützt bzw. „angefeuert" bzw. verpflichten sich selbst, Schritte aus der Komfortzone heraus zu unternehmen, Konflikten nicht aus dem Weg zu gehen. Dabei vertrauen sie darauf, letztlich sowohl über die Fähigkeiten als auch über den notwendigen Durchsetzungswillen zu verfügen, die sie brauchen, um die jeweils aktuellen Probleme so zu lösen, dass wieder langfristige Perspektiven möglich werden.

CAVE!

Nicht selten suchen z. B. gestandene (und sich gestrandet fühlende) Manager, ohne dies zu reflektieren, nach einem einfachen und möglichst attraktiven Ausweg aus ihrer schlechten Situation. Sollen sie deshalb wirklich eine Surfschule in der Karibik aufmachen (mehrfach genannter Wunsch unterschiedlicher Klienten in den letzten Jahren)?

15.1.3 Reintegration, zurück in die alten Muster: Zumutbarkeit und Möglichkeiten

Nachdem der Coaching-Klient üblicherweise nicht krankgeschrieben ist, bewegt sich der Klient in genau dem Setting, in dem die Veränderungen vorgenommen werden sollen. Das ist insofern günstig, weil unmittelbar praktisch geübt werden kann. In der jeweils nächsten Sitzung werden die jeweiligen Erfahrungen, Fort- und Rückschritte des Klienten reflektiert und daraus Konsequenzen im Sinne weiterer Übungen bzw. strategischer Schritte gezogen.

15

Der Business Coach

„Aus therapeutischer Sicht hat Coaching den Beigeschmack, ein mitunter gefährlicher Balanceakt zu sein. Aus meiner Sicht entschärft sich dies, weil ich das berufliche Umfeld des Klienten kenne (bzw. gut kennen sollte!) und somit abschätzen kann, wie erfolgversprechend meine jeweils nächsten Schritte sind.

Ein souveräner Coach arbeitet realitätsorientiert und mit Augenmaß! Ich stütze den Klienten emotional wie inhaltlich. Letzteres ist ein weiterer, zentraler Unterschied zur Psychotherapie: Es gehört zu meinen Aufgaben als Coach, den Klienten dahin zu führen, dass er für sich wichtige Entscheidungen treffen kann, trifft und adäquat umsetzt. Ob seine Entscheidungen letztlich richtig sind, bleibt wie vieles im Leben, zunächst offen. Ich spreche dem Klienten im Verlauf dieses Prozesses Mut zu und begleite ihn, insbesondere auch dann, wenn es darum geht, anstehende Schritte auch tatsächlich zu gehen. Diesbezüglich ist es hilfreich und letztlich unabdingbar, **Ziele nach den SMART-Kriterien** (➤ Tab. 15.1) festzulegen!"

Tab. 15.1 SMART-Kriterien zur Zieldefinition

Akronym	Dimension	Beschreibung
S	Spezifisch	Spezifisch und objektiv das Ziel beschreiben: Was soll erreicht werden?
M	Messbar	Messbar, überprüfbar bzw. skalierbar und werden durch Schlüsselkennzahlen (sog. KPI = Key Performance Indicators) abgebildet.
A	Attraktiv, annehmbar	Attraktiv / Annehmbar: What's in for me? Was ist die Motivation / sind Motivationsfaktoren, um das Ziel zu erreichen, und ist es auch mit seinen anderen Zielen vereinbar?
R	Realistisch	Realistisch: Wie groß sind die Möglichkeiten, das Ziel zu erreichen? Ist es von vornherein gar nicht zu schaffen? Was sind die möglichen Hindernisse?
T	Zeitgebunden	Time-bound / zeitgebunden: Wann soll das Ziel erreicht worden sein? Was sind Meilensteine auf dem Weg dorthin?

15

Der Business Coach

„Im Einzelfall begleite ich auch eine berufliche Reintegration. Hierbei kann ich die Rolle des ‚advocatus diaboli‘ übernehmen: ‚Wie werden die Kollegen und Vorgesetzten auf mich als rückkehrenden Kollegen reagieren? Wie muss ich mich präsentieren, um nicht wieder in die Muster bzw. Rollen zu verfallen, die mir ehemals zu schaffen gemacht und meine Ausfallzeiten mitbedingt haben? Was tue ich gegen Stigmatisierung und Ausgrenzung? Wie gehe ich mit Kollegen und Mitarbeitern um? Wie vermeide ich es, gleich wieder in die gleiche Falle zu laufen? Sind alle Säulen des Lebens stabil? Ist die Ursache für die Stresssituation gar nicht (ausschließlich) im Beruf begründet (➤ Abb. 15.1)?‘ Alle diese Fragen müssen beantwortet werden, damit die multifaktorielle Komplexität erfasst werden kann, um schließlich dem Klienten bzw. Patienten langfristig und nachhaltig zum beruflichen wie privaten Erfolg und Glück zu verhelfen bzw. erfolgreich zu therapieren.

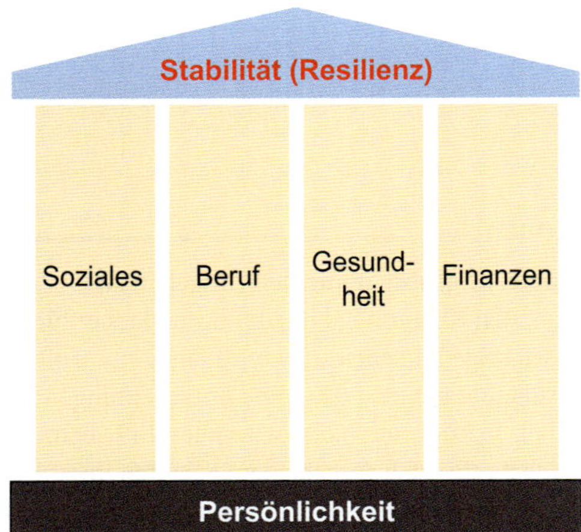

Abb. 15.1 Das Haus der persönlichen Stabilität nach Albrecht (2018)

15.1.4 Schnittstellen-Probleme

Ein längerfristig erkrankter Mitarbeiter kehrt an seinen Arbeitsplatz zurück. Mutmaßlich hatten seine beruflichen Belastungen etwas mit seiner Erkrankung zu tun. Es wird ein Eingliederungsgespräch durchgeführt, an dem der Rückkehrer, sein Vorgesetzter, soweit vom Rückkehrer gewünscht, z. B. ein Mitglied des Betriebsrats und ggf. weitere involvierte Personen, teilnehmen. Mitunter, zumal in großen Firmen und bei leitenden Mitarbeitern, ist auch ein Business Coach anwesend. Das Szenarium beinhaltet diverse potenzielle Stolpersteine. Wenn der Klient seine Situation, seine Einschränkungen, Erwartungen und Bitten adäquat vortragen kann, ist das zumindest die halbe Miete. Vielfach ist aber bereits dies schwierig, zumal im Hintergrund weitere Personen beteiligt sind: Angehörige, Hausärzte, Psychotherapeuten, jeweils mit ihren dezidierten Meinungen, was für den Betreffenden nun gut und richtig, zumutbar und unzumutbar sei. Grundsätzlich wäre die Integration dieser Aspekte mit den Möglichkeiten und Erwartungen der Firma eine wichtige und reizvolle Aufgabe für einen Coach. Unter der Voraussetzung, dass er hinreichend Erfahrungen im Firmen- bzw. Business-Bereich, medizinisch-therapeutischen Inhalten und dem Reintegrationsmanagement hat. Derzeit ist das zumeist noch ein Wunschszenarium: Die firmeninternen Ressourcen, etwa in den Personalmanagement- und Personalentwicklungsabteilungen, sind oft nicht ausreichend und inhaltlich kaum darauf vorbereitet; oft wird der potenzielle Nutzen nicht gesehen (Backhausen und Thommen 2006).

Und so passiert weiterhin oft, was dann passieren muss: Der Klient wird in die gleiche Arbeitssituation gebracht, die ihn (zumindest gefühlt) krank gemacht hat. Er hat keine Chance, seine Strategien anzupassen oder neue zu erarbeiten. Der Tunnelblick und die schwierige bis fehlende Kommunikation aller direkt und indirekt Beteiligten machen entspanntere Lösungen fast unmöglich.

KAPITEL

16 Behandlungsverlauf einer schwergradigen Major Depression

16.1 Der Hausarzt und Andreas A.

Der Hausarzt

„Dass bei mir angesichts von Andreas A. die Alarmglocken läuten und die Diagnose einer schwergradigen Depression zu stellen ist (Major Depression nach ICD-10, F32.2), habe ich bereits dargelegt (➤ Kap. 10). Andreas A. ist kein primär über Stress in der Arbeit jammernder, gekränkter Mensch. Seine ‚depressive' Stimmung hat eine besondere Qualität: Eigentlich weiß Andreas A. gar nicht, wie und was ihm geschieht. Er ist im gesamten Erleben und Empfinden anders als sonst, einerseits erschöpft, andererseits angespannt. Nachts findet er kaum Schlaf, am Morgen geht es ihm besonders schlecht, im Tagesverlauf wird es etwas besser. Früher hätte man das ‚endogene Depression' genannt, heute **‚melancholischer Subtyp'.** Angemessen schwerwiegende Auslöser für die Depression sind nicht erkennbar. Von der Qualität der Stimmung her ist es eher ein ‚Gefühl der Gefühllosigkeit' als Traurigkeit, Ärger oder Frust. Zudem schildert er ein deutliches Morgentief. Die Frage, was den Patienten am Leben hält (s. o.), ist angesichts dessen unbedingt nötig.

Ich habe Andreas A. dringend die **Einnahme eines Antidepressivums** empfohlen, das kurzfristig seinen Schlaf verbessert. Diese Wirkung, wobei das Medikament jeweils am späten Abend eingenommen wird, tritt praktisch sofort ein (z. B. Mirtazapin, ➤ Kap. 12 und Benkert und Hippius 2019). Mirtazapin habe ich dann schnell auf 45 mg / d aufdosiert, um einen antidepressiv wirksamen Plasmaspiegel zu erreichen. Alternativ, wenn Andreas A. z. B. darunter zu stark sediert / müde geworden wäre, hätte ich ein nicht sedierendes Antidepressivum in antidepressiv wirksamer Dosis (z. B. einen

Serotoninwiederaufnahmehemmer, ➤ Kap. 12) parallel zur Schlaf-anstoßenden Wirkung des Mirtazapins verordnet (wobei auf die pharmakokinetische Interaktionen der jeweiligen Substanzen zu achten ist). Wichtig ist, dass ein Antidepressivum hinreichend hoch dosiert ist. Ich habe zudem nachdrücklich versucht, diesen Patienten umgehend an einen Psychiater zu überweisen, was er – und seine beim Gespräch anwesende Frau – aber entgegen meinem Rat absolut nicht wollten (‚So schlimm ist es noch nicht', ‚Auf keinen Fall, wenn man meinen Mann dort erkennt …'). Zudem hätte er zumindest drei Wochen auf einen Termin dort warten müssen. Die Vorstellung in der psychiatrischen Klinik kam aus den gleichen Gründen für den Patienten und seine Familie erst recht nicht infrage. Wenn sich Andreas A. nicht klar von Suizidhandlungen hätte distanzieren können und er keine ihn liebevoll umsorgenden Angehörigen gehabt hätte, die versichert hätten, sich auch um die regelmäßige Einnahme der Medikamente zu kümmern und für eine angemessene Tagesstruktur zu sorgen (zumindest Spaziergänge am Tag etc.), hätte ich versucht, die **Vorstellung in der Klinik** mit allen Mitteln zu erzwingen, notfalls, bei akuter Selbstgefährdung, durch die Polizei.

In diesem Fall hätte ich in einem kurzen Attest den Zustand (‚akute Selbstgefährdung, nicht klar von Suizidhandlungen distanziert') beschrieben und dies den telefonisch gerufenen Polizisten vorgelegt, in der Hoffnung, dass diese dann in Rücksprache mit dem zuständigen Amtsrichter die Verbringung in eine Klinik – wozu formaljuristisch ein Krankenwagen gerufen worden wäre – veranlassen. Natürlich ist eine solche Maßnahme ein zweischneidiges Schwert. Wenn die Polizisten im Gespräch mit dem Patienten zur Einschätzung kommen, dass keine Gefährdung vorliegt, dann ist das ärztliche Vertrauensverhältnis – zumindest aus Sicht des Patienten – derart belastet, dass er kaum jemals wieder in meine Praxis kommt. Aber damit kann ich besser leben als mit einem vollendeten Suizid, den ich hätte verhindern können. Glücklicherweise sind solche Maßnahmen nur in den allerseltensten Fällen nötig. Meist gelingt es in intensiven Gesprächen, die Weichen – sei es zum Facharzt, sei es in die Klinik – einvernehmlich zu stellen. Das Wartezimmer, eine solche Aktionen dauert mindestens eine halbe Stunde, ist anschließend rappelvoll.

Tief durchatmen, die Beschwerden der Patienten, die unzumutbar lange warten mussten, anhören, mein Bedauern ausdrücken und weiter …

Im Fall von Andreas A. war es für mich vertretbar, es ambulant zu versuchen. Ich habe ihn zunächst nach drei Tagen und dann wöchentlich wiedereinbestellt. Er hat die Medikation gut vertragen. Nach etwas mehr als drei Wochen wurde er aktiver. Bis er seine Stimmung selbst als gebessert erlebt hat, dauerte es weitere zwei Wochen. In dieser Zeit konnte er einen ersten Termin bei der psychotherapeutischen Kollegin wahrnehmen. Insgesamt war Andreas A. zehn Wochen krankgeschrieben. Danach war er zwar noch nicht ‚voll wieder der Alte'; wie es seine Frau ausdrückte, aber auch nicht mehr zuhause zu halten, weil er sich Sorgen um seine Kollegen machte, die ihn vertreten mussten. Eine Wiedereingliederung lehnte er ab. Letztlich waren alle froh, dass es so glimpflich verlaufen ist."

16.2 Die Psychotherapeutin und Andreas A.

Die Psychotherapeutin

„Als Andreas A. zu mir kam, etwa vier Wochen, nachdem er aufgrund einer schweren depressiven Symptomatik zum Hausarzt gegangen und mit einer Medikation begonnen hatte (ein anderer Patient war abgesprungen, mit dem betreffenden Hausarzt bin ich privat befreundet, sonst hätte Andreas A. noch erheblich länger warten müssen), ging es ihm bereits deutlich besser, was er unmittelbar mitteilte. Ich habe mit ihm zunächst einmal über Depressionen gesprochen, wobei er spürbar Angst davor hatte, dass es bei ihm ähnlich verlaufen könnte wie bei seiner Mutter, die mehrfach und langfristig in Kliniken gewesen war. Dass er eine Veranlagung zu Depressionen hatte, war klar. Ich konnte mit ihm erarbeiten, dass selbst bei eineiigen Zwillingen der Verlauf, je nachdem, wie der Einzelne mit sich und seinem Leben umgeht, sehr unterschiedlich sein kann. Entsprechend ist es wichtig, wie Andreas A. nun aus der depressiven Episode herauskommt und wie er eine möglichst effektive Rückfallprophylaxe hinbekommt.

Die therapeutische Arbeit mit Andreas A. war und ist weiter angenehm: Er nimmt die Sache ernst, hat ein Depressionstagebuch geführt, hat die Aktivitäten, die er sich vorgenommen hat, zunächst mit Unterstützung seiner Frau, dann zunehmend auch alleine konsequent umgesetzt. Aktuell geht es um die sensible Wahrnehmung seiner Befindlichkeit. Von seiner Persönlichkeit her ist Andreas A. ein ‚harter Hund', der auch unter erheblichem Druck, insbesondere im Beruf, immer die Zähne zusammengebissen und dabei auf eigene Befindlichkeiten kaum geachtet hat. Seine Gewissenhaftigkeit kommt ihm nun zugute, wenn er vermehrt Selbstfürsorge übt. Darüber hinaus haben wir angefangen, das Thema ‚Stressbewältigung angesichts beruflicher Überlastungssituationen' anzugehen: Andreas A. fällt es schwer, ihm angetragene Aufgaben abzulehnen oder an Kollegen zu delegieren. Das werden wir in den nächsten Wochen üben. Anschließend werden wir, in größeren zeitlichen Abständen, reflektieren, inwieweit Andreas A. diese – für ihn mit Rückfallprophylaxe identischen – Aspekte umsetzen konnte. Als Persönlichkeit ist Andreas A. soweit gesund, dass er absehbar keine langfristige ambulante Psychotherapie braucht. Wie lange er noch die Antidepressiva einnehmen muss, angesichts der Schwere der Episode sicher mindestens ein Jahr, muss er mit dem Hausarzt oder einem Psychiater klären."

16

16.3 Der Business Coach und Andreas A.

Der Business Coach

„Wenn Andreas A. im geschilderten, offenkundig schwer angeschlagenen Zustand zu mir gekommen wäre, dann hätte ich ihn als Klienten nur ablehnen können und mich bemüht, ihn unmittelbar zu einem Allgemeinarzt, der ihn weiter zum Facharzt überwiesen hätte, oder direkt zu einem Psychiater zu schicken. Nachdem seine Energie und Stimmung nun wieder soweit normal sind, könnte ich mit ihm gut arbeiten. Derzeit scheint er aber davon auszugehend, dass er seine beruflichen Probleme im Rahmen der ambulanten Therapie lösen kann. Ich denke, er hat sehr gute Chancen. Die kritische Feuerprobe kommt allerdings im Business-Alltag: Mal sehen, wie lange er dann stabil ist, wenn er erst wieder drei Monate an seinem Arbeitsplatz ist."

16.4 Der Arbeitgeber und Andreas A.

Der Arbeitgeber

„Andreas A. wurde und wird in unserer Firma von allen als zuverlässiger, engagierter und freundlicher Kollege geschätzt. Dass er so schwer krank werden würde, hätte niemand erwartet. Dass es ihm nicht gut geht, haben wir erst sehr spät, wenige Tage bevor er krankgeschrieben wurde, gemerkt. Nachdem er mehr als sechs Wochen krank war, haben wir ihm ein Wiedereingliederungsgespräch angeboten. Selbstverständlich. Was Andreas A. eher wiederwillig in Anspruch genommen hat. Eine stufenweise Widereingliederung wollte er nicht. Er habe bereits alles mit seinen Kollegen geklärt. Wenn Andreas A. noch Unterstützung bräuchte, könnte er die jederzeit bekommen. Sein Vorgesetzter ist informiert. In der Abteilung hat Andreas A. offen kommuniziert, dass es ihm ‚nicht gut' gegangen sei, wobei er eine psychische Problematik, die er wohl von seiner Mutter geerbt habe, einräumte. Ich finde das mutig. Wir alle freuen uns, dass er wieder dabei ist!"

16.5 Der Patient Andreas A.

Der Patient / Klient

Andreas A

„Mein Hausarzt hat mich sofort krankgeschrieben. Was hätte er sonst tun sollen? Es ging ja nichts mehr. Es war mir alles egal und ganz weit weg. Meine Frau, alle haben gesagt, dass es vom vielen Stress in der Arbeit kam. Kann sein, aber auch das war für mich nicht greifbar. Meine Mutter hatte früher ähnliche Phasen gehabt. Vielleicht kam es auch daher. Zu einem Psychiater? Das wollte meine Frau nicht und ich auch nicht, in eine Klinik, so wie früher meine Mutter, wollte ich schon gar nicht. Es war einfach bedrückend, schrecklich und gefühlt endlos. Die Medikamente, die ich verordnet bekam, haben – außer dass mein Schlaf besser wurde – zunächst mal nicht viel bewirkt. Ich war davon ein bisschen benommen, irgendwie nicht ganz ich selbst, was mit der Zeit besser wurde. Dass ich mehrere Kilogramm zugenommen habe, habe ich erst viel später realisiert. Meine Frau hat mich gezwungen, mit ihr zweimal am Tag längere Spaziergänge zu machen. Zunächst muss ich wie mechanisch neben ihr hergelaufen sein, gesprochen habe ich kaum etwas. Die Tage sind mir quasi weggerutscht, es war eine Qual. Erst gegen Abend, beim zweiten Spaziergang mit meiner Frau, wurde es dann ein wenig leichter. Aber richtig Schlafen ging trotzdem nicht. Durch die Medikamente habe ich zunächst irgendwie vor mich hingedämmert. Die Nacht ging jedenfalls besser rum. Eigentlich wollte ich ja keine Medikamente nehmen und es erst alleine versuchen. Mein Hausarzt hat aber solchen Druck gemacht, dass ich mich darauf eingelassen habe. Zunächst eine Tablette zum Schlafen, dann mehr. Dass ich eine ‚Depression' habe, hat mein Hausarzt gleich beim ersten Termin festgestellt. Ich habe es nicht wahrhaben wollen. Durch das Medikament hat dann nach und nach mein innerer Druck nachgelassen, zunächst ohne, dass ich mich wirklich besser fühlte. Die Energie kam erst später, nach einigen Wochen langsam wieder. Anfangs nahm ich mir etwas vor, wobei mir klar war, dass ich es sowieso nicht tun würde, etwa meine Werkstatt im Keller aufzuräumen, den Rasen zu mähen oder den Zaun zu streichen. Der Arzt hat dann die Menge des Medikaments bestimmen lassen, die in meinem Blut ‚ankommt' (war wohl okay) und immer wieder betont, dass ich Geduld haben soll. Nach etwas mehr als drei Wochen ging es dann langsam besser. Ich wurde wieder aktiver, freute mich, als Kollegen anriefen und dann auch zu Besuch kamen, um von der Arbeit zu erzählen. Ich mähte den Rasen und irgendwann sagte meine Frau, dass ich wieder einen Witz gemacht hätte. Mein Hausarzt hat eine stufenweise Wiedereingliederung in die Arbeit empfohlen (Hillert, Weber und Köllner 2016). Ich wollte aber lieber gleich wieder in die Arbeit gehen, ohne solche Umstände. Als es mir schon wieder etwas besser ging, hatte ich dann einen ersten Termin bei der Psychotherapeutin. Es ging um das, was eine Depression ist, um Aktivierung, um Tagesstruktur und dann auch darum, wie ich mit dem Stress in der Arbeit besser umgehen kann. Ich werde erst mal weiter zu ihr gehen, auch wenn es mir nun wieder gut geht (fast, noch nicht ganz wie zuvor). Meine Hoffnung ist, dass ich es das nächste Mal früher merke, falls meine Stimmung wieder abkippen sollte, und gar nicht mehr in diesen unwirklichen Zustand komme, in dem ich seinerzeit war. Auch im Rückblick: Es ist grausam, so gar nicht mehr der zu sein, der man üblicherweise ist. Mein Hausarzt, vor allem aber meine Frau, waren erleichtert, als es mir wieder besser ging. Ich selbst auch."

KAPITEL

17 Behandlung eines depressiven, beruflich belasteten Patienten

17.1 Der Hausarzt und Bertold B.

Der Hausarzt

„Bertold B. erfüllte die Kriterien einer Depression (➤ Kap. 8). Er war, was er nachvollziehbar als Ursache seiner gedrückten Stimmung und der übrigen Symptome erlebte, im Beruf erheblich belastet und – auch im Sinne einer beruflichen Gratifikationskrise (➤ Kap. 14) – gekränkt. Er hatte spürbar ‚Wut im Bauch', wobei der Konflikt am Arbeitsplatz offenbar eine erhebliche Eigendynamik angenommen hatte. Dass sich das Problem durch eine Krankschreibung alleine nicht lösen lassen würde, war absehbar.

Die Frage für mich war: Sollte ich ihm ein Antidepressivum verschreiben bzw. ihn – mit eben dieser Intension – zum Psychiater überweisen? Laut Therapieleitlinien hätte man ihm die Medikamente in jedem Fall anbieten müssen. Die Reaktion von Bertold B. auf meinen ersten Hinweis in dieser Richtung machte klar, dass er Antidepressiva nicht nehmen würde (‚Ich will nicht abhängig von Medikamenten werden'). Vorübergehend Medikamente gegen seinen schlechten Schlaf zu nehmen, war für ihn in Ordnung. Mit dem Hinweis darauf, dass es nur für den Einstieg gedacht und langfristig problematisch werden könnte (worauf Bertold B. nochmals betonte, keinesfalls längerfristig Medikamente einnehmen zu wollen), verordnete ich Zolpidem (➤ Kap. 12).

Bei Patienten, die fest davon überzeugt sind, dass die Ursache ihres Problems z. B. in der Person des Chefs liegt, macht eine Antidepressiva-Verordnung meiner Erfahrung nach keinen Sinn. Vor Jahrzehnten mag es noch brave Patienten gegeben haben, die ohne viel zu fragen das eigenommen haben, was der Doktor verordnet hat. Heute sieht die Welt anders aus. Patienten haben heute oft recht konkrete Vorstellungen davon, was sie wollen und was nicht. Soll ich, um den Wortlaut der Leitlinien zu erfüllen, halbherzig ein Antidepressivum ‚empfehlen', um dann zu dokumentieren, dass der Patient dies abgelehnt hat? Das müsste man wohl tun, wenn man denn die Diagnose Depression gestellt und dokumentiert hat, um auch juristisch abgesichert zu sein.

Ich habe, weil der Leidensdruck von Bertold B. nachvollziehbar hoch und es angesichts dessen keine Alternative gab, ihn zunächst für eine Woche krankgeschrieben und einen entsprechenden Folgetermin vereinbart. Ich gab ich ihm mit auf den Weg, dass für ihn eine Psychotherapie (eine Bearbeitung seiner Probleme) sinnvoll wäre. Als Bertold B. dann eine Woche später wieder kam, hatte sich sein Zustand etwas gebessert. Die Schlafmedikation hatte er drei Tage eingenommen, jetzt ging es auch ohne wieder einigermaßen. Auf die Bemerkung, dann könne er ja wieder arbeiten gehen, begann er fast zu zittern. Ich habe ihn weiter krankgeschrieben und gleichzeitig an eine gut bekannte Psychotherapeutin überwiesen. Antidepressiva lehnte er weiterhin ab. In den folgenden wöchentlichen Terminen zeigte sich Bertold B. jeweils ein Stück weit stabiler. Nach vier Wochen bekundete er selbst, es wieder mit der Arbeit probieren zu wollen. Er habe es auch so mit der Therapeutin besprochen. Als ich ihn einen Monat später wieder sah, war alles, zumindest soweit es mich betraf, in Ordnung."

17.2 Die Psychotherapeutin und Bertold B.

Die Psychotherapeutin

„Bertold B., der kurzfristig nach seiner ersten Krankschreibung aufgrund einer Depression zu mir kam, war und ist in meiner Klientel ein typischer Fall: Einerseits hatte er deutlichen Leidensdruck und eine klare Vorstellung davon, woher seine Probleme kommen. Darüber hinaus, dass sein Chef ihn ‚mobbe', hatte er – zumindest ansatzweise – das Gefühl, dass das Ganze auch etwas mit ihm, seinen eigenen Mustern, Vorstellungen, Werten und Ansprüchen zu tun haben könnte. Dass Bertold B. sich selbst eher nicht als ‚depressiv' erlebte, ist bei Menschen, die zu mir in Behandlung kommen, nicht selten. Mit ‚Depression' assoziieren sie eine ‚schwere psychische Erkrankung'. Wer sieht sich selbst schon gerne als ‚psychisch krank', zumal seine Befindlichkeit ja – zumindest der eigenen Einschätzung nach – gute, im Beruf liegende Gründe hat. Dass ich gegenüber der Krankenkasse gleichwohl die Diagnose einer Depression gestellt habe bzw. stellen musste, hat Bertold B. akzeptiert.

Eine andere Frage ist, wie Bertold B. seinen Zustand gegenüber den Arbeitskollegen kommuniziert. Nachdem er davon ausging, dass er zumal seinem Chef nicht trauen könne, teilte er den Kollegen nur mit, dass ihm ‚der Stress zu viel geworden sei'. Dazu verwendete er auch das Wort ‚Burn-Out'.

Die Therapie selbst lief gut: Aufhänger war, dass es normal ist, sich angesichts der von Bertold B. erlebten Situation schlecht bzw. depressiv zu fühlen. Hierzu bot sich das Modell der beruflichen Gratifikationskrise an (➤ Kap. 14). Entsprechend musste es für Bertold B. darum gehen, sich zunächst durch innere Distanzierung und Aktivitätenaufbau zu konsolidieren, um dann nach langfristig tragfähigen Strategien zu suchen, mit den Belastungen angemessen umzugehen. In den Gesprächen fiel auf, dass Bertold B. dazu neigte, sich von anderen notorisch schlecht und ungerecht behandelt zu fühlen. Warum hatte der Hausarzt ihn zunächst nur für eine Woche krankgeschrieben? Hatte der nicht gemerkt, wie schlecht es ihm ging? Zumal andere länger krankgeschrieben werden. Bezogen auf die Person seines Chefs konnte Bertold B. zahlreiche, von diesem ausgehenden Kränkungen berichten. Einerseits konnte ich ihn gut verstehen (der Chef, den ich nicht kenne, scheint tatsächlich eine schwierige Person zu sein). Andererseits wurde deutlich, dass das Muster, sich schnell gekränkt zu fühlen, für Bertold B. charakteristisch ist. Im Leben war er – gefühlt – oftmals zu kurz gekommen. Die allermeisten dieser Kränkungssituationen hatte er dann zwar letztlich gut gemeistert, aber irgendwie hatte es nicht gereicht bzw. nicht dazu geführt, dass er hinreichend selbstbewusst wurde, um solche ‚Kränkungen' an sich abprallen zu lassen. Die ‚Sensibilität' von Bertold B. hatte dabei eine durchaus narzisstische Komponente. Diejenigen, von denen er sich gekränkt fühlte, verurteilte er kategorisch als moralisch und menschlich ‚unter aller Sau'. Die bei Bertold B. dahinterliegende Dynamik reflektierte ich mit ihm, indem ich ihn sein **‚inneres Team'** (Kumbier 2016) aufmalen ließ (Situation: Konfliktgespräch mit dem aktuellen Vorgesetzten). ‚Der Selbstbewusste' war auf der ‚Inneren Bühne' von Bertold B. sehr klein, hingegen war derjenige mit den ‚feinen Antennen' sehr groß. Letzterer habe die Aufgabe, ihn gegen Angriffe jeglicher Art zu schützen, wobei es eigentlich keine ‚Figur' im Team, gab, die ihn tatsächlich hätte schützen können.

Nachdem Bertold B. dies deutlich geworden war, begannen wir zu experimentieren. Die für ihn in dem Moment angemessenste Lösung lag dann in der Figur eines ‚Selbstbewussten Rücken-Stützers', die im Team ergänzt wurde (an darüber hinausgehend offensiveren ‚Selbstverteidigungskräften' arbeiten wir derzeit). Ausgehend davon übte ich mit Bertold B. in diversen Rollenspielvarianten Konfliktgespräche, zumal solche mit dem ‚bösen' Chef. Dabei zeigte sich, dass sich Bertold B. zwar hilflos fühlte, es aber inhaltlich wie rhetorisch keineswegs war.

Bereits nach vier Wochen ging Bertold B. wieder zur Arbeit, was okay war, da er sich den Kollegen verpflichtet fühlte. Nachdem ich mich in seiner Branche nicht wirklich auskenne, kam dann im Verlauf der nächsten Wochen die Idee auf, ob er sich nicht an einen Coach wenden solle: Es ist zwar schön und gut, dass Bertold B. nun mit seinem Chef und der Arbeitssituation soweit zurechtkommt. Nachdem er aber davon ausgeht, in dieser Stelle und mit dem Chef nicht ‚alt werden' zu können, warum nicht zeitnah an konkreten, zukunftsträchtigen Perspektiven arbeiten?"

17

17.3 Der Business Coach und Bertold B.

Der Business Coach

„Ich kenne Bertold B. erst seit wenigen Wochen, als wir im Rahmen des Vorgesprächs unser erstes persönliches Treffen hatten. Er kam auf Anregung seiner Psychotherapeutin – deren Mann ich wiederum aus einem gemeinsamen Verein kenne. Er ist ein eher zurückhaltender, in seiner aktuellen Arbeitsstelle letztlich unter Wert verkaufter Mann, dem es sehr schwerfällt, sich beruflich zu verändern. Dabei ist er eher unsicher und leicht kränkbar. Berufliche Veränderungen hatte er zuvor nie von sich aus initiiert. Er war gewissermaßen von den äußeren Umständen in seine Karriere gedrängt worden. Seine aktuelle Arbeit unterfordert ihn, unter den Kollegen fühlte er sich jedoch wohl, was er nicht aufgeben wollte. Vom Chef fühlte er sich ‚gemobbt', wobei das Verhalten des Chefs, so wie es Bertold B. berichtete, aus meiner Sicht in der Branche weder ungewöhnlich noch wirklich bösartig war. Die Psychotherapie hatte Bertold B. bereits geholfen, etwas besser damit klar zu kommen.

Ich bin derzeit dabei, mit Bertold B. an den Hintergründen seiner Ambivalenz bezüglich einer beruflichen Veränderung zu arbeiten und alternative berufliche Möglichkeiten mit den jeweiligen Vor- und Nachteilen zu konkretisieren. Schon nach unserem ersten Treffen hat er festgestellt, dass er letztlich nicht darum herumkommen wird, sich entweder intern in der Firma oder auch extern um eine andere Stelle zu bemühen, wenn er sich wirklich langfristig besser fühlen will und erfolgreich sein möchte. Allerdings ist die Umsetzung noch unklar, er traut sich noch nicht ganz, das in allen Konsequenzen zu Ende zu denken. Wir arbeiten daran. Ich bin recht zuversichtlich, dass er in den nächsten Monaten entsprechende Schritte machen wird, die seine Situation nachhaltig verbessern werden."

17.4 Der Arbeitgeber und Bertold B.

Der Arbeitgeber

„Sein direkter Vorgesetzter hat Bertold B. als guten, allerdings ‚störrischen' Mitarbeiter geschildert. Dass die beiden nicht gut miteinander auskommen, ist spürbar. Der Vorgesetzte hat eine direkte, für sensiblere Menschen mitunter vermutlich provokative Art. Solange die beiden ihre Probleme untereinander lösen, mische ich mich nicht ein. Dass er länger krank war? Na ja, vier Wochen, wenn es sich nicht wiederholt, geht das ja noch. Dass es etwas mit den Konflikten der beiden zu tun hatte, kann sein. Solange die Abteilungsziele erreicht werden, kann ich damit leben, wenn in der betreffenden Abteilung die Fehlzeiten etwas höher liegen als in anderen Abteilungen. Der Vorgesetzte von Bertold B. ist eine wichtige Figur im Unternehmen, fachlich qualifiziert, belastbar, flexibel und insgesamt schwer zu ersetzen. Ich werde mich hüten, ihm zu sehr auf die Füße zu treten. Einen Kurs ‚Gesundes Führen' hat er schon absolviert, wie alle Vorgesetzten in der Firma. Vielleicht sollte Bertold B. einen Stressbewältigungskurs machen?"

17.5 Der Patient Bertold B.

Der Patient / Klient

Berthold B.

„Mein Hausarzt hat mich krankgeschrieben, zunächst nur für eine Woche, was mich in dem Moment sehr verunsichert hat. Wir kennen uns doch seit vielen Jahren. Ich muss da einfach mal raus, hat er dann auch gesagt. Und damit hatte er absolut Recht. Schon am nächsten Tag ging es mir deutlich besser, ich fühlte mich noch erschöpft, aber der Druck war weg. Ich konnte ausschlafen, Zeitung lesen, meiner Frau im Haushalt helfen, den Rasen mähen. Solange ich nicht an die Firma denken musste, war alles gut. Abends rief ein Kollege an und berichtete, was der Chef sich alles wieder rausgenommen hat. Ich war froh, erstmal Ruhe vor dem ganzen Laden zu haben. Gleichzeitig, jeden Tag, den ich krankgeschrieben war, ein wenig mehr, wurde mir klar, dass meine Probleme damit nicht gelöst werden konnten. Als mich ein Kollege abends zuhause besuchte, hatte ich ein schlechtes Gewissen. Die Kollegen machen meine Arbeit, ich habe zuhause einen vergleichsweisen entspannten Tag. Als ich in der zweiten Woche der Krankschreibung wieder bei meinem Hausarzt saß, wusste ich so gesehen nicht, was ich sagen sollte. Es ging mir schon besser, auch deshalb hätte ich keine Medikamente gegen Depression, die er erwähnte, eingenommen. Aber wenn ich an die Firma dachte, dann war klar, dass es mir nicht gutgehen konnte. Als der Hausarzt sagte, so wie es mir geht, könne er mich eigentlich nicht weiter krankschreiben, war ich erschrocken und sauer auf ihn. Sieht er nicht, wie schlecht es mir in der Firma geht? Er hat dann einen Kompromiss vorgeschlagen: Er werde mich mich weitere Wochen krankschreiben und an eine Psychotherapeutin überweisen, die er kenne .... Natürlich bin ich darauf eingegangen.

Dass ich bei der Therapeutin gegen Ende der zweiten Woche einen Termin bekommen habe, war vermutlich ein Wunder. Als ich dann, nach vier Wochen Krankschreibung, in der Firma wieder angefangen habe, war eigentlich noch nichts passiert. Irgendwie habe ich mich durchgebissen. In den wöchentlichen Sitzungen bei der Therapeutin wurde erst über den Stress in der Firma, meinen schwierigen Chef, über Depressionen und dann über meine Biografie gesprochen. Dass ich schon immer Schwierigkeiten mit Ungerechtigkeiten hatte, wurde mir erst deutlich, als die Therapeutin mich wiederholt darauf hingewiesen hat. Ich habe immer um alles kämpfen müssen, um die Noten in der Schule, um den Übertritt in die Realschule, um einen guten Ausbildungsplatz, um den Aufstieg in der Firma. In solchen Situationen fühlte ich mich zunächst wie paralysiert, innerlich wütend und gleichzeitig hilflos. Eben dies wurde dann in der Therapie immer wieder zum Thema. Ich habe ein Bild dazu gemalt, ein inneres Team, wobei mir klar wurde, dass in meinem Team etwas nicht stimmt bzw. etwas fehlt. Etwas ‚Aggressives' meinte meine Therapeutin. Sie machte mit mir dann Rollenspiele, in denen ich meinen Chef spielen sollte bzw. durfte. Was irgendwann fast komisch wurde. Ein paar Worte und ein Lächeln reichten aus, um die Therapeutin, die meine Rolle übernommen hatte, zu ärgern. Zumindest sagte und spielte sie es. Nach einem halben Jahr und etwa 20 Sitzungen fühlte ich mich deutlich wohler in meiner Haut und in meiner Firma, in der sich aber ansonsten wenig verändert hatte. Auch wenn der Druck insgesamt zunahm. ‚Wollen Sie wirklich immer in dieser Abteilung bleiben?', fragte mich irgendwann die Therapeutin. Sie kenne sich in meinem Beruf nicht aus, habe aber das Gefühl, dass ich Potenzial hätte. Ob ich mir nicht einen Coach suchen wolle, der aus meinem Fach komme und mit mir auslote, was es da an Entwicklungsmöglichkeiten gebe? Das koste zwar Geld. Aber wenn ich dadurch langfristig einen weniger steinigen Weg finden würde, wäre es das vermutlich mehr als wert. Natürlich hatten meine Frau und ich uns auch schon überlegt, ob ich nicht wechseln solle, wobei ich mir aber nicht sicher war, ob ich mir das zutrauen kann. Ein Coach ist auf diesem Weg gewissermaßen ein erster Schritt und gleichzeitig ein Stück weit eine Absicherung."

KAPITEL

18 Beruflich frustrierter, sich depressiv und arbeitsunfähig fühlender Patient

18.1 Der Hausarzt und Christof C.

Der Hausarzt

„Nein, zum Deppen machte sich Christof C. nicht. Aber er wollte mich als Erfüllungsgehilfe instrumentalisieren, um seiner Wünsche durchzusetzen. Einerseits: Wenn man ihn nach seinen Symptomen fragte, dann nannte er spontan und vehement alle Symptome einer schweren Depression. So wie sie im Lehrbuch stehen. Andererseits: Angesichts dieser Vehemenz kam bei mir umgehend das Gefühl auf, dass Christof C. ein Stratege ist. Die Depression jedenfalls habe ich ihm nicht abgenommen. Was bei mir angekommen ist, das waren Wut und Ärger eines Menschen, der sich sehr wohl abzugrenzen weiß und dazu eben den Arzt und eine Krankschreibung brauchte, ohne dabei, zumindest in meinem Verständnis, wirklich krank zu sein. Gleichwohl, um Ärger zu vermeiden, habe ich ihn krankgeschrieben. Patienten wie Christof C. haben erhebliches Potenzial darin, Ärger zu machen. Negative Bewertungen in Arztbewertungsportalen sind der Anfang (‚völlig verständnisloser Arzt, unfähig sich in Patienten hineinzuversetzen'), gefolgt von Schreiben an die Krankenkasse (‚fühlte mich nach den Terminen bei Dr. X. deutlich schlechter als zuvor') und Drohungen, sich an die Presse zu wenden. Dass es ihm mit dem ‚Gelben Zettel' in der Hand unmittelbar besser ging, berichtete zumindest meine Praxishilfe, die Christof C. zudem ‚in bester Stimmung' beim Einkaufen erlebte. Sobald er dann, beim nächsten Termin, wieder vor mir saß, war er wieder ein Häufchen Elend, das allerdings unmissverständlich artikulierte, dass es für ihn in keiner Weise zumutbar wäre, wieder arbeiten zu gehen. Versuche, ihm aufgrund seiner depressiven Symptomatik Antidepressiva zu verordnen (wobei ich sicher nicht überzeugend rübergekommen bin), lehnte er ebenso ab, wie Versuche, ihn an eine Psychotherapeutin oder einen Psychiater zu überweisen. Schließlich lag das Problem ja nicht bei ihm, sondern in der Firma. Einen Coach, den der Patient selbst bezahlen müsste, zu empfehlen, wäre absehbar Zeitverschwendung gewesen. Ich habe Christof C. länger krankgeschrieben, als es angemessen gewesen wäre. Ich weiß. Aber, wenn die Praxis voll ist und es ansonsten sehr anstrengend geworden wäre … Nach fünf Wochen habe ich ihm gegenüber argumentiert, dass es für ihn besser wäre, sich nun von einem Psychiater krankschreiben zu lassen. Die Lohnfortzahlung läuft nach sechs Wochen aus, dann übernimmt die Krankenkasse mit Krankengeld. Da ist es, wenn es später möglicherweise um eine Berentung geht, strategisch wichtig, einen Facharzt im Boot zu haben. Das hat Christof C. anscheinend überzeugt. Ich habe ihn jedenfalls in meiner Praxis nicht mehr wieder gesehen. Traurig bin ich deswegen nicht."

18.2 Die Psychotherapeutin und Christof C.

Die Psychotherapeutin

„Ich habe Christof C. nie persönlich kennengelernt und ihn nie behandelt. Entsprechend kann ich auch keine weiteren Einschätzungen über ihn abgeben. Dass er von der Persönlichkeit her akzentuiert ist, liegt nahe. Aber über die diesbezüglichen Hintergründe zu spekulieren, ohne Informationen zu haben, ist müßig. Ihn als Patienten zu haben, wäre absehbar eine Herausforderung. Mit ihm eine therapeutische Beziehung aufzubauen, in der er sich angenommen, unterstützt und emotional getragen fühlt, um dann auf dieser Grundlage seine offenbar schwierigen Interaktionsmuster zu bearbeiten, ist schwierig. Die Voraussetzung dafür wäre in jedem Fall, dass er so etwas wie Leidensdruck und Veränderungsbereitschaft mitbringt. Vielleicht kommt das bei Christof C., falls sein Rentenwunsch abgelehnt werden sollte?"

18.3 Der Business Coach und Christof C.

Der Business Coach

„Ich nehme nur Klienten, die mir gegenüber ein klares Anliegen benennen und bereit sind, Verantwortung für die Lösung ihrer Probleme zu übernehmen. Christof C. habe ich nie kennengelernt. Hätte er mich kontaktiert, hätte ich ihm in einem (kostenlosen) Informationsgespräch zumindest skizziert, dass es viele Menschen bzw. Mitarbeiter in ähnlichen, als frustran erlebten Situationen gibt, die sich aus dieser Situation befreien konnten. Wozu allerdings eigene Initiative wichtig ist und man bereit sein muss, sich zu verändern und Verantwortung zu übernehmen. Ich hätte ihm Fragen gestellt, z. B. wie er sich denn seinen Beruf idealerweise vorstellen würde.

Ein Interessent mit einer der von Christof C. ähnlichen Problematik erzählte mir am Telefon, dass er nur noch auf der Coach liegen und von seinem Ersparten leben wolle. Im Informationsgespräch lässt sich die Tragfähigkeit solcher Vorstellungen mit der **‚Powerfrage'** ausloten: ‚Wenn sich Ihr Traum erfüllt, wie wahrscheinlich ist es dann, dass Sie zehn Jahre später, bei allem finanziellen Luxus und keinerlei Tätigkeit, sehr glücklich sind?' Spontan wird diese Frage gerne mit ‚Ja, das ist sehr wahrscheinlich' beantwortet. Nach zwei Wochen erhielt ich dann vom betreffenden Interessenten eine E-Mail: Er habe darüber nachgedacht. Das Leben mit viel Geld und Nichts-Tun sei sicher keine gute Lösung. Er dankte mir und schrieb, dass er gerne zu mir gekommen sei, es aber seine finanzielle Lage nicht erlaube. Er suche jetzt eine neue Perspektive.

Vielleicht hätte ich Christof C. auch dazu bewegen können, sich bewusst zu machen, dass er seine persönliche und berufliche Situation durch eigene Lösungserarbeitung verbessern könnte und dass die Krankschreibungen ihn eher in einen Teufelskreis bringen. Ich fürchte, dass Christof C. für einen solchen Umgang mit seinen Problemen nicht bereit ist. Da ich nie mit ihm Kontakt hatte, sind meine Gedanken rein spekulativ."

18.4 Der Arbeitgeber und Christof C.

Der Arbeitgeber

„Mit Christof C. war es immer schwierig. Fachlich ist er gut. Mit den Kollegen, insbesondere aber mit seinen Chefs, gab es immer Ärger. Wenn er nicht ständig gelobt wird, erlebt er das offenbar als Beleidigung. Er schießt dann gewissermaßen aus allen Rohren. Einerseits brauchen wir qualifizierte Mitarbeiter wie ihn. Andererseits, das war auch das Ergebnis meines Gesprächs mit seinem direkten Vorgesetzten wenige Tage, bevor sich Christof C. krankschreiben ließ: lieber eine offene Stelle als jemanden, der derart viel Staub aufwirbelt und die Teams spaltet. Liebe Kollegen, scheiß Chefs … Dass Christof C. selbst Probleme hat, ist absehbar. Aber wenn er nicht bereit oder in der Lage ist, darüber konstruktiv zu reden, dann haben wir als Vorgesetzte keine Chance. Wenn er nicht wiederkommt, ist mir das recht. Dass er versuchen wird, eine möglichst hohe Abfindung zu bekommen, ist zu erwarten. Aktuell ist er erst einmal längerfristig krankgeschrieben. Da muss er schon auf mich zugehen, wenn er mit einer Abfindung ausscheiden will."

18.5 Der Patient Christof C.

Der Patient/Klient

Christof C.

„Natürlich hat mich mein Hausarzt krankgeschrieben. Gleich für drei Wochen. In die Firma gegangen wäre ich sowieso nicht mehr. Ich mach mich doch nicht kaputt. Natürlich nehme ich kein Medikament: Soweit bringt mich die Firma nicht! Zuhause ging es mir deutlich besser. Ich habe Fahrradtouren gemacht und bin eine Woche verreist. Auch der Arzt hat gesagt, dass ich Abstand brauche. Es wäre blöd gewesen, wenn mich ein Kollege auf dem Flughafen gesehen hätte. Aber, wie gesagt, wenn der Arzt dazu rät, ist es okay. Nach den drei Wochen hat der Arzt etwas herumgezickt, schließlich ginge es mir besser, eine weitere Krankschreibung würde meine Probleme in der Arbeit nicht lösen. Der kennt eben die Firma nicht, in der ich arbeite. Lauter Idioten, es geht nur um Gewinn und nicht um die Mitarbeiter. Wenn ich da wieder hinmüsste: Will der liebe Hausarzt die Verantwortung übernehmen, wenn ich wegen dem Stress in der Firma einen Herzinfarkt bekomme oder Krebs? Das habe ich ihm deutlich gesagt. Er hat mich dann wieder krankgeschrieben. Dass ich nicht mehr vorhabe, in die Firma zu gehen, habe ich gesagt, und auch, dass ich nicht einfach kündigen kann, weil ich ansonsten meinen finanziellen Verpflichtungen, den Hypotheken für die Wohnung, nicht mehr nachkommen kann.

Einfach kündigen und eine andere Stelle suchen? Solche weltfremden Vorschläge können nur Ärzte machen, die unendlich viel Geld verdienen. Jetzt muss ich mich erst einmal richtig erholen und dann schaue ich, ob ich vielleicht woanders eine gute Stelle finde. Und wenn nicht, dann habe ich meine Berufsunfähigkeitsversicherung. Da wo ich war, kann ich nicht mehr arbeiten. Da ist zu viel passiert. Es verkrampft sich alles in mir. Psychotherapie? Wenn es sein muss, wobei es ja nicht meine Schuld ist, dass es in meiner Firma so schlecht läuft. Und ein Coach? Soll ich jetzt dafür bezahlen, dass ich in der Firma scheiße behandelt wurde? Nach fünf Wochen hat mich der Hausarzt zum Psychiater geschickt, angeblich, weil es wegen der Krankenkasse besser ist. Dann bin ich eben zum Psychiater gegangen, der mich gleich für einen Monat krankgeschrieben hat. Wie es weitergeht? Ich warte das jetzt in Ruhe ab. Ich habe ein finanzielles Polster … und dann sehen wir weiter."

KAPITEL

19 Coaching-Klient Daniel D.

19.1 Der Hausarzt und Daniel D.

Der Hausarzt

„Ob Daniel D. psychisch krank ist? Das ist eine akademische Frage. Er selbst fühlt sich fit genug, sein Schicksal in die Hand zu nehmen. Am Arbeitsplatz funktioniert er soweit, dass Kunden und Kollegen praktisch nichts von seinem ‚Durchhänger' merken. Und nachdem er weder einen Arzt noch einen Therapeuten aufsucht, ist er – seiner Auffassung nach – gesund. Dass bei ihm, sollte er im Rahmen etwa einer epidemiologischen Erhebung untersucht werden, eine Depression diagnostiziert würde, davon gehe ich aus. Die entsprechenden Symptome erfüllt er: gedrückte Stimmung, verringerter Antrieb, reduzierte Leistungsfähigkeit, schlechter Schlaf, Freudlosigkeit. Zudem hat er diese Beschwerden seit mehreren Monaten, also deutlich länger als zwei Wochen (➤ Kap. 8.2). Von den Patienten – zumal von Bertold B. – unterscheidet er sich weniger durch die Symptomatik, sondern durch seine Persönlichkeit. Daniel D. resigniert nicht und geht auch nicht in den passiven (‚aushalten') oder aktiv-sarkastischen Widerstand (‚sich durch abwertende Sprüche über einige Vorstandsmitglieder emotional Luft verschaffen, wie es gewisse Kollegen tun'). Das würde anscheinend weder zu seiner Person noch zu der Art und Weise, wie er bislang im Leben mit Problemen umgegangen ist, passen. Auch deshalb wäre Daniel D. absehbar irritiert, wenn man bei ihm ‚objektiv' eine psychische Erkrankung diagnostizieren würde. Solange er keinen Arzt oder Therapeuten aufsucht, ist das Risiko, dass ihm Letzteres zustoßen könnte, gering."

19.2 Die Psychotherapeutin und Daniel D.

Die Psychotherapeutin

„Wenn Daniel D. zu mir als Patient kommen würde, was sich angesichts seiner Symptomatik vor der Kasse gut rechtfertigen ließe, dann hätte ich durchaus Spaß daran, mit ihm zu arbeiten: konkrete Ziele, eine Reflexion eigener Muster, Verantwortungsübernahme. Geradezu ein idealer Patient. Umgekehrt, ich würde letztlich ganz ähnlich mit ihm arbeiten, wie es ein Coach macht. Nachdem ich mich in seinem beruflichen Umfeld nicht auskenne, läge der Fokus meiner Arbeit absehbar stärker im persönlich-biografischen Bereich von Daniel D."

19.3 Der Business Coach und Daniel D.

Der Business Coach

„Als das Telefon klingelte, meldet sich ein aufgeschlossener Klient, von der Stimme mittleren Alters, der sich informieren möchte, was Coaching sei und was ihn erwarten würde. Ich erklärte Daniel D. den Sinn und Zweck und das Vorgehen von Coaching: Das Wichtigste seien die Selbstreflektion und das Arbeiten an einem von sich ausgewählten Fragestellung mit Zielfindung, also eigentlich an einem selbst, basierend auf vielen Fragen und Methoden von und mit dem Business Coach. Man merkte, dass Daniel D, derzeit Banker an einer großen Bank in Frankfurt, auch dem Coaching gegenüber eine kritische Grundhaltung hatte. Ohne, dass er es direkt sagte, klang an, dass für ihn Coaching einen esoterischen Beigeschmack habe. Als ich darlegte, dass ich 20 Jahre in der Industrie tätig und seit 10 Jahre Business Coach sei, ändert sich die Tonalität. Daniel D. fragte mich konkret nach einem Termin in der kommenden Woche, was mich überraschte. Ich hätte eher vermutet, er wolle erst einmal mit zwei weiteren Coachs sprechen, um den für ihn geeignetsten auszusuchen. Eben dies hatte ich ihm geraten. Das Matching im Coaching ist absolut wichtig! Daniel D. sagte, er möchte es nicht auf die lange Bank schieben, sondern lieber gleich Nägel mit Köpfen machen. Klienten, die engagiert und entscheidungsfreudig sind, sind mir die Liebsten! Inhaltlich gesehen ist das Thema „Banker – Burn-out" – seit der Bankenkriese 2008 -ein ‚Klassiker'. Was nun?

Ich bereitete mich auf das erste persönliche Treffen, ausgehend von den mir bekannten Informationen, vor. Wie gesund bzw. stabil war dieser Daniel D.? Wenn er psychisch absehbar eingeschränkt wäre, dann müsste ich ihn zu einem Psychotherapeuten schicken. Natürlich muss ich schauen, dass mein Business läuft. Aber zu welchem Preis? Dass ich ein Menschenleben auf dem Gewissen habe oder mich strafbar mache? Ich habe mich abgesichert und in meinem Vertrag mit dem Klienten einen Passus aufgenommen, in dem der Klient offenlegt, wenn er in psychotherapeutischer Behandlung ist. Allerdings trauen sich das viele dann trotzdem nicht, es offen zu sagen bzw. anzugeben.

Daniel D. war zwar angesichts seiner beruflichen Situation spürbar unter Druck. Darüber hinaus habe ich ihn aber nicht als krank erlebt und ihn als Klient genommen. Er war anfangs ziemlich niedergeschlagen, als er über seine Situation und momentanen Perspektiven sprach, was über den State of Mind (➤ Kap. 15.1.2) abgeprüft wurde. Wir haben dann seine Fragestellung (Veränderung seiner negativen und frustrierenden beruflichen Situation und die fehlenden Karriereperspektiven) in den Gesamtkontext seines Lebens gestellt. Dadurch konnte Daniel D. die für ihn zentrale Frage schriftlich fixieren ‚Möchte ich weiter in der jetzigen Bank bleiben oder gibt es noch andere berufliche Optionen?' Während er dies erarbeitete, verschriftlichte und ich mit ihm das flexible Organigramm durchführte, sah er schon innerhalb seiner eigenen Bank Möglichkeiten, die er vorher so noch nicht gesehen hatte. Er freute sich auf die von mir gestellte ‚Hausaufgabe', die Geburtstagsrede zu seinem eigenen 80. Geburtstag (letztlich beinhaltet dies die Klärung neutraler Werte und Ziele) zu schreiben und mit mir beim nächsten Treffen zu besprechen.

Daniel D. wirkte zu Beginn des zweiten Gesprächs leicht erschöpft. Die im ersten Treffen angesprochenen Themen hatten ihn spürbar weiter beschäftigt. Von seiner Gesamterscheinung (Körpersprache, Stimme, Ideenreichtum, Einstellung etc.) erschien er nun aber ‚aufgeräumt' und positiv. Kein Vergleich zum ersten Telefongespräch oder zum ersten Treffen. Im weiteren Verlauf ging es dann um ‚Entscheidungsstühle', um die Frage seiner eigenen Erwartungen, die Erwartungen seiner Vorgesetzten und Kollegen an ihn und seine diesbezügliche Positionierung. Daniel D. wurde deutlich, dass er vom Alter und seiner Entwicklung her am Scheideweg steht: Bislang war es karrieremäßig für ihn regelmäßig nach oben gegangen. Der Einsatz war hoch, er war bereit ihn zu bezahlen. Weiter in der Hierarchie aufzusteigen würde für ihn weiter steigenden Einsatz bedeuten. Wir haben gemeinsam versucht, das angesichts der zu erwartenden Szenarien (Weggang seines alten, ihn stützenden Chefs, die Konkurrenz zu den gut vernetzten, derzeit auf gleicher Ebene tätigen Kollegen) in verschiedenen Varianten durchzuspielen. Einerseits wurde Daniel D. angesichts dessen klar, dass ihm der dafür nötige Einsatz zu hoch war. Er hatte Frau und einen kleinen Sohn, er wollte mehr vom Leben haben als 60–80 Stunden / Woche in der Bank bzw. am Laptop zu verbringen. Zudem zweifelte er daran, die nötigen ‚Ellenbogen' zu haben, die er absehbar bräuchte, um sich im ‚Haifischbecken' zu positionieren. Gleichzeitig hatte er aber auch – was Leistung, Status und Sicherheit anbelangt – hohe Ansprüche an sich selbst und (berechtigterweise) die Angst, wenn er denn ‚auf ein Abstellgleis' gerate, über kurz oder lang strategisch den Anschluss zu verlieren. Dieses galt und gilt es für ihn in Balance zu bringen, wobei es immer nur um die jeweils nächsten Schritte gehen kann. Aktuell wurde Daniel D. klar, dass er aus seinem Studium und seiner bisherigen Ausbildung über Kenntnisse verfügt, die absehbar für die Bank wichtig sein werden (es geht um Firmen und Immobilien in England und mögliche Brexit-Szenarien). Er ist dabei, eben diese Kenntnisse auszubauen und bekam bereits eine Stelle in seiner Bank angeboten, wo es um eben dieses Thema geht. Perspektivisch stellt sich die Frage, wie sich dieses Thema auch außerhalb seines jetzigen Arbeitgebers (und der Bankbranche im engeren Sinne) weiterverfolgen ließe. Daniel D. ist vom Thema und den sich daraus ergebenden Möglichkeiten spürbar begeistert. Als Coach mit ihm zu arbeiten, ist ein Vergnügen."

19.4 Der Arbeitgeber und Daniel D.

Der Arbeitgeber

„Daniel D. ist ein hochkompetenter Mitarbeiter, erfahren, absolut loyal. Was ihm fehlt, um sich auf dem glatten Parkett, dass die Bank heute ist, langfristig auf seiner Position halten zu können, ist die nötige Härte und strategisches Networking. Daniel D. vermittelt den Eindruck, dass er damit zufrieden wäre, wenn es so weitergeht, wie es jetzt ist. Manchmal habe ich sogar den Eindruck, dass er total ‚ausgepowered' ist. Den alten Biss, die leuchtenden Augen mit den weitblickenden Ideen, für die Gesamtstrategie der Bank so hilfreichen Impulse und der ‚Umsetzergeist' sind leider Vergangenheit. Heute sehe ich eher einen zurückgezogenen, frustrierten und ausweichenden – vom Kollegen kann ich nicht mehr sprechen – ‚Mitarbeiter'. Ambitionen in den

Vorstand zu kommen, zeigt er nicht. Nachdem ich selbst im kommenden Jahr in Ruhestand gehen werde, kann ich ihn auch nicht mehr vor den diesbezüglich strategisch erheblich besser aufgestellten Kollegen aus anderen Abteilungen schützen.

Wenn Daniel D. nichts unternimmt, dann wird er sich zwar noch einige Jahre im Hause halten können. Aber Mitarbeiter wie er werden von der strategischen Personalentwicklung auf ‚Non-Performer' gesetzt und in die Schublade ‚Investition in Fortbildung und Karriere nicht sinnvoll, da Motivation und langfristiger Einsatz fragwürdig sei'. Das wird ihn beim nächsten Mitarbeitergespräch noch einmal weiter hinunterreißen in den Zustand, wie ich ihn erlebe, oder er blendet es wieder aus, wie in unserem letzten persönlichen Gespräch Ende letzten Jahres. Ich befürchte, dass er die nächste Bankenkrise nicht überleben wird. Man macht ihm dann ein Abfindungsangebot, wie üblich. Selbst wenn er es nicht annimmt, ist er dann karrieremäßig auf der Abschussrampe. Persönlich wünsche ich ihm nur das Allerbeste."

19.5 Der Coaching-Klient Daniel D.

Der Patient / Klient

Daniel D.

„Hätte mein bester Freund mir nicht von seiner positiven Erfahrung von einem Business Coach erzählt, ich wäre niemals dorthin gegangen. Ich dachte: wieder so ein esoterischer Weichspüler, wohlmöglich mit guten Ratschlägen, die ich von Beratern die letzten 20 Jahre genug gehört habe. Nein, danke! Außerdem bin ich ja nicht krank, dachte ich. Und Psychotherapie brauche ich auch nicht. Wobei mir so etwas wie die Liege in der Praxis von Sigmund Freud und jahrelangem Schwelgen in meiner frühesten Jugend vorschwebte. Vom ersten Treffen mit dem Coach war ich positiv überrascht. Er hat nicht viel ‚herumgesülzt', sondern es – was mit gut gefiel – recht strukturiert und straight forward durch Fragen geschafft, anders über mich und meine Situation in der Bank nachzudenken. Gerade dafür hat mir die Zeit bisher gefehlt oder ich habe mich mit meinen Gedanken immer im Kreis gedreht. Und vielleicht war es mir auch zu unangenehm, die Sache zu Ende zu denken. Mich mit jemanden auf Augenhöhe über meine berufliche Situation, über meine Probleme und mögliche Perspektiven unterhalten zu können, hat mir sehr geholfen. Zum einen bezüglich meiner Standortbestimmung in der Bank, zum anderen bezüglich der Frage, wie es für mich weitergehen kann, ohne dass ich den Spaß an der Arbeit verliere. Mir haben sich neue Optionen eröffnet, die ich so in der Kombination bisher nicht gesehen hatte. Die Ansicht der Kollegen und meines alten Mentors, der leider bald in den Ruhestand geht, haben sich konkretisiert. Jetzt, wo ich wieder konkrete Perspektiven habe, sind die Niedergeschlagenheit und die negative Stimmung von alleine ein gutes Stück besser geworden. Ich habe sogar Lust darauf, das Networking wieder stärker zu betreiben, was mir früher so Spaß gemacht hat. Ich habe auf jeden Fall wieder Mut gefunden. Ich freue mich auf meine ‚Hausaufgabe', da es mir Spaß macht, dass ich nicht nur endlich wieder etwas gestalten kann, sondern auch mein Berufsleben in die Hand nehmen kann, ohne der Spielball anderer zu sein. Die Option, meine Kenntnisse in einer sehr speziellen, absehbar aber für die Bank sehr wichtigen Thematik auszubauen und gegebenenfalls auch für ein paar Jahre ins Ausland zu gehen (was ich allerdings mit meiner Frau abstimmen muss), sind für mich motivierend. Mit diesem Ziel und konkreten Ideen und Schritten, wie diese erreicht werden können, kann ich meine Arbeit wieder als sinnvoll erleben."

KAPITEL

20 Eine Diskussionsrunde aller Beteiligten

Der Experte

„Vielen Dank dafür, dass Sie offen über Ihren Umgang mit stressbedingten Problemen, Burn-Out und Depression bei Patienten / Klienten und auch sich selbst berichtet haben! Das ist in einer Gegenwart, in der sich jeder vorzugsweise als ideal, wissenschaftlich fundiert und effizient darstellt, keine Selbstverständlichkeit. Zudem haben Sie sich intensiv mit der jeweiligen Sicht der Dinge der Kollegen auseinandergesetzt. Wie sieht Ihre Bilanz aus, konnten Sie vom Austausch profitieren?“

Der Hausarzt

„Wenn Sie profitieren im Sinne von ‚materiell‘ meinen, dann sicher nicht. Meine Rahmenbedingungen sind so, wie sie sind. Maximal 15 Minuten pro Patient, die meisten, die einen Psychiater oder eine Psychotherapie nötig hätten, bekommen dort keine zeitnahen Termine. … Und auch die Erwartungen meiner Patienten, die wiederum die aktuelle Situation in Gesellschaft und Arbeitswelt spiegeln, sind, wie sie sind. Und mehr abrechnen kann ich auch nicht, nur weil ich mich an einer Diskussion beteiligt, ein Buch gelesen und mich reflektiert habe.

Ansonsten: Ich habe einen intensiveren Einblick bekommen in das, was Psychotherapeuten und Coachs tun. Wenn ich es irgendwie in meinen Alltag integrieren könnte, würde ich einiges davon übernehmen, insbesondere was das Thema ‚Zielklärung‘ anbelangt. Wenn ich mir meine eigenen Ausführungen nochmals durchlese, wird mir beklemmend bewusst, wie eng die Handlungsspielräume sind, in denen ich mich bewege. Und dass vieles von dem, was ich im Alltag als Entscheidungen meinerseits erlebe, letztlich ein Rollenspiel ist. Wie Marionetten an langen Fäden ….. Das klingt bedrückter, als es gemeint ist. Die meisten meiner Patienten vertrauen mir und mögen mich. Das gibt mir viel. Mir ist vor allem auch bewusst geworden, welche Möglichkeiten ich alleine durch mein Auftreten habe, zumal wenn es mir gelingt, mich nicht durch die Erwartungen der Patienten paralysieren zu lassen.“

Der Business Coach

„Ich hatte mich mit dem Phänomen ‚Psychische Störungen‘ bislang nicht eingehender beschäftigt. Das Ergebnis unseres Austauschs für mich ist: Psychische Störungen sind mehr als die jeweilige Symptomatik. Sie sind immer auch die subjektive Wahrnehmung und Deutung des Betroffenen und seines sozialen / beruflichen Umfelds. Spätestens dann, wenn eine Diagnose gestellt wird, egal ob von einem Experten oder dem Individuum selbst, hat das über die dann möglicherweise folgende Behandlung hinaus erhebliche Konsequenzen. Konsequenzen, die sich nicht einfach rückgängig machen lassen und die mehr sind als nur eine formal logische Zuordnung von Symptomen zu abstrakten diagnostischen Kategorien.“

Die Psychotherapeutin

„Mir wurde vor allem deutlich, dass ich es nicht mit ‚depressiven' Patienten an sich zu tun habe, sondern dass es bereits eine sehr spezifische Selektion von ‚Betroffenen' ist, die den Weg zu mir findet. Wie Sie – Herr Experte – dargelegt haben, nimmt etwa die Hälfte aller depressiven Patienten überhaupt keine Unterstützung in Anspruch. Und nur die wenigsten von denen, die irgendeine Art von professioneller Hilfe aufsuchen, kommen schließlich in meine bzw. eine andere psychotherapeutische Praxis. Worin unterscheiden sich diese Gruppen, die die gleichen Diagnosekriterien erfüllen? Was sagt die Diagnose dann überhaupt aus? Die folgende Frage ist zwar subversiv, aber unausweichlich: Wäre es für die, die bislang keine Therapie in Anspruch nehmen würden, wirklich von Vorteil, wenn sie es täten oder ist es eine kluge Entscheidung, es eben nicht zu tun?

Dass meine Person, mein Umgang mit den Patienten mehr zur Behandlungseffektivität beitragen als die Methoden, die ich anwende, das wusste ich einerseits. Andererseits habe ich mir nie wirklich klar gemacht, was das bedeutet. Mich als charismatische Heilerin zu inszenieren, liegt mir nicht. Aber ein wenig mehr davon, das wäre vielleicht nicht schlecht."

Der Business Coach

„Dass meine Klientel ein sehr selektives ist, das wusste ich. Nicht zuletzt durch meine offen formulierte Erwartung, dass Klienten selbstverantwortlich an Veränderungsprozessen mitarbeiten, selektiere ich ganz bewusst.

Dass es in der Psychotherapie weniger entscheidend zu sein scheint, welche Methoden – bzw. auf meine Profession übertragen, welche ‚tools' – angewendet werden, und dass Beziehungsaspekte mindestens so wichtig für das Ergebnis sind, das sollte auch im Coaching näher untersucht und erforscht werden. Überhaupt haben wir offenkundig relativ zur Psychotherapie erheblichen Nachholbedarf, was die wissenschaftliche Fundierung anbelangt. Zudem, wenn ich an die Klienten denke, die ich in den letzten Monaten behandelt habe, dann dürfte etwa die Hälfte davon, wenn man die ICD-Kriterien anwendet, die Kriterien einer Depression erfüllt haben. Angesichts der berufspolitischen Situation: Bitte den letzten Satz streichen! Zumal ich mit den meisten auch dieser Klienten erfolgreich arbeiten konnte."

Der Hausarzt

„Worum ich Sie, Herr Coach, beneide, ist die Freiheit, zum einen Klienten offensiv ablehnen zu können und zum anderen die erfrischend-lösungsorientierte Ausrichtung Ihrer Arbeit. Ich weiß, dass ich, wenn ich umgehend die Erwartungen nach Krankschreibung erfülle, mitunter zur Chronifizierung der Probleme meiner Patienten beitrage. Aber die Patienten wollen es ja nicht anders."

Der Business Coach

„... und ich beneide Sie um die Möglichkeit, mit Kassen abrechnen zu können. Freiheit hin, Freiheit her. Sicherheit ist auch etwas wert, zumal für Kollegen, die weniger gute Netzwerke in Industrievorstände haben."

Die Psychotherapeutin

„Solange Ärzte, zumal Psychiater und Psychotherapeuten, Mangelware sind, könnten wir es uns durchaus erlauben, nicht jeden Patientenwunsch zu erfüllen. Letztlich ist bzw. sollte es zum Wohle unserer Patienten sein, wenn wir hinreichend offensiv sind. Ich jedenfalls kann es mir leisten und leiste es mir, Patienten, die sich in die Hängematte legen wollen, als Fälle abzulehnen. Zumal dann, wenn ich dieses Thema mit ihnen eingehend, ohne eine gemeinsame Basis zu finden, besprochen habe."

Der Experte

„Alles was Sie sagen, belegt, dass ‚psychische Störungen' ein erheblich komplexeres und sensibleres Thema sind, als es aus Expertenperspektive derzeit üblicherweise diskutiert wird. Bereits die Diagnosestellung, auch wenn sie formal richtig ist, kann weitreichende ‚Nebenwirkungen' haben. Deutungshoheit und Zuständigkeitsanspruch, was den Umgang mit dem Thema anbelangt, sind immanent politische und berufspolitische Aspekte, die zwangsläufig eine Eigendynamik entwickeln, die wiederum absehbar nicht in allen Hinsichten primär am Wohl der Menschheit orientiert ist."

Der Hausarzt

„Was die Eigendynamik anbelangt: Mir ist deutlich geworden, wie sehr mein Umgang mit Patienten von meiner Ausbildung und alten Arztidealen geprägt ist. Ein Arzt muss seinen Patienten dienen und sollte auf keinen Fall negative Rückmeldungen bekommen. Wie ich das für mich in eine angemessenere Balance bringen will? Zumindest ist mir klar geworden, dass meine Spielräume im Umgang mit den Patientenerwartungen größer sind, als ich es bislang gehandhabt habe."

Der Business Coach

„Und Ihnen, Herr Experte, hilft Ihnen unsere Diskussion weiter?"

Der Experte

„Danke für die Frage, wobei ich mich mit der Antwort schwertue. Zunächst einmal und wie bereits angedeutet: Naturwissenschaftlich sozialisierten Experten meiner und verwandter Disziplinen täte es vermutlich gut, sich mehr in Bescheidenheit zu üben. So einfach ist das aber nicht. Es gibt bei uns heilige Kühe, etwa Diagnosesysteme und Leitlinien, die man, wenn man Karriere machen will, zwar in Details intensiv diskutieren, nicht aber grundsätzlich infrage stellen darf. Experten untergraben tunlichst nicht das Fundament, auf dem ihr Expertentum steht (Härter et al. 2008). Von solchen Experten-Metaebenen aus betrachtet, kommt dann wiederum schnell der Eindruck auf, dass Ärzte und Psychotherapeuten insuffizient arbeiten, weil sie sich nicht an das halten, was aus Metaperspektive gesehen Goldstandard ist. Dass solche Standards nur bedingt angemessen sind, nur bedingt funktionieren und vielfach, wenn sie umgesetzt würden, negative Konsequenzen hätten, ist mir im Verlauf unseres Gesprächs deutlich geworden.

Wir alle sind in gewachsene, sozial-verankerte und mehr oder weniger eigengesetzlich-dynamische Muster eingebunden. Das gilt auch für Wissenschaftler bzw. Experten. Diagnosesysteme psychischer Störungen wie ICD-10/-11 sind aus Expertenperspektive heraus geschaffene Konstrukte, die ihren Sinn und Zweck haben, aber nicht mit ‚gesund' versus ‚krank' bzw. absoluten Größen verwechselt werden dürfen. Wenn kraft Expertenautorität Menschen zu Patienten werden, die ihre

Probleme selbst als Schwankung des Normalen ansehen und die keinen Grund sehen, sich in Behandlung zu begeben, hilft das nur dann, wenn damit kurz- und / oder langfristig Schaden von den Betreffenden abgewendet werden kann. Dass Menschen, die die Kriterien einer Depression nach ICD-10 erfüllen, sich aber nicht krank fühlen und entsprechend auch nicht in Behandlung begeben, durch einen quasi aufgezwungenen Patientenstatus und eine daran anschließende Behandlung tatsächlich (über deren Spontanverlauf hinaus) geholfen werden kann, das müsste erst bewiesen werden. Ansonsten sind die ‚Depressionen' dieser Menschen – unabhängig davon, ob sie Experten-Kriterien erfüllen – letztlich nur Befindlichkeitsschwankung im Spektrum der vom Patienten als solches erlebten ‚Normalität'. Alles weist darauf hin, dass oftmals erst dann, wenn andere Faktoren, berufliche Belastungen oder Probleme im sozialen Netzwerk hinzukommen, aus depressiven Zuständen ‚Krankheiten' werden. Die Frage, worin sich die laut ICD-10 / -11 psychisch Kranken, die das System in Anspruch nehmen, von denen unterscheiden, die es nicht tun, wäre konzeptuell und grundsätzlich wichtig. Dass eine zunehmend mit Druck und Kontrolle operierende Arbeitswelt kontinuierlich steigende Zahlen von Krankschreibungen und Frühberentungen aufgrund psychischer ‚Diagnosen' produziert, ist bittere Realität, aber sicher nur eine Teilantwort darauf."

Der Hausarzt

„Aber sind nicht die Therapieleitlinien, etwa die für die Behandlung der Depression, quasi verpflichtend?"

Der Experte

„Kollegen, die sich auf Leitlinien berufen, muss bewusst sein, dass diesen Leitlinien zwar viele Studien zugrunde liegen, die aber meist an sehr umschriebenen Patientengruppen durchgeführt wurden, also an Patienten, die nicht repräsentativ für die Gesamtheit der Patienten ist, die sich in den Praxen vorstellen und nicht vorstellen. Daraus abgeleitete Empfehlungen, so akribisch sie auch statistisch hergeleitet wurden, unbesehen oder gar justiziabel als ‚Goldstandard' auf alle unter ähnlichen Symptomen leidende Menschen zu übertragen, befriedigt das Bedürfnis von Therapeuten nach Absicherung. In vielen Fällen läuft es absehbar auf therapeutische Irrtümer hinaus."

Der Hausarzt

„Trotzdem oder eben deshalb sind unsere Berufe absolut spannend. Enger am Puls der Zeit geht nicht! Herr Experte, danke für Ihre offenen Worte. Aber glauben Sie wirklich, dass Ihre Expertenkollegen viel mit diesem Buch und unserer Diskussion anfangen können?"

Der Experte

„Was heißt ‚viel anfangen'? Sie könnten, mutmaßlich werden sie nicht. Wie bereits gesagt: Experten in Wissenschaften, die sich als Naturwissenschaften verstehen (wozu sich spätestens seit dem 19. Jahrhundert die gesamte akademische Medizin zählt), gehen davon aus, dass es auf jede Frage eine richtige Antwort gibt. Und die muss man finden. So einfach kann man sich Wissenschaft machen. Dass es nicht funktioniert, ist eine andere Frage, die immer neuen Forschungsbedarf generiert.

Der Business Coach

„Worin sich Experten und Gesellschaft recht ähnlich sein dürften ...."

Der Experte

„Stimmt! Damit ist leider auch die Toleranz aller Beteiligten, was das Aushalten geschweige denn Akzeptieren von Ambiguitäten, also von Mehrdeutigkeiten bzw. mehreren gleichermaßen richtigen Möglichkeiten anbelangt, recht gering. Es ist durchaus kurios: Einerseits leben wir in einer Epoche, in der – philosophisch gesehen – die Relativität jeder Betrachterperspektive gemeinhin akzeptiert wird (Hillert 2019). Gleichzeitig wird im praktischen Leben wie in der medizinisch-therapeutischen Forschung recht undifferenziert nach den richtigen Antworten und den in jedem Fall besten Lösungen gesucht."

Die Psychotherapeutin

„Mich überrascht das nicht. Fühlen wir uns nicht alle von den unabsehbaren Entwicklungen überfordert und verunsichert? Wir beklagen den Verlust an Werten, den Verlust von ‚Anstand' und eine ‚Verrohung der Gesellschaft'. Und bei aller dahinter stehender Orientierungslosigkeit sollen wir uns auch noch darüber freuen, dass selbst in der medizinisch-therapeutischen Wissenschaft nichts mehr absolute Gültigkeit hat?"

Der Hausarzt

„Der Fokus des Buches und unserer Diskussion lag auf berufstätigen, also bereits etwas älteren Menschen. Wenn wir über jüngere Menschen, etwa der Generation Z, diskutiert hätten, wäre der Inhalt deutlich anders gewesen. Es wäre absehbar mehr um Fragen der Orientierung, Sinnfindung, aber auch um hohe Abgrenzungsfähigkeit ..."

Die Psychotherapeutin

„... und oftmals geringe Frustrationstoleranz gegangen. Die Strategien, die bei unseren Fallpatienten funktionieren, dürften bei Angehörigen der jungen Generationen zwar nicht falsch, aber nicht ausreichend sein." (Hillert S. et al. 2018).

Der Experte

„Achtung! Wir sprengen gerade das Thema dieses Buches deutlich. Vielleicht ergibt sich ja an anderer Stelle die Gelegenheit dazu, auch die von Ihnen angesprochenen Themen anzugehen. Übrigens hätte man auch unseren Kreis erweitern können, etwa um einen Ökonomen (schließlich kosten Medizin und Therapie Geld, was wiederum bekanntermaßen begrenzt ist), einen Vertreter der Krankenkassen, einen der Rentenversicherung, einen Politiker (zum Thema Verantwortung und der Frage, ob bzw. wie sich als problematisch erachtete gesellschaftliche Entwicklungen steuern lassen), einen Soziologen, einen Theologen .... Sicher, auch die haben eigene Perspektiven und eigene Interessen!"

Der Business Coach

„Wenn ich bzw. mein Berufsstand es schaffen sollte, sich in die Regelversorgung zu integrieren, wäre vielen Kollegen wohler. Mir ist klar, dass das nur über eine weitergehende Professionalisierung und Standardisierung der Ausbildung funktionieren kann, was den Kollegen offenkundig schwer fällt. Ein Austausch wie der, den wir hier führen, ist absolut wichtig."

Die Psychotherapeutin

„So wie es auch eine engere Zusammenarbeit zwischen uns wäre! Auch wenn ich es nicht dezidiert sage bzw. schreibe: Dass, was ich mit vielen meiner Patienten mache, zumal mit denjenigen, wo die Therapie gut läuft, ist letztlich Coaching."

Der Hausarzt

„Lieber Herr Coach, mit Ihnen würde ich sofort zusammenarbeiten und Ihnen Patienten schicken, nur die Kasse zahlt es nicht. Und ich kenne andere Coachs, bei denen ich erhebliche Bedenken hätte, denen meine Patienten anzuvertrauen."

Der Business Coach

„Das sind genau die Probleme, an denen meine Profession dringend arbeiten muss!"

Die Psychotherapeutin

„Und meine Profession muss dringend über den Tellerrand von Psychologie-internen Perspektiven schauen. Wenn ein Therapeut die Arbeitswelt jenseits der eigenen Praxis nur vom Hörensagen kennt, läuft er absehbar Gefahr, seine Patienten in Sackgassen hinein zu behandeln. Ich müsste ein Praktikum in einer Schule, eines in der Produktion und eines in einer Bank machen – wenn die sich dort noch über die Schulter schauen lassen."

Der Experte

„Wenn wir Sie, liebe Patienten und Klienten, zum Abschluss noch um Rückmeldungen bitten dürften?"

Der Patient / Klient

Andreas A.

„Es war absolut nötig, Herr Doktor Arzt, dass Sie mich krankgeschrieben haben. In der Zeit ging bei mir wirklich nichts mehr. Ich hatte mich über Wochen nur noch zur Arbeit geschleppt. Allerdings hat es dann auch Wochen gedauert, bis ich zuhause wieder einen Rhythmus und eine Struktur gefunden habe. Die Medikamente haben mich müde gemacht, aber zumindest konnte ich wieder schlafen. Als es mir dann nach und nach gelungen ist, wieder aktiver zu werden, hatte ich anfangs noch das Gefühl, es wäre alles so schlecht oder sogar noch schlechter als zuvor. Irgendwie war das überhaupt die schlimmste Zeit für mich. Meine Familie – und Sie – haben mich darin bestärkt, dran zu bleiben. Und irgendwann, nach etwa zwei Monaten, wurde es dann innerhalb weniger Tage deutlich besser. In der Psychotherapie bei Ihnen, Frau Therapeutin, konnte ich diesen Verlauf reflektieren, aber eigentlich war ich wieder über dem Berg. Bei der beruflichen Wiedereingliederung waren Sie mir dann aber eine große Hilfe, gerade weil Sie bei mir immer wieder quasi die Handbremse gezogen haben. …

Sehr geehrte Experten und Therapeuten, aus Ihren Diskussionen habe ich zumindest gelernt, wie schwierig es auch für Sie ist, meinen Zustand zu benennen und zu erklären. Vielen Dank, dass Sie mir geholfen haben, mit meinem Problem klar zu kommen!

Der Patient / Klient

Bertold B.

„Wenn Sie mich nicht krankgeschrieben hätten, wäre ich Ihnen tatsächlich böse gewesen, Herr Arzt, auch wenn ich im Nachhinein einsehe, dass es mir nicht geholfen hat. Ich habe zuhause gesessen, auf einen Therapieplatz gewartet und mich nicht getraut, am Tag auf die Straße oder zum Einkaufen zu gehen. So krank war ich ja nicht. Was hätten die Nachbarn gedacht? Letztlich war es entscheidend für mich, Frau Therapeutin, dass Sie mir aufgezeigt haben, dass ich mir an vielen Stellen selbst im Weg stehe und dass ich ein Stück weit mehr Unsicherheit akzeptieren muss, um aus der Falle zu kommen. Dass mir das schließlich gelungen ist, mit Ihrer Hilfe, freut mich sehr. Vieles von dem, was Sie mit mir bearbeitet haben, habe ich auch in dem, was der Herr Coach anbietet, wiedergefunden. Aber zu einem Coach gehen und selber bezahlen, das gab es in meiner Familie und in meinem Bekanntenkreis noch nie."

Der Patient / Klient

Christof C.

„Was soll das ganze Gerede? Ich weiß selbst am besten, wie es mir geht und was ich brauche. Ich bin einfach fertig. Ich muss mir auch von Ihnen nichts gefallen lassen. Meine Energie ist weg. Und wenn der Gutachter es nicht bestätigt, dann wird es auf einen längeren Prozess vor dem Sozialgericht hinauslaufen. Mir macht das nichts aus. Ich habe eine gute Rechtsschutzversicherung. Mein Anwalt sagt, früher oder später bringe ich es durch."

Der Patient / Klient

Daniel D.

„Bei Ihnen, Herr Coach, habe ich genau das gefunden, was ich brauche. Dass ich seinerzeit auch eine Depression hatte, ist mir erst jetzt bewusst geworden. Es hätte aber nicht zu mir und meinem Charakter gepasst, mich in Behandlung zu begeben, mich krankschreiben zu lassen. Mag sein, dass das ein Fehler ist. Mein Fehler?! Aber auf diese Weise habe ich weiterhin das gute Gefühl, mein Leben, mein Schicksaal selbst weitgehend in der Hand zu haben. Das Geld, dass ich Ihnen bezahlt habe, Herr Coach, ist das allemal wert!"

Der Experte

„Ich bedanke mich herzlich für Ihre Rückmeldungen und würde mich nun, im Namen von uns allen freuen, wenn Sie, verehrte Leserinnen und Leser, in die Diskussion einsteigen. ...."

Und jetzt sind Sie dran, werte Leserinnen und Leser!

Welche Erfahrungen haben Sie mit „depressiven Patienten bzw. Klienten" gemacht?

Welche Gedanken – und Gefühle – kamen Ihnen, angesichts unserer Personas und deren Standpunkten?

Was haben Sie aus dem Buch und der Diskussion für sich lernen bzw. gewinnen können ...

...und was hat gefehlt und sollte unbedingt ergänzt werden?

Die Autoren und alle Personas freuen sich auf eine lebendige, allseits anregende Diskussion!

KAPITEL 21 Zusammenfassung und Ausblick: Individuelle und Metaebene

Wir sind nun am Schluss unserer Abhandlung angekommen. Wenn Sie uns als Leser soweit gefolgt sind, verdient das Anerkennung. Vor allem auch deshalb, weil dieses Buch absehbar nicht – zumindest nicht auf die gewohnte Art und Weise – die Bedürfnisse von Lesern befriedigt, die möglichst stringent, umfassend und quasi im Kochbuch-Modus informiert werden möchten. Wenn sich im Titel des Buches dennoch das Wort „praxisnah“ findet, dann deshalb, weil wir davon ausgehen, dass die Thematik „Stress – Burn-Out – Depression“, so wie sie sich für Haus- und andere Ärzte, Therapeuten und Coachs darstellt, nicht auf eine mathematische Gleichung (bzw. auf die aktuellen Leitlinien) herunter-kaskadierbar ist. **Praxisnah,** ernst genommen, bedeutet vielmehr, den jeweiligen Perspektiven gerecht zu werden, die wiederum von sozialen, versorgungstechnischen, kulturellen und letztlich individuellen Parametern abhängig sind. Wir haben versucht, diese offenkundig praxisrelevante Vielschichtigkeit durch Fallbeispiele und Personas aufzuzeigen, wohlwissend, dass deren (und unser aller) Perspektiven stets „beschränkt“ sind. Aber auch das gehört zur Realität bzw. zur Praxis. Kein Hausarzt ist die Instantversion von Allgemeinmedizin-Lehrbüchern. Keine Therapeutin ist ein Roboter, der laut Lehrbuch alle möglichen, nachgewiesenermaßen effektiven Varianten gleichermaßen praktiziert. Kein Coach ist die personifizierte Ergebnisgarantie, kein Experte ein über den „klaren Wassern“ der reinen Wissenschaft schwebender Heiliger. Und kein Patient ist die lebendig gewordene Liste der in DSM / ICD aufgeführten Symptome. Entsprechend haben wir zum einen Lehrbücher zitiert (die sich „zum Weiterlesen“ anbieten), aber auch exemplarische wissenschaftliche Veröffentlichungen, die andeuten sollen, wie speziell und kaum noch auf einen Nenner zu bringen die wissenschaftliche Welt hinter den in der Praxis praktizierten Abläufen und Empfehlungen geworden ist.

Eine naheliegende (genervte) Zwischenfrage

„Und das soll ich als Leser jetzt alles ‚internalisieren‘?“

Selbstverständlich nicht! Schon deshalb, weil „alles“ ja auch nicht zu Ihnen als „Persona“ passen würde. Uns war es wichtig, wie gesagt exemplarisch, die unterschiedlichen Perspektiven (mit all ihren Bedingtheiten und Beschränkungen) einander gegenüberzustellen,

- um dadurch Anregungen (einschließlich der Leitlinienstandards) zu geben, die ggf. das eigene Handlungsspektrum erweitert können und
- um aufzuzeigen, wie vielschichtig und spannend unser Thema ist, wenn man sich ihm auf andere Weise annähert, als dies üblicherweise in kontrollierten Therapiestudien oder monoperspektivischen Erörterungen geschieht.

Aus diesem Ansatz ergeben sich weitergehende Implikationen für das **Phänomen „Depression“:** Die Idee, wonach Depressionen per se körperliche Erkrankungen auf Ebene des Gehirns sind, deren Ursachen z. B. auf Rezeptorebene identifiziert und dann spezifisch-medikamentös behandelt werden können, war in den Jahren um 2000 eine visionäre, als realistisch erachtete Perspektive. Heute, aus einem recht kurzen zeitlichen Abstand heraus, ist offenkundig, dass es sich um einen Traum handelte, der unter anderem wirtschaftliche und berufspolitische Triebkräfte hatte. Dass Depressionen heterogen sind, war und ist offenkundig. Der Versuch, eben diese gleichwohl diagnostisch auf einen Nenner zu bringen, war und ist unter anderem statistisch-epidemiologisch sinnvoll und daher angemessen. Ausgehend vom Wunsch, körperliche und seelische Erkrankungen gleichsetzen zu können, wurde der pragmatische diagnostische Ansatz leider fälschlicherweise mit einer ätiologisch-basierten Bestimmung einer „Erkrankung“ verwechselt. Dafür, dass die menschliche Psyche in hohem Maße flexibel anpassungsfähig sein kann, gibt es unendlich viele Beispiele. Es mag (im ursprünglichen Verständnis) ätiologisch unterschiedliche „endogene" Depressionen geben. Darüber hinaus gibt es Mimikry-Versionen davon, die unter anderem durch Medien, durch die Kommunikation „Betroffener" und nicht zuletzt durch die Art und Weise, wie Ärzte und Therapeuten Patienten behandeln, geprägt werden, ohne dass derzeit das eine vom anderen „objektiv" zu unterscheiden wäre. Die Störungs- bzw. Krankheitskonzepte, die jeweils aktuell in Gesellschaft und Wissenschaft vertreten werden, beeinflussen wiederum die Symptomatik und den Verlauf der in der Praxis real zu beobachtenden Phänomene. Mit gegenseitiger Rückkopplung:

Die „endogene" Depression und die Kategorie der „Major Depression" nach DSM und ICD wurden bzw. werden von Experten konzeptualisiert. Burn-Out hingegen wurde von Betroffenen erlebt.

Jeder, der als Behandler, Experte, Betroffener oder Beteiligter involviert ist, wird Teil dieser Dynamik. Niemand kann sich dem entziehen, niemand sitzt auf neutralem, richtige Wahrnehmung und gültige Erkenntnisse garantierenden Grund. Diesen **Umstand und die jeweiligen Perspektiven zu reflektieren,** ist ein Aspekt dessen, was realiter das „Verständnis" des Phänomens depressiver Zustände ausmacht und auf diese Weise die eigenen Handlungsoptionen erweitert. Im Rahmen der Lektüre dieses Buches, etwa indem Sie sich über die „Dreistigkeit" von Christof C. geärgert und mit den unter Zeitnot leidenden Hausärzten solidarisiert haben, haben Sie sich in diesem Sinne auf den Weg gemacht.

Wem das zu wenig ist, der kann sich damit trösten, dass unmittelbar vor Ort, bei der Behandlung Betroffener, die persönliche Ebene das größte Gewicht hat. Egal, was man tut, egal ob man von der Überlegenheit seiner / einer Therapieschule oder einer Coaching-Strategie überzeugt ist: Letztlich ist die persönliche Beziehung, die wir zu und mit Patienten / Klienten gestalten, die Basis und mitunter bereits mehr als die halbe Miete für das Ergebnis unserer professionellen Bemühungen (➤ Tab. 21.1).

Was das inhaltlich heißt? Nicht zuletzt eben auch, dass das, was in ärztlich-therapeutischen und

Tab. 21.1 Wirkfaktoren der Psychotherapie (nach Grawe 1998)

Maßnahme	Wirkradius in %
Placebo-Effekt	15
Therapietechnik	15
Therapeutische Beziehung	30
Außertherapeutische Veränderung	40

Coaching-Prozessen geschieht, stets weit mehr ist als die jeweils angewendete Methode.

Neben und als Schnittmenge der persönlichen Ebene gibt es unter anderem die **(berufs-)politische Dimension.** Auch diese ist nicht gottgegeben, sondern Ergebnis der historischen Entwicklung unseres Sozialsystems. Ein Beispiel? Inhaltlich gibt es zwischen Psychotherapie und Coaching kaum Unterschiede. Das Diktum, wonach Coachs nur gesunde Klienten haben, ist eine Fiktion. Dass dieser Mythos aufrechterhalten wird, obwohl mit Blick auf die Diagnosekriterien und die Epidemiologie offenkundig ist, dass Menschen, die sich beruflich belastet fühlen, mit höherer Wahrscheinlichkeit die Kriterien einer Diagnose erfüllen als die unbelastete „Normalbevölkerung", hat offenkundig (berufs-)politische Gründe. Dass solche, die Realität systematisch ausblendenden Perspektiven den Klienten / Patienten zugutekommen, darf bezweifelt werden. Die aktuellen Entwicklungen im Gesundheitssystem geben erheblichen Anlass zur Sorge. Es gibt zu wenige Ärzte (mehr Ärzte wären zu teuer) und – bereits heute – auch zu wenige psychologische Psychotherapeuten. Ob es von Vorteil ist, dass sich beide Behandlergruppen vorzugsweise aus Ex-SchülerInnen mit der Abi-Note 1.X rekrutieren und nie außerhalb des eigenen Berufs tätig waren, wird zumindest gelegentlich diskutiert (ohne dass Konsequenzen absehbar wären).

Gleichzeitig tummeln sich im Heilpraktiker- und Coaching-Bereich eine Vielzahl ganz unterschiedlich ausgebildeter Personen, deren vordringlichstes Bestreben es sein muss, sich als Anbieter eine ansprechende, persönliche und möglichst charismatische Note zu geben, um im Markt bestehen zu können. Jeder Coach erfindet dazu idealerweise seine eigene Technik bzw. seine eigenen Tools, was wissenschaftliche Evaluationen dessen, was nun wirkt und was nicht, zumindest erheblich erschwert. Aber auch die wissenschaftlich fundierten Therapieleitlinien wachsen keineswegs auf neutralem Boden. Therapeutenverbände wiederum sind bemüht, sich zu platzieren. Und engagierte Therapeuten entwickeln gerne ganz neue, eigene Methoden, die sich dann quasi patentieren und materiell wie ideell gewinnträchtig in Form von Publikationen und Weiterbildungsangeboten nutzen lassen (nach > 80 Fortbildungsstunden und tausenden Euro Gebühren „zertifizierter XY-Therapeut"). Die Interessen der Industrie wiederum wirken sich direkt und indirekt unter anderem auch dahingehend aus, dass diese ihr Geld naheliegenderweise in potenziell gewinnträchtige Produkte investiert. Substanzen, die längst etabliert sind, sind uninteressant, selbst wenn sie in anderen Indikationen spannend wären. Diesbezügliche Studien zu finanzieren, wäre für die Industrie unsinnig.

An all diesen und vielen anderen Punkten stellt sich die Frage, ob es zwingend so bleiben muss und welche Perspektiven insgesamt gesehen die besten wären. Dass keine der in diesem Bereich tätigen Professionen „die Weisheit mit Löffeln gefressen" und dementsprechend den „Alleinvertretungsanspruch" hat, mag den Vertretern und Protagonisten der diversen Verbände und Gesellschaften unangenehm aufstoßen (P. S. Bitte schreiben Sie aus Ihrer Perspektive heraus umgehend sarkastische grottenschlechte Rezensionen über dieses mit diversen Narzissmen auf Kollisionskurs liegende Buch, das erhöht die Aufmerksamkeit!).

Es bleibt zu hoffen, dass dieses Buch Anregungen gibt, vermehrt über den „Tellerrand" zu blicken. Konzepte, Präventions- und Behandlungsstrategien müssen realitätsnah und wissenschaftlich fundiert (weiter)entwickelt werden. Einen tragfähigen Fortschritt, der die Perspektiven der jeweils anderen Professionen und Betroffenen ignoriert oder ausblendet, wird es bezogen auf unser gleichermaßen persönliches wie gesellschaftsimmanentes Thema nicht geben. Angesichts der Tatsache, dass in den letzten zehn Jahren die Krankheitsfälle, Fehlzeiten und Frühberentungen aufgrund psychischer Störungen erheblich gestiegen sind, gibt es zu integrativen Konzepten mit angemessen breitem Horizont keine Alternative.

Literatur

Ackerknecht EH. Kurze Geschichte der Psychiatrie. Stuttgart: Enke, 1985.

Albrecht E. Business Coaching. Berlin / Boston: Walter de Gruyter, 2018.

Albrecht E. In: Rauen C (Hrsg.). Coaching Tools II. Bonn: Managerseminare Verlags GmbH, 2004.

Albrecht A, Hillert A, Albrecht E. Burn-Out: Coaching versus Psychotherapie. Psychotherapie im Dialog. 2018; 19: 80–84.

American Psychiatric Association. Practice guideline for the treatment of patients with major depressive disorder. 7. A. Arlington: American Psychiatric Association, 2010.

Ameer B, Greenblatt DJ. Lorazepam: a review of its clinical pharmacological properties and therapeutic uses. Drugs. 1981; 21(3): 162–200.

Anttila SA, Leinonen EV. A review of the pharmacological and clinical profile of mirtazapine. CNS Drug Review. 2001; 7(3): 249–264.

Anvari F, Lakens D. The replicability crisis and public trust in psychological science. Comprehensive Results in Social Psychology. 2018; 3(3): 266–286.

Apaydin EA et al. A systematic review of St. John's wort for major depressive disorder. Systematic Reviews. 2016; 5(1): 148.

Arbeitsgemeinschaft für Methodik und Dokumentation (Hrsg.). Das AMDP-System - Manual zur Dokumentation psychiatrischer Befunde. 8. A. Göttingen: Hogrefe, 2007.

Arnow BA et al. Depression Subtypes in Predicting Antidepressant Response: A Report From the iSPOT-D Trial. American Journal of Psychiatry. 2015; 172(8): 743–750.

Aronsson G et al. A systematic review including meta-analysis of work environment and Burn-Out symptoms. BMC Public Health. 2017; 264.

arznei-telegramm (Hrsg.). Fluspirilen (Imap u. a.) als „Wochentranquilizer" fragwürdig. arznei-telegramm. 1997; 6: 71–2.

Backhausen W, Thommen JP. Coaching – Durch systemisches Denken zu innovativer Personalentwicklung. 3. A. Wiesbaden: Verlag Dr. Th. Gabler, 2006.

Badura B, Walter U, Hehlmann, T. Betriebliche Gesundheitspolitik. Der Weg zur gesunden Organisation. Berlin: Springer, 2010.

Baldwin DS et al. Escitalopram therapy for major depression and anxiety disorders. Annals pharmacotherapy. 2007; 41(10): 1583–92.

Bamberg E, Ducki A, Metz AM. Gesundheitsförderung und Gesundheitsmanagement in der Arbeitswelt – Ein Handbuch. Göttingen: Hogrefe, 2011.

Barbui C, Hotopf M. Amitriptyline v. the rest: still the leading antidepressant after 40 years of randomised controlled trials. British Journal of Psychiatry. 2001; 178: 129–144.

Baumann K, Linden M. Weisheitskompetenzen und Weisheitstherapie: die Bewältigung von Lebensbelastungen und Anpassungsstörungen. Lengerich: Papst, 2008.

Becker H, Langosch I. Produktivität und Menschlichkeit -Organisationsentwicklung und ihre Anwendung in der Praxis. Oldenbourg: De Gruyter, 2016.

Benkert O, Hippius H (Hrsg.). Kompendium der Psychiatrischen Pharmakotherapie. 12. A. Heidelberg: Springer, 2019.

Bernejo I et al. Entwicklung eines elektronischen Expertensystems. Diagnostik und Therapie depressiver Erkrankungen in der ambulanten Versorgung. Nervenheilkunde. 2009; 4: 186–191.

Best D. Kommentar zur Gebührenordnung für Psychotherapeuten (GOP): Grundlagen der Privatabrechnung für Psychologische Psychotherapeuten und Kinder- und Jugendlichenpsychotherapeuten. Köln: Deutscher Ärzte Verlag, 2015.

Bönning U, Kegel C. Ergebnisse der Coaching Forschung. Berlin / Heidelberg: Springer, 2015.

Brandt J, Leong C. Benzodiazepines and Z-Drugs: An Updated Review of Major Adverse Outcomes Reported on in Epidemiologic Research. Drugs in R &D. 2017; 17(4): 493–507.

Brecht B. Die Dreigroschenoper. Der Erstdruck 1928. Kommentar von Lucchesi J. Frankfurt: Suhrkamp, 2004.

Bronisch T. Der Suizid: Ursachen, Warnsignale, Prävention. CH Beck: München, 2014.

Broocks A, Sommer M. Einschätzung der akuten Suizidalität. Der Neurologe und Psychiater. 2017; 18 (5): 33–35.

Bschor T. Larvierte Depression: Aufstieg und Fall einer Diagnose. Psychiatrische Praxis. 2002; 29(4): 207–210.

Bschor T et al. Switching the antidepressant after nonresponse in adults with major depression: a systematic literature search and meta-analysis. Journal of Clinical Psychiatry. 2018; 79.

Burisch M. Das Burn-out-Syndrom. Theorie der inneren Erschöpfung. 5. A. Heidelberg: Springer; 2014.

Caillet A, Hirshberg J, Petti, S. How Your State of Mind Affects Your Performance. Harvard Business Review. 2014.

Cartwright C et al. Long-term antidepressant use: patient perspectives of benefits and adverse effects. Patient Preference and Adherence. 2016; 10: 1401.

Castanheira L et al. Neuroimaging Correlates of Depression-Implications to Clinical Practice. Front Psychiatry. 2019; 10: 703.

Challenger JA. Return on investment of high-quality outplacement programs. Economic Perspectives. 2005; 29(2): 86–93.

Cipriani A et al. Comparative efficacy and acceptability of 21 antidepressant drugs for the acute treatment of adults with major depressive disorder: a systematic review and network meta-analysis. Lancet. 2018; 391(10128): 1357–1366.

Cordes C, Höfner EN. Einführung in den provokativen Ansatz. Heidelberg: Carl-Auer Verlag, 2018.

Cuijpers P et al. The efficacy of psychotherapy and pharmacotherapy in treating depressive and anxiety disorders: a meta-analysis of direct comparisons. World Psychiatry. 2013; 12 (2): 137–48.

Cuijpers P et al. The combination of psychotherapy and pharmacotherapy in the treatment of adult depression: A comprehensive meta-analysis. Journal of Evidence-Based Psychotherapies. 2015; 15(2): 147–168.

Csíkszentmihályi M. Flow im Beruf. Das Geheimnis des Glücks am Arbeitsplatz. Stuttgart: Klett-Cotta, 2004.

Csíkszentmihályi M. Flow. Stuttgart: Klett-Cotta, 2008.

Crichton F et al. Can expectations produce symptoms from infrasound associated with wind turbines? *Health Psychology. 2014; 33*(4): 360–364.

DBVC Mitgliedschaft – Aufnahme in den DBVC. Aus: https://www.dbvc.de/aufnahme-in-den-dbvc (Letzter Zugriff: 7. Januar 2020).

Delker P et al. Leitlinienorientierte Diagnostik und Therapie unipolarer Depressionen in der Hausarztpraxis. Zeitschrift für Allgemeinmedizin. 2019; 95(10): 413.

De Shazer S. Wege der erfolgreichen Kurztherapie. Stuttgart: Klett-Cotta, 2014.

DGPPN, BÄK, KVB, AMWF (Hrsg.). S3-Leitlinie / Nationale Versorgungsleitlinie Unipolare Depression. 2. A. 2015. Aus: www.depression.versorgungsleitlinien.de (Letzter Zugriff: 27. Dezember 2019).

Deutsche Gesellschaft für Psychiatrie, Psychotherapie und Nervenheilkunde (Hrsg.): Positionspapier der Deutschen Gesellschaft für Psychiatrie, Psychotherapie und Nervenheilkunde (DGPPN) zum Thema Burn-out. Berlin: DGPPN, 2012.

Deutsche Rentenversicherung Bund (Hrsg.). Leitlinien für die sozialmedizinische Begutachtung. Sozialmedizinische Beurteilung bei psychischen und Verhaltensstörungen. Berlin: Deutsche Rentenversicherung Bund, 2012.

Dilling H et al. (Hrsg.). Internationale Klassifikation psychischer Störungen. ICD-10 Kapitel V (F). Klinisch-diagnostische Leitlinien. 10. A. Göttingen: Hogrefe, 2015.

Dyrbye LN et al. Association of clinical specialty with symptoms of Burn-Out and career choice regret among US resident physicians. JAMA. 2018; 320(11): 1114–1130.

Eifert GH. Akzeptanz- und Commitment-Therapie (ACT). Fortschritte der Psychotherapie Band 45. Göttingen: Hogrefe, 2011.

Egger JW. Integrative Verhaltenstherapie und Psychotherapeutische Medizin. Ein biopsychosoziales Modell. Wiesbaden: Springer; 2015.

Ehrig C, Knickenberg R. IFA-Gruppe – Interaktionsbezogene Fallarbeit in der Verhaltenstherapie. Gießen: Psychosozial-Verlag, 2018.

Ertl L, Sanftenberg L, Schelling J. Medizinische Atteste und Untersuchungen in der allgemeinärztlichen Praxis. MMW - Fortschritte der Medizin. 2016; 158 (6): 1–4.

Fähndrich E, Stieglitz RD. Leitfaden zur Erfassung des psychopathologischen Befundes: halbstrukturiertes Interview anhand des AMDP-Systems. 3. A. Göttingen: Hogrefe Verlag, 2006.

Faller, G. (Hrsg.). Lehrbuch betriebliche Gesundheitsförderung. 3. A. Göttingen: Hogrefe, 2016.

Falkai P, Wittchen HU (Hrsg.): *Diagnostisches und statistisches Manual psychischer Störungen DSM-5.* Göttingen: Hogrefe, 2015.

Fava GA et al: Withdrawal symptoms after selective serotonin reuptake inhibitor discontinuation: a systematic review. Psychotherapy and Psychosomatics. 2015; 84: 72–81.

Fellgiebel A: Resilienz gegenüber psychischen Störungen im Alter. Der Nervenarzt. 2018; 89 (7): 773–8.

Ferrie JE et al. Effects of chronic job insecurity and change in job security on self-reported health, minor psychiatric morbidity, physiological measures, and health related behaviours in British civil servants: the Whitehall II study. Journal of Epidemiology and Community Health. 2002; 6(6): 450–454.

Fischer-Epe M. Coaching: Miteinander Ziele erreichen. Hamburg: Rowohlt Verlag, 2002.

Freytag A et al. Depression management within GP-centered health care - A case control study based on claims data. General Hospital Psychiatry. 2017; (45): 91–98.

Fengler J. Helfen macht müde. Zur Analyse und Bewältigung von Burn-Out und beruflicher Deformation. Stuttgart: Klett-Cotta, 1991.

Freudenberger HJ. Staff Burn-Out. Journal of Social Issues. 1974; 30(1): 159–165.

Freudenberger H, North G. Burn-out bei Frauen: Über das Gefühl des Ausgebranntseins. Frankfurt: Fischer, 1992 / 2011.

Gafoor R, Booth HP, Gulliford MC. Antidepressant utilisation and incidence of weight gain during 10 years' follow-up: population-based cohort study. BMJ. 2018; 361:1951.

Gluschkoff K et al. Work stress, poor recovery and Burn-Out in teachers. Occupational Medicine. 2016; 66: 564–70.

Grawe K, Donati R, Bernauer F. Psychotherapie im Wandel: Von der Konfession zur Profession. 4. A. Göttingen: Hogrefe, 1994.

Grawe K. Psychologische Therapie. Göttingen: Hogrefe, 1998.

Green, G. Ein ausgebrannter Fall (A Burnt-Out Case). Übersetzung von Dietlind Kaiser. München: dtv, 2000.

Guaiana G et al. Agomelatine versus other antidepressive agents for major depression. Cochrane Database of Systematic Reviews. 2013; 12.

Haidlauf N. Ärzte unter Zeitdruck – aktuelle Umfrage-Ergebnisse aus der Ärzte Community. 2018. Aus: https://www.coliquio-insights.de/aerzte-unter-zeitdruck/ (Letzter Zugriff: 27. Dezember 2019).

Hakanen JJ, Bakker AB, Schaufeli WB. Burn-out and work engagement among teachers. Journal of School Psychology. 2006; 43: 495–513.
Hans E, Hiller W. Effectiveness of and dropout from outpatient cognitive behavioral therapy for adult unipolar depression: a meta-analysis of nonrandomized effectiveness studies. Journal of Consulting and Clinical Psychology. 2013; 81(1): 75–88.
Härter M et al. Entwicklung der S3- und Nationalen Versorgungs-Leitlinie Depression. Bundesgesundheitsblatt - Gesundheitsforschung – Gesundheitsschutz. 2008; 51: 1–7.
Hayes SC, Strosahl KD, Wilson KG. Acceptance and commitment therapy: an experiential approach to behavior change. New York: Guilford; 1999.
Hautzinger M, Kischkel E. Psychotherapeutisches Behandlungsprogramm für Depression (Handbuch und Materialien). Kompetenznetz Depression. 1999.
Henssler J et al. Antidepressant withdrawal and rebound phenomena – a systematic review. Deutsches Ärzteblatt International. 2019; 116: 355–61.
Hess R, Klakow-Franck R (Hrsg.). Gebührenordnung für Ärzte (GOÄ): Gebührenordnung für Ärzte Gebührenverzeichnis für ärztliche Leistungen Analoge Bewertungen und Abrechnungsempfehlungen Auslegungshinweise IGeL-Ratgeber. Köln: Deutscher Ärzte Verlag, 2015.
Hiemke C et al.: Consensus guidelines for therapeutic drug monitoring in neuropsychopharmacology: update 2017. Pharmacopsychiatry 2018; 51: 9–62.
Hillert A, Albrecht A, Vorderholzer U. The Burn-Out Phenomenon: A Résumé after 10,000 Scientific Publications. Submitted to Frontiers in Psychiatry. 2020.
Hillert A, Marwitz M. Die Burn-Out-Epidemie, oder: Brennt die Leistungsgesellschaft aus? München: CH Beck, 2006.
Hillert A. Können sozialmedizinische Gutachten zur Frage der Arbeitsfähigkeit von Menschen mit psychosomatischen Störungen „richtig" sein? Ärztliche Psychotherapie. 2011; 6: 261–267.
Hillert A. Burn-Out: Zeitbombe oder Luftnummer? Persönliche Strategien und betriebliches Gesundheitsmanagement angesichts globaler Beschleunigung. Stuttgart: Schattauer, 2014.
Hillert A, Weber A, Köllner V. Stufenweise Wiedereingliederung in den Arbeitsprozess: das „Hamburger-Modell" in Psychotherapie und Psychosomatik. Psychotherapie im Dialog. 2016; 2: 2–6.
Hillert A et al. Lehrergesundheit. AGIL – das Präventionsprogramm für Arbeit und Gesundheit im Lehrerberuf. 2. A. Stuttgart: Schattauer, 2016.
Hillert A. Coaching und Psychotherapie: Unklare Grenzen. Wirtschaftspsychologie aktuell. 2017; 2: 53–56.
Hillert A. Formal-konzeptuell versus psychosomatisch: Wie beurteilt man psychische Gefährdungen am Arbeitsplatz? Wirtschaftspsychologie aktuell. 2017; 2: 53–56.
Hillert A, Koch S, Lehr D. Burn-Out und chronischer beruflicher Stress. Ratgeber für Betroffene. Göttingen: Hogrefe, 2017.
Hillert A, Lemnitz C. Burn-Out: Was ist das – was kann man dagegen tun? Wiesbaden: Universum, 2017.
Hillert A. Gebrauchsanweisung für das Leben in der Postmoderne. Stuttgart: Schattauer, 2019.
Hillert A et al. Arbeit und Gesundheit im Lehrerberuf (AGIL) – Das individuelle Arbeitsbuch. Stuttgart: Schattauer, 2019.
Hillert S, Wörfel F, Weiß S. Exposure and Burn-Out experience of pupils in the 5th - 10th grade of a Bavarian Gymnasium. Influence of framework conditions and individual goals. Prävention und Rehabilitation. 2018; 30 (3): 83–90.
Hofmann SG et al. The effect of mindfulness-based therapy on anxiety and depression: a meta-analytic review. Journal of Consulting and Clinical Psychology. 2010; 78: 169–183.
Hölling H et al. Verhaltensauffälligkeiten bei Kindern und Jugendlichen. Erste Ergebnisse aus dem Kinder- und Jugendgesundheitssurvey (KiGGS). Bundesgesundheitsblatt- Gesundheitsforschung- Gesundheitsschutz. 2007; 50: 784–793.
HVBG (Hauptverband der gewerblichen Berufsgenossenschaften). Wohlfühlen am Arbeitsplatz. Wiesbaden: Universum Verlagsanstalt, 2002.
ICF (Hrsg). ICF Deutschland Kernkompetenzen. Aus: https://www.coachfederation.de/icf-d/icf-kernkompetenzen.html (Letzter Zugriff: 2020).
Ihle W, Esser G. Epidemiologie psychischer Störungen im Kindes- und Jugendalter: Prävalenz, Verlauf, Komorbidität und Geschlechterunterschiede. Psychologische Rundschau. 2002; 53: 159–169.
Jacobi F et al. Psychische Störungen in der Allgemeinbevölkerung. Studie zur Gesundheit Erwachsener in Deutschland und ihr Zusatzmodul Psychische Gesundheit (DEGS1-MH). Der Nervenarzt. 2014; 85(1): 77–87.
Jaehrling D. Fröhlich führen. Erfolge planen und verwirklichen mit dem emotionalen Führungskonzept. Düsseldorf: Metropolitan Verlag, 2000.
Kabat-Zinn J. Gesund durch Meditation. Das vollständige Grundlagenwerk zu MBSR. München: O.W. Bart, 2013.
Kalinichenko LS, Kornhuber J, Müller CP. Individual differences in inflammatory and oxidative mechanisms of stress-related mood disorders. Frontiers in neuroendocrinology. 2019; 100783.
Kanfer FH, Reinecker H, Schmelzer D. Selbstmanagement-Therapie: Ein Lehrbuch für die klinische Praxis. 5. A. Berlin: Springer, 2012.
Kassenärztliche Bundesvereinigung (Hrsg.) Strukturreform der psychotherapeutischen Versorgung. Aus: www.kbv.de/media/sp/Praxisinformation_Psychotherapie_Reform.pdf (Letzter Zugriff: 6. Januar 2020).
Kassenärztliche Bundesvereinigung (Hrsg.): Ergebnisse für Haus- und Fachärzte. Infas Institut für angewandte Sozialwissenschaften. Aus: www.kbv.de/media/sp/infas_TabBand_Aerztemonitor2018_Aerzte_20180615.pdf (Letzter Zugriff: 29. Dezember 2019).

Kim TJ, von dem Knesebeck O. Is an insecure job better for health than having no job at all? A systematic review of studies investigating the health-related risks of both job insecurity and unemployment. BMC Public Health. 2015; 15: 985.

Klein S. 50 Praxistools für Trainer, Berater und Coachs. Überblick, Anwendungen, Kombinationen. Offenbach: Gabal, 2007.

Klipker K et al. Psychische Auffälligkeiten bei Kindern und Jugendlichen in Deutschland. Querschnittergebnisse aus KiGGS Welle 2 und Trends. Journal of Health Monitoring. 2018; 37–45.

Knappe S et al. Niederschwellige leitlinienorientierte supportive Materialien (NILS) in der primärärztlichen Versorgung: Effekte auf die Orientierung an der S3/NV-Leitlinie Unipolare Depression. Zeitschrift für Psychosomatische Medizin und Psychotherapie. 2018; 64: 298–311.

Koch S, Lehr D, Hillert A. Burn-out und chronischer beruflicher Stress. Göttingen: Hogrefe, 2015.

König E, Volmer G. Handbuch Systemisches Coaching: Für Coachs und Führungskräfte, Berater und Trainer. 3. A. Weinheim: Beltz, 2019.

König M, Maier M, Tornay M. Testfall Münsterlingen. Klinische Versuche in der Psychiatrie 1904–1980. Zürich: Chronos, 2019.

Korczak D, Kister C, Huber B. Differentialdiagnostik des Burn-out-Syndroms. Schriftenreihe Health Technology Assessment (HTA) in der Bundesrepublik Deutschland (Bd. 105). Köln: Deutsches Institut für Medizinische Dokumentation und Information (DIMDI), 2010.

Kraus C et al. Prognosis and improved outcomes in major depression: a review. Translational Psychiatry. 2019; 9(1): 127.

Kristensen TS et al. The Copenhagen Burn-out Inventory: A new tool for the assessment of Burn-Out. Work & Stress. 2005; 19(3): 192–207.

Kumbier D. Das Innere Team in der Psychotherapie: Methoden- und Praxisbuch. 3. A. Stuttgart: Klett Cotta, 2016.

Kunzler AM et al: Aktuelle Konzepte der Resilienzforschung. Der Nervenarzt. 2018; 89(7): 747–53.

Lang M, Bartel D, Scherber S (Hrsg.). Agiles Management - innovative Methoden und best practices. Düsseldorf: Symposion publishing, 2015.

Laux G, Dietmaier O (Hrsg.). Praktische Psychopharmakotherapie. 7. A. München: Elsevier, 2019.

Lazarus RS. Stress and Emotion. A new Synthesis. London: Free Association Books, 1999.

Lehr D et al: Internetbasierte Resilienzförderung und Prävention psychischer Erkrankungen. Der Nervenarzt. 2018; 89(7): 766–72.

Lehr D, Hillert A. Selbstwertschätzung im Beruf – ein Weg zur Balance? In: Badura B et al. (Hrsg.): Fehlzeiten-Report 2018. Sinn erleben – Arbeit und Gesundheit. Berlin: Springer, 2018. S.143–156.

Lewison J. From Hired to Fired. Journal of Accountancy. 2002; 193(6): 43–50.

Lieb K et al (Hrsg.). Interessenkonflikte, Korruption und Compliance im Gesundheitswesen. Berlin: Medizinisch Wissenschaftliche Verlagsgesellschaft, 2018.

Linden M, Weidner C. Arbeitsfähigkeit bei psychischen Störungen. Der Nervenarzt. 2005; 76: 1421–1431.

Linden M. Sozialmedizinische Begutachtung bei psychischen Erkrankungen. In: Windemuth D, Jung D, Petermann O (Hrsg.). Psychische Erkrankungen im Betrieb. Wiesbaden: Universum; 2014: 427–453.

Linden M. Krankheit und Behinderung- Das ICF-Modell. Der Nervenarzt. 2015; 85(1): 29–35.

Lohmann- Haislah A. Stressreport Deutschland. Psychische Anforderungen, Ressourcen und Befinden. Dortmund/Berlin/Dresden: Bundesanstalt für Arbeitsschutz und Arbeitsmedizin, 2012.

Löffler C et al. Was macht Ärzte glücklich? Berufszufriedenheit von Hausärzten in Mecklenburg-Vorpommern – eine repräsentative Querschnittsstudie. Das Gesundheitswesen. 2015; 77(12): 927–931.

Lorenzen T, Bschor T. Therapie der Depression – vom Gestern zum Morgen. Der Neurologe und Psychiater. 2019; 20(6): 65–73.

Mader FH, Riedl B. Allgemeinmedizin und Praxis. Facharztwissen, Facharztprüfung. Anleitung in Diagnostik, Therapie und Betreuung. 8. A. Springer: Heidelberg, 2018.

Mariotti A. The effects of chronic stress on health: new insights into the molecular mechanisms of brain-body communication. Future Sci OA. 2015; 1(3).

Martin A, Rief W (Hrsg.). Wie wirksam ist Biofeedback? – Ein therapeutisches Verfahren. 1. A. Bern: Hans Huber, 2008.

Maslach C, Jackson SE, Leiter MP. Maslach Burn-Out inventory manual. 3rd ed. Palo Alto: Consulting Psychologists Press, 1996.

Maslach, C., Leiter, MP. Understanding the Burn-Out experience: recent research and its implications for psychiatry. World Psychiatry. 2016; 15: 103–111.

Matyssek, AK. Gesund führen - sich und andere! Trainingsmanual zur psychosozialen Gesundheitsförderung im Betrieb. Norderstedt: Books on Demand, 2011.

Metzner M. Achtsamkeit und Humor. 2. A. Stuttgart: Schattauer, 2016.

Michalak J, Heidenreich TH, Williams M. Achtsamkeit. Fortschritte der Psychotherapie. Göttingen: Hogrefe, 2012.

Möller H. Die Bedeutung der Coachingkultur wird massiv unterschätzt. Gruppe. Interaktion. Organisation – Zeitschrift für Angewandte Organisationspsychologie. 2019; 50(4): 415–417.

Nhất Hạnh T. Achtsamkeit. Einführung in die Meditation. 10. A. Berlin: Theseus, 2001.

NICE CG90: Depression in adults: full guidance – updated edition 2016. Aus: https://www.nicce.org.uk/guidance/cg90?unlid=898178356201622021263 (Letzter Zugriff: 12. Januar 2018).

Nieder P. Führung und Gesundheit. Die Rolle der Vorgesetzten im Gesundheitsmanagement. In: Brandenburg U, Nieder P. Susen B (Hrsg.). Gesundheitsmanagement im Unternehmen. Weinheim: Juventa, 2000. S. 149–54.

Nowotny V. Agile Unternehmen: nur was sich bewegt, kann sich verbessern: fokussiert, schnell, flexibel. Göttingen: BusinessVillage, 2016.

Ochs S, Bschor T. SOP Lithiumaugmentation. Psych up2date. 2017; 11: 293–297.

Passmore J, Fillery-Travis. A critical review of executive coaching research: A decade of progress and what's to come. Coaching: An International Journal of Theory, Research and Practice. 2011; 4(2): 70–88.

Petermann F, Vaitl D (Hrsg.). Entspannungsverfahren. Weinheim / Basel: Beltz, 2014.

Petersen JJ et al. Classes of depression symptom trajectories in patients with major depression receiving a collaborative care intervention. Plos One. 2018; 13(9).

Petzold, HG. Integrative Therapie. Paderborn: Junfermann, 2003.

Pignotti M, Thyer BA. New Age and related novel unsupported therapies in mental health practice. In: Lilienfeld SO, Lynn SJ, Lohr JM (Hrsg.). Science and Pseudoscience in Clinical Psychology. New York: Guilford Press, 2015. p. 191–209.

Pines AM, Aronson E, Kafry D. Burn-out: From tedium to personal grow. New York: Free Press, 1981.

Plöderl M, Hengartner MP. Antidepressiva wirken! Oder doch nicht? Skeptiker. 2019; 2: 71–78.

Pohl M. Josef Ackermann: Leistung aus Leidenschaft - Eine Würdigung. Frankfurt: Frankfurter Allgemeine Buch, 2012.

Ramsauer C, Kayser D, Schmitz C. Erfolgsfaktor Agilität: Chancen für Unternehmen in einem volatilen Marktumfeld. Weinheim: Wiley-VCH, 2017.

Rauen C (Hrsg.). Coaching-Tools III. Bonn: Managerseminare Verlags GmbH, 2012.

Rauh E, Svitak M, Grundmann H. Handbuch Psychosomatische Begutachtung, Ein praktisches Manual für Ärzte und Versicherer. München: Elsevier, 2008.

Richter-Kaupp S. Business Coaching: Wie man Menschen wirksam unterstützt und sich als Coach erfolgreich am Markt etabliert. Offenbach: Gabal, 2014.

Rief W, Birbaumer N (Hrsg.). Biofeedback. Grundlagen, Indikationen, Kommunikation, Vorgehen. 3. A. Stuttgart: Schattauer, 2011.

Rief W et al. Rethinking psychopharmacotherapy: The role of treatment context and brain plasticity in antidepressant and antipsychotic interventions. Neuroscience & Biobehavioral Reviews. 2016; 60: 51–64.

Roediger E. Praxis der Schematherapie: Grundlagen, Anwendung, Perspektiven. 2.A. Stuttgart: Schattauer, 2010.

Rosa H. Beschleunigung. Die Veränderung der Zeitstruktur in der Moderne. Frankfurt am Main: Suhrkamp, 2012.

Rotenstein LS et al. Prevalence of Burn-Out among physicians: a systematic review. JAMA. 2018; 320(11): 1131–1150.

RTC. Positionspapier des RTC. Aus: https://qrc-verband.de/images/pdf/rtc-positionspapier-profession-coach_v6-1.pdf (Letzer Zugriff: 20. Januar 2020).

Rückert-Eheberg IM et al. Association of adult attachment and suicidal ideation in primary care patients with multiple chronic conditions. Journal of Affective Disorders. 2019; 246: 121–125.

Schaufeli WB, Buunk BP. Burn-out: An Overview of 25 Years of Research and Theorizing. In: Schabracq MJ et al. (Hrsg.). The Handbook of Work and Health Psychology. 2nd ed. Chichester: John Wiley & Sons, 2003. p. 382–425.

Scherber S, Coldewey J, Lang M (Hrsg.). Agile Führung: vom agilen Projekt zum agilen Unternehmen. Düsseldorf: Symposion Publishing, 2015.

Schwickerath J. Mobbing erfolgreich bewältigen. Weinheim: Beltz, 2014.

Schindler S et al. Hypothalamus enlargement in mood disorders. Acta Psychiatrica Scandinavia. 2019; 139(1): 56–67.

Schmidt, S., Janzon, M. Der Organisations-Shift. Evolution und Transformation Ihres Unternehmens. Stuttgart: Schäffer und Poeschel, 2020.

Schmitz E, Leidl J. Brennt wirklich aus, wer entflammt war? Eine LISREL-Analyse zum Burn-out-Prozess bei Sozialberufen. Psychologie in Erziehung und Unterricht. 1999; 45: 129–142.

Schneider W. Medikalisierung sozialer Prozesse. Psychotherapeut. 2013; 58: 219–236.

Schreyögg A. Coaching – Eine Einführung für Praxis und Ausbildung. Frankfurt am Main: Campus Verlag, 2003.

Segal Z, Williams M, Teasdale J. Die Achtsamkeitsbasierte Kognitive Therapie der Depression: Ein neuer Ansatz zur Rückfallprävention. Tübingen: DGVT, 2008.

Selye H. Stress Without Distress. Philadelphia: J. B. Lippincott, 1974.

Shoji K et al. Associations between job Burn-Out and self-efficacy: a meta-analysis. Anxiety, stress & coping. 2016; 29: 367–86.

Shorter, E. Geschichte der Psychiatrie. Hamburg: Rowohlt, 2003.

Siegrist J. The effort-reward imbalance model. In: Occupational Medicine. State of the Art Reviews. 2000; 15(1): 83–87.

Siegrist J. Arbeitswelt und stressbedingte Erkrankungen. München: Elsevier, 2015.

Siegrist J, Wahrendorf M (Hrsg.). Work stress and health in a globalized economy. The model of efford-reward imbalance. Heidelberg: Springer, 2016.

Simmen- Janevska K, Maercker A. Anpassungsstörungen: Konzept, Diagnostik und Interventionsansätze. Psychotherapie, Psychosomatik, medizinische Psychologie. 2011; 61: 183–190.

Spitzer RL, Endicott J, Robins E. Clinical criteria for psychiatric diagnosis and DSM-III. American Journal of Psychiatry. 1975; 132: 1187–1192.

Spitzer RL. Values and Assumptions in the Development of DSM-III and DSM-III-R: An Insider's Perspective and a Belated Response to Sadler, Hulgus, and Agich's "On Values in Recent American Psychiatric Classification". The Journal of Nervous and Mental Disease. 2001; 189(6): 351–359.

Taris TW. Is there a relationship between Burn-Out and objective performance? A critical review of 16 studies. Work & Stress. 2006; 29: 316–334.

Terzano MG et al. New drugs for insomnia: comparative tolerability of zopiclone, zolpidem and zaleplon. Drug Safety. 2003; 26(4): 261–82.

Tesky VA et al. Depression in the nursing home: a cluster-randomized stepped-wedge study to probe the effectiveness of a novel case management approach to improve treatment (the DAVOS project). BMC. 2019; 20(424): 1–8.

Theeboom T, Beersma B, Van Vianen A E M. Does coaching work? A meta-analysis on the effects of coaching on individual level outcomes in an organizational context. The Journal of Positive Psychology. 2013; 9(1): 1–18.

Theuretzbacher, K. Coaching und Systemische Supervision mit Herz, Hand und Verstand: Handlungsorientiert arbeiten, Systeme aufbauen. 2.A. Stuttgart: Klett-Cotta, 2011.

Tölle R, Windgassen K. Psychiatrie: einschließlich Psychotherapie. 14. A. Heidelberg: Springer, 2006. S. 141.

Ulich E, Wülser M. Gesundheitsmanagement in Unternehmen. Arbeitspsychologische Perspektiven. 6. A. Wiesbaden: Gabler, 2015.

Voderholzer U, Hillert A, Hiller G. Burn-Out & Depression. Das Hilfebuch in der Lebenskrise. Stuttgart: Trias, 2018.

Voltmer E et al. Job stress and job satisfaction of physicians in private practice: comparison of German and Norwegian physicians. International Archives of Occupational and Environmental Health. 2012; 85: 819–828.

Wastian M, Poetschki J. Zielklärung und Zielerreichung im Coaching. Ergebnisse einer qualitativen Untersuchung von Coaching-Prozessen. Coaching Theorie & Praxis. 2016; 2(1): 21–31.

Weiner H. Die Geschichte der psychosomatischen Medizin und das Leib-Seele-Problem in der Medizin. Psychotherapie, Psychosomatik, medizinische Psychologie. 1986; 36(12): 361–391.

Whitmore, J., Coaching für die Praxis - Wesentliches für die Führungskraft. Staufen: allesimfluss-Verlag, 2006. S. 27–32.

Wilfer T, Braungardt T, Schneider W.: Soziale Probleme in der hausärztlichen Praxis. Zeitschrift für Psychosomatische Medizin und Psychotherapie. 2018; 64: 250–261.

Wittchen HU, Hoyer J. Was ist Klinische Psychologie? Definitonen, Konzepte und Modelle. In: Wittchen HU, Hoyer J (Hrsg.). Klinische Psychologie und Psychotherapie. 2. A. Berlin: Springer, 2011. S. 3–25.

Wolfersdorf M, Etzersdorfer E. Suizid und Suizidprävention. Stuttgart: Kohlhammer 2011.

Wohlfart E, Zaumzeil M. Transkulturelle Psychiatrie – Interkulturelle Psychotherapie. Interdisziplinäre Theorie und Praxis. Heidelberg: Springer, 2006.

World Health Organization (WHO): International Classification of Functioning, Disability and health: ICF. Genf: WHO, 2001.

Wurm W et al. Depression-Burn-Out overlap in physicians. PLoS One. 2016; 11(3).

Zimbardo P. Das Stanford Gefängnis Experiment. Eine Simulationsstudie über die Sozialpsychologie der Haft. 3. A. Goch: Santiago Verlag, 2005.

Zimbardo P. Der Luzifer-Effekt. Die Macht der Umstände und die Psychologie des Bösen. Heidelberg: Spektrum Akademischer Verlag, 2008.

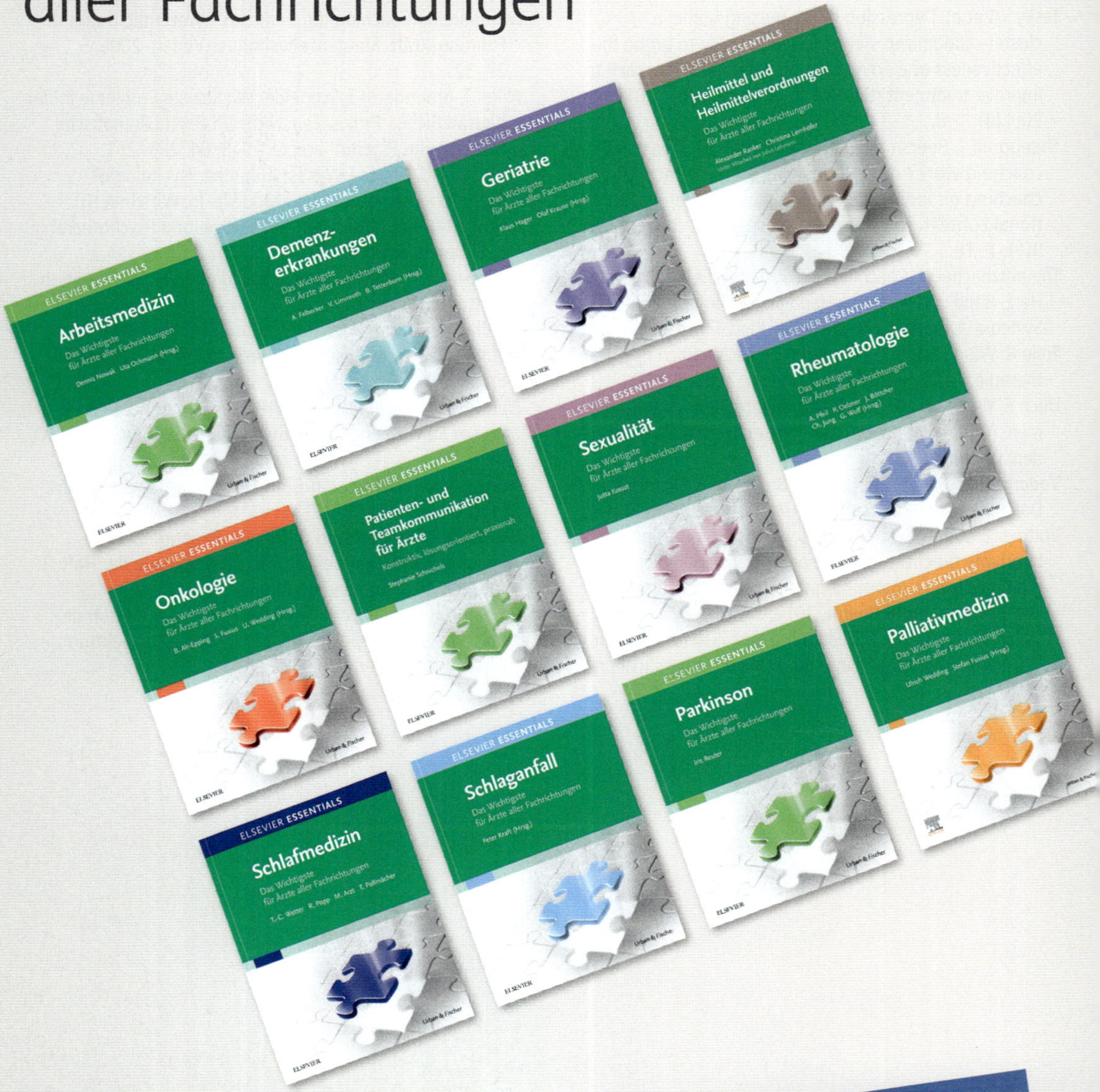